Sondenapplikation von Arzneimitteln

für die **Kitteltasche**

für die **Kitteltasche**

Sondenapplikation von Arzneimitteln

Constanze Schäfer (Hrsg.), Düsseldorf
Veit Eck, Duisburg
Maria-Franziska Flock, Mannheim
Monika Zerres, Troisdorf

Mit 5 Abbildungen und 150 Tabellen

Wissenschaftliche Verlagsgesellschaft Stuttgart

Anschriften der Autoren:

Dr. Constanze Schäfer (Hrsg.)
Apothekerkammer Nordrhein
Poststr. 4
40213 Düsseldorf
E-Mail: c.schaefer@aknr.de

Dr. Maria-Franziska Flock
Fortuna Apotheke
Friedrich-Ebert-Str. 39
68167 Mannheim

Veit Eck
Apotheke der Berufsgenossen-
schaftlichen Unfallklinik
Großenbaumer Allee 250
47249 Duisburg
E-Mail: veit.eck@bgu-duisburg.de

Monika Zerres
Zentralapotheke St. Josef-Hospital
Luxemburgerstr. 13
53842 Troisdorf

Bibliografische Information der Deutschen Nationalbibliothek. Die Deutsche Nationalbibliothek verzeichnet diese Publikation in der Deutschen Nationalbibliografie; detaillierte bibliografische Daten sind im Internet unter http://dnb.d-nb.de abrufbar.

ISBN 978-3-8047-2374-0

Birkenwaldstr. 44, 70191 Stuttgart
www.wissenschaftliche-verlagsgesellschaft.de
Printed in Germany
Satz: primustype R. Hurler GmbH, Notzingen
Druck und Bindung: Kösel, Krugzell
Umschlaggestaltung: Atelier Schäfer, Esslingen
Umschlagfoto: Mauritius, Mittenwald

Vorwort

Bei der Versorgung von Patienten über Sonden spielt nicht nur die Ernährung eine Rolle. Tagtäglich stellt diese Art der Versorgung Ärzte, Apotheker und Pfleger vor das Problem, Arzneimittel, die dem Patienten nicht auf andere Weise zugeführt werden können, ebenfalls durch diese Sonden schleusen zu müssen.
Das bedeutet in vielen Fällen, dass Tabletten gemörsert, Kapseln geöffnet und Lösungen verdünnt werden müssen, damit der Wirkstoff durch die Sonde in den Organismus gelangt. Dabei muss darauf geachtet werden, diesen weder zu schädigen noch einen Wirkungsverlust herbei zu führen. Das Mörsern einer Tablette ist eine Anwendung außerhalb der Zulassung, ein so genannter Off-Label-Use. Das bedeutet, in der Regel gibt es dazu keine Untersuchungen oder Studien. Die Hersteller sind bislang auch nicht verpflichtet im Zulassungsverfahren bei den zuständigen Behörden entsprechende Daten vorzulegen.
Ärzte, Apotheker und Pflegepersonal müssen in jedem Einzelfall recherchieren, ob gemörsert oder suspendiert werden darf, ob die Kapsel zu öffnen ist, ob die Pellets durch die Sonde passen, ob die Osmolarität der Lösung keine Nekrose der Schleimhäute auslöst und vieles andere mehr. Das vorliegende Buch soll den Alltag erleichtern. Die Angaben haben wir sorgfältig durch Abfrage der Hersteller und Auswertung von Veröffentlichungen zusammengestellt. In vielen Fällen unterstützten uns die Hersteller, bei denen wir uns an dieser Stelle ausdrücklich für die vertrauensvolle und kooperative Zusammenarbeit bedanken möchten. Einige Hersteller verfügen nach eigenen Angaben nicht über solche Informationen. Deshalb konnten von uns nicht zu allen verfügbaren Arzneistoffen die notwendigen Daten ermittelt werden.
Wir hoffen, dass unsere Empfehlungen die Einschätzung der Sondengängigkeit und das Finden möglicher Alternativen erleichtern. Die Entscheidung, ob ein Arzneimittel durch die Sonde appliziert wird, sollte stets unter Abwägung aller Risiken individuell für jeden Patienten in enger Abstimmung zwischen Arzt, Apotheker, Pflegepersonal und nicht zuletzt dem Patienten selbst und seinen Angehörigen getroffen werden.

Für Anregungen, Kritik und Ergänzungen durch unsere Leser sind wir offen. Scheuen Sie sich nicht, uns Ihre Erfahrungen und Fragen mitzuteilen.

An dieser Stelle möchten wir uns besonders für die engagierte Mitarbeit von Frau Helen Ullrich bedanken. Das Messen einiger Osmolaritäten haben im Rahmen eines studentischen Wahlpflichtprojekts unter Leitung von Prof. Dr. Jörg Breitkreutz an der Heinrich-Heine-Universität Düsseldorf, Institut für Pharmazeutische Technologie und Biopharmazie, Denise Beyer und Sabine Tönne durchgeführt. Auch ihnen gebührt unser Dank. Wir bedanken uns bei Dr. Christa Reiber und Dr. Iris Milek von der Wissenschaftlichen Verlagsgesellschaft für die Unterstützung.

Herbst 2009

Constanze Schäfer
Veit Eck
Maria-Franziska Flock
Monika Zerres

Inhaltsverzeichnis

Anhang

Abkürzungen der Arzneiformen

AMP	Ampullen
BTA	Brausetabletten
DRA	Dragees
DRM	Dragees, magensaftresistent
FTA	Filmtabletten
GRA	Granulat
ILO	Injektionslösung
INF	Infusionslösung
KMR	Kapseln, magensaftresistent
KPS	Kapseln
KTA	Kautabletten
LSG	Lösung
LTA	Lutschtabletten
MDR	Manteldragees
MRT	magensaftresistente Tabletten
MTA	Manteltabletten
PUL	Pulver
RED	Retarddragees
REK	Retardkapseln
RET	Retardtabletten
RUT	Tabletten retardüberzogen
SAF	Saft
SIR	Sirup
SMT	Schmelztabletten
SUS	Suspension
TAB	Tabletten
TRA	Trinkampullen
TRO	Tropfen
TSA	Trockensaft

Teil 1

Ernährungs-sonden und Arzneimittel-gabe

1

1 Ernährungssonden

Ernährungssonden werden verwendet, wenn die orale (normale) Ernährung nicht mehr ausreicht, um den Patienten zu versorgen. Neben den in diesem Buch berücksichtigten Ernährungssonden gibt es eine Reihe weiterer Sonden, zum Beispiel zum Spülen, Messen der Temperatur oder für die Entnahme von Körperflüssigkeiten.

1.1 Lage und Größe

Sondenlage

Die Ursachen für die Notwendigkeit einer Sonde sind unter anderem:

- Schluckbehinderungen wegen Varizen oder Tumoren in der Speiseröhre,
- Bewusstseinsstörungen z. B. nach einem Schlaganfall oder einem Schädel-Hirntrauma oder
- ein aufgrund der Erkrankung des Patienten auftretender massiver Gewichtsverlust, der mit einer normalen Ernährung nicht mehr aufgefangen werden kann.

Es gibt drei Möglichkeiten der Sondenlage:

- nasal,
- oral,
- perkutan.

Daneben wird unterschieden, ob die Sonde im Magen (gastral) oder im Dünndarm (jejunal) endet. In allen Fällen handelt es sich um eine enterale Versorgung (→ Tab. 1.1).

Das Legen einer Sonde erfolgt durch Ärzte und geschulte Pflegekräfte. Ob eine nasale oder orale Versorgungsform gewählt wird, hängt unter anderem von der zu erwartenden Dauer der Sondenernährung und dem Zustand des Patienten ab. Ist eine längerfristige Versorgung vorauszusehen, werden bevorzugt perkutane Sonden eingesetzt. Die Versorgung mit einer perkutanen Sonde wird von den Patienten besser

Tab. 1.1: Übersicht zu den unterschiedlichen Sonden

Lage, Nahrungszufuhr	Magen	Zwölffingerdarm	Dünndarm
Nasal	Nasogastral	Nasoduodenal	Nasojejunal
Oral	Orogastral	Oroduodenal	Orojejunal
Perkutan	PEG = perkutane endoskopische Gastrostomie	–	PEJ = perkutane endoskopische Jejunostomie; FNKJ = Feinnadelkatheterjejunostomie (wird chirurgisch gelegt)
Nahrungszufuhr*	Per Schwerkraft (kontinuierlich oder per Bolus) Per Pumpe (kontinuierlich oder per Bolus)	Kontinuierlich per Pumpe	Kontinuierlich per Pumpe

* Die Auswahl der geeigneten Flüssignahrung orientiert sich am Krankheitsbild des Patienten und an der Lage der Sonde.

toleriert, weil das Fremdkörpergefühl im Nasen-Rachenraum entfällt. Besonders häufig erfolgt die Versorgung endoskopisch oder über eine perkutane Magensonde (PEG). Die Versorgung über den Dünndarm erfolgt entweder über PEJ (perkutane endoskopische Jejunostomie), oder über Feinnadelkatheterjejunostomie (FNKJ).

Sondengröße

Es gibt unterschiedliche Sondengrößen. Die Angabe des Außendurchmessers erfolgt in Charrière (CH) oder French (F), die Länge der Sonde in Zentimetern (cm). Während perkutane Sonden in den angebotenen Längen – meist zwischen 30 und 35 cm – gelegt werden, erfolgt bei nasaler oder oraler Anlage eine Anpassung des Schlauchs, der in etwa einer Länge von 120 bis 130 cm geliefert wird, auf die Körpergröße des Patienten.

1 CH = 1 French = 1/3 mm = 0,33 mm

Außerdem werden zwei Adapter zum Anschließen von Schläuchen an die Sonde angeboten:

- Y-Adapter (die beiden Zugänge können unterschiedliche CH haben),
- Luer-Lock-Adapter.

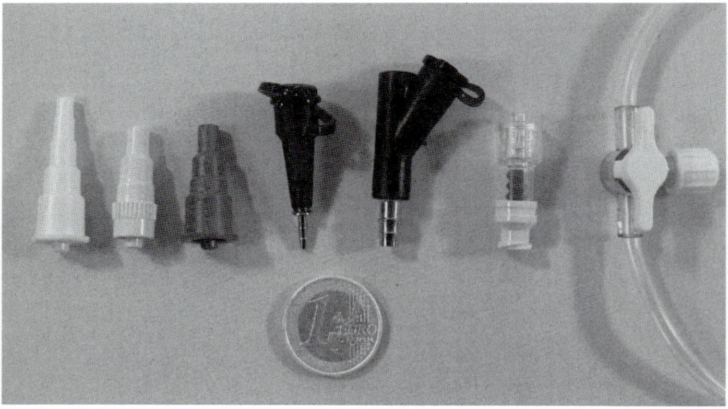

Abb. 1.1: Adaptertypen

1.2 Sondenmaterial

Sonden sind in verschiedenen Kunststoffmaterialien erhältlich:

- Silikonkautschuk,
- Polyvinylchlorid = PVC,
- Polyurethan = PUR.

Aus verschiedenen Gründen sollten bei enteraler Ernährung ausschließlich Polyurethan- und Silikonkautschuksonden zur Anwendung kommen (→ Tab. 1.2). Diese Materialien garantieren ein minimales Fremdkörpergefühl und eine gute Verträglichkeit über eine längere Liegezeit.

Leider sind immer wieder Liegezeiten von PVC-Sonden über mehrere Tage bis Wochen zu beobachten! Dies ist nicht zulässig und gefährdet den Patienten! Insbesondere die Gefahr von Drucknekrosen wird durch diese Sonden deutlich erhöht.

Tab. 1.2: Vergleich und Bewertung der Sondenmaterialien zur enteralen Ernährung

Eigenschaften, Anforderungen	Polyvinylchlorid (PVC)	Silikon	Polyurethan (PUR)
Materialeigenschaften	Enthält Weichmacher, die sich innerhalb kurzer Zeit herauslösen, Material wird hart und spröde	Enthält keine Weichmacher, Material ist sehr weich	Enthält keine Weichmacher, Material ist sehr weich, großes Innenlumen, kleines Außenlumen
Liegeeigenschaften	Bei Liegezeiten > 24 Stunden Gefahr von Drucknekrosen in Ösophagus, Magen, Duodenum und von Gewebsverletzungen, starkes Fremdkörpergefühl	Hohe Biokompatibilität, geringes Fremdkörpergefühl, meist mit Mandrin geliefert, da zu weich	Hohe Biokompabilität, geringstes Fremdkörpergefühl von allen Materialien, hohe Knickstabilität
Liegezeiten der Sonden	Nur kurzfristig, < 24 Stunden (tgl. Wechsel)	Längerfristig möglich (transnasale Sonden mehrere Wochen, perkutane Sonden Monate bis Jahre), cave: Pilzeinwüchse möglich	Längerfristig möglich (transnasale Sonden mehrere Wochen, perkutane Sonden mehrere Monate bis Jahre)
Einsatz	Zum Absaugen, zur Ernährung obsolet	Zur enteralen Ernährung, teuer	Zur enteralen Ernährung, gute Fließeigenschaften der Nahrung durch glattes Sondenmaterial

Wechselwirkungen

Wechselwirkungen zwischen Sondenmaterial und Wirk- und Hilfsstoffen, sowie Stoffen, die Sondenmaterial verändern oder PVC undicht oder unbrauchbar machen sind z.B.

- PVP-Iod (Betaisodona, etc.),
- Sorption an PVC bei flüssigen Arzneimittelzubereitungen (Diazepam bis ca. 80%, Isosorbiddinitrat 50–80%, Nimodipin und Nitroglycerin zeitabhängig bis zu 80%, Nifedipin bis zu 50%),
- Alkohol (PVC- oder PUR-Material wird spröde),
- aluminiumhaltige Antazida (Verstopfen der Sonden in Verbindung mit Ernährung).

Polyurethan-Sonden

Das gesamte Sondensortiment auf PUR-Material umzustellen ist sinnvoll, da sich PUR im Vergleich zu Silikonmaterial bei längeren Liegezeiten als wesentlich weniger anfällig für Pilzeinwüchse auszeichnet. Wenn PVC-Sonden länger als 24 h liegen, besteht die Gefahr der damit in Zusammenhang stehenden Reflux-Bildungen.
PUR-Sonden besitzen bei gleichem Innendurchmesser und gleicher Durchflussrate einen geringeren Außendurchmesser. Die Beratungsaktivität sollte daher in Hinblick auf die Umstellung zu PUR-Material intensiviert werden. Besonders bei Neugeborenen und Kleinkindern besteht nach neuester Studienlage die Gefahr, durch Herauslösen von Weichmachern aus PVC bei Langzeiternährung gravierende Gesundheitsschäden zu provozieren.

1.3 Sondenpflege

Pflege und Versorgung einer perkutanen Sonde sind durch ambulante Pflege bzw. insbesondere im familiären Umfeld leichter zu handhaben, wenn die Beteiligten entsprechend geschult sind. Die Versorgung mit einer perkutanen Sonde birgt einige Risiken:

- Infektionsgefahren,
- mechanische Belastung im Bereich des Stomas bzw. der Punktionsstelle,

- bei unzureichender Pflege oder bei fehlerhaftem Umgang mit Ernährungslösungen Verstopfen der Sonde (evtl. endoskopischer Austausch der Sonde notwendig).

Um die Belastung für die Patienten, die über eine Sonde versorgt werden, möglichst gering zu halten, steht die Pflege der Sonde im Vordergrund. Nachfolgend ist die Sondenpflege perkutaner PEG- und PEJ-Sonden zusammenfassend dargestellt. Weiterführende Informationen finden Sie unter:
www.obk.de/imperia/md/content/cms200/vordrucke/amt53/infektionspraevention.pdf (S. 1071–1072).

Vorgehen bei der Pflege der Sonde

Im Bereich des Stomas oder der Punktionsstelle der perkutanen Sonde ist ein regelmäßiger Verbandswechsel erforderlich. Bei einer frisch gelegten Sonde wird der Verbandswechsel täglich, nach Ausheilen der Wunde ein- bis zweimal wöchentlich vorgenommen. Während des Verbandswechsels sollte keine Ernährungslösung durch die Sonde laufen. Zum Versorgen des Stomas benötigt man:

- Mullkompressen,
- Desinfektionsmittel, z. B. Octenisept®,
- Schere,
- Pflaster, möglichst hautverträglich, um die Haut nicht unnötig zu reizen und einer Allergie vorzubeugen,
- eine Schlitzkompresse, die um den Sondenzugang gelegt werden kann.

Einige Hersteller bieten spezielle Verbandsets zur Versorgung der Sonden an.
Beispiele:

- Basis Versorgungs PEG Set,
- Cenaman PEG Verbandset Standard,
- Compat Nova Peg Verbandset,
- Flexiflo® Verbandset gastro,
- Kangaroo Peg Verbandset Erlangen,
- PEG und PEJ Verbandsystem,
- PEG-Set für die Wundversorgung,

- PEG-Verbandset,
- PEG-Verbandwechselset,
- Urgo PEG Set klein steril.

Verbandswechsel

Der Verbandswechsel einer frischen Sondenanlage wird wie folgt vorgenommen:

- Hände waschen und desinfizieren,
- Verband entfernen,
- die Halteplatte vorsichtig vom Stoma wegziehen,
- eventuell vorhandene Verkrustungen mit steriler Kochsalzlösung aufweichen und entfernen,
- Haut um das Stoma mit einer Desinfektionslösung besprühen und mit einer Mullkompresse abwischen,
- äußeren Teil der Sonde reinigen,
- Schlitzkompresse um die Sonde legen,
- Halteplatte wieder in die richtige Position schieben, dabei darauf achten, dass die Schlitzkompresse faltenfrei liegt und die Halteplatte locker aufliegt (sie muss um 360° drehbar sein),
- mit einer normalen Mullkompresse abdecken und einem hautfreundlichen Pflaster fixieren.

Ist die Wunde verheilt – im Regelfall nach etwa zehn Tagen – reicht ein Verbandswechsel alle zwei bis drei Tage aus. Statt eines Desinfektionsmittels kann zum Reinigen der Haut dann Wasser und eine milde Seife verwendet werden. Längerfristige regelmäßige Desinfektion der Haut kann zu einer Veränderung der Hautflora führen, so dass leichter Pilzinfektionen oder Ekzeme auftreten können. Kommt es dennoch zu Infektionen oder Entzündungen im Bereich der Sonde, sollte nach Absprache mit dem Arzt die Haut angepasst behandelt werden.
Perkutane Sonden müssen zweimal in der Woche gedreht werden. Auf diese Weise lässt sich ein Einwachsen der inneren Halteplatten zum Beispiel in die Magenschleimhaut vermeiden.

2 Arzneimittelgabe durch die Sonde

Die Gabe von Arzneimitteln durch die Sonde entspricht nicht der Zulassung! Es handelt sich rechtlich um einen Off-Label-Use. Deshalb müssen Arzt, Apotheker und Pflegepersonal sich der eigenen Verantwortung bewusst sein. Die Dosis und das Dosisintervall müssen dem allgemeinen Gesundheits- und Ernährungszustand des Patienten angepasst sein.

2.1 Entscheidungsfindung

Einige Patienten erhalten Sondenkost zusätzlich, um den notwendigen Kalorienbedarf zu decken. Daneben sind sie in der Lage, kleine Mengen Nahrung und Flüssigkeit normal aufzunehmen. In diesem Fall immer prüfen, ob auch die Arzneimittelversorgung unter Umgehung der Sonde erfolgen kann.

Beurteilung der Sonde

Folgende Informationen sind notwendig für die Entscheidung, ob ein Arzneimittel durch die Sonde gegeben werden kann.

- Liegt die Sonde gastral oder jejunal (unterschiedliches pH-Wert-Milieu)?
- Wie groß ist der Innendurchmesser der Sonde?
- Wie hoch ist das Verstopfungsrisiko?

Polyurethan-Sonden haben im Vergleich zu Silikonsonden ein größeres Lumen, was die Arzneimittelgabe durch die Sonde erleichtert. Die Charrière-Angabe zu Sonden bezieht sich immer auf den Außendurchmesser! Der Innendurchmesser ist im Durchschnitt 2–3 CH kleiner. Für die Beurteilung, ob ein Arzneimittel durch die Sonde gegeben werden kann, ist es immer notwendig zu wissen, welchen Durchmesser die Sonde des Patienten hat, um mechanische Verstopfungen zu vermeiden.

Beurteilung der Arzneimittel

Gibt es eine galenische oder therapeutische Alternative zur Applikation (z. B. rektal, transdermal, perkutan)?
Gibt es eine geeignete flüssige Zubereitung? Achtung: Osmolarität beachten!
Ist der Wirkstoff lichtempfindlich? Z. B.: Calciumkanalblocker vom Dihydropyridin-Typ. Nifedipin verliert pro Minute etwa 10% seiner Wirksamkeit. Müssen deshalb bestimmte arbeitstechnische Voraussetzungen erfüllt sein?
Welchen **Risiken** werden das **Pflegepersonal** oder **Angehörige** beim Mörsern der Tablette oder dem Öffnen der Kapsel ausgesetzt? Im Sinne der Gefahrstoffverordnung muss eine Gefährdungsbeurteilung und eine angepasste Schulung durchgeführt werden, insbesondere bei CMR-Wirkstoffen (C = kanzerogen, M = mutagen, R = reproduktionstoxisch).

Arzneimittel und Ernährungslösungen

Wenn möglich sollte, um ein Verstopfen der Sonde zu vermeiden, auf eine gemeinsame Gabe von Ernährungslösungen und Arzneimitteln verzichtet werden. Arznei- und Hilfsstoffe und Ernährungslösungen können interagieren. Mögliche Interaktionen sind:

- Adhäsionen,
- Ausfällungen,
- Verklumpungen,
- Änderungen der Viskosität.

2.2 Feste orale Arzneimittel

Für die Gabe von festen oralen Arzneimitteln durch die Sonde gelten folgende Grundregeln (→ Tab. 2.1).

Nüchterngabe

Nüchtern einnehmen bedeutet bei Sondenpatienten, dass 30 Minuten vor und nach der Arzneimittelgabe keine Ernährungslösung durch die Sonde gegeben wird. Die Resorption bei Sondenpatienten in Abhängigkeit des Füllungsgrades des Magens entspricht der von Patienten ohne Sondenversorgung.

Tab. 2.1: Sondengabe von festen oralen Arzneimitteln

Galenische Form, Tablettenart	Vorgehen	Kommentar
Tabletten ohne Überzug	Sie können meist in Wasser zerfallen gelassen werden. Dafür eine Spritze mit ca. 20 ml Wasser (bei Kindern etwa 5 bis 10 ml) befüllen, die Tablette hinein geben und die Tablette zerfallen lassen. Zügig arbeiten, da Hilfsstoffe nach Wasserkontakt zum Teil aufquellen	In vielen Fällen ist mörsern entgegen der Empfehlungen der Hersteller jedoch günstiger
Filmtabletten	Sie lassen sich in der Regel ohne Problem mörsern und in Wasser suspendieren, auch hier wegen der möglicherweise quellenden Hilfsstoffe zügig arbeiten. Der Tablettenüberzug muss z. B. mit einer Pinzette entfernbar sein, da Bruchstücke die Sonden verstopfen. Sonst auf ein anderes Präparat ausweichen	–
Retardtabletten	Sie sind nicht zum Zermörsern geeignet (Gefahr der Intoxikation des Patienten durch Dosiserhöhung). Alternativ sollte auf unretardierte Präparate zurückgegriffen werden	
HIV-Medikamente und Zytostatika	Nach Möglichkeit auch nicht mörsern	Risiko für Pflegepersonal

Tab. 2.1: Sondengabe von festen oralen Arzneimitteln (Fortsetzung)

Galenische Form, Tablettenart	Vorgehen	Kommentar
Magensaftresistent überzogene Tabletten	Gastrale Sonde: nicht mörsern. Jejunale Sonde: mörsern möglich	
Hartgelatinekapseln	Sie können geöffnet werden. Bei Pellets die Größe des Innendurchmessers der Sonde und die Öffnungen in der Sonde berücksichtigen	
Hartgelatinekapseln mit modifizierter Freisetzungskinetik (retardiert, magensaftresistent)	Sie dürfen im Regelfall nicht geöffnet werden. Besteht die Füllung aus Pellets, Mikrotabletten o.ä., können diese unter Berücksichtigung des Innendurchmessers der Sonde appliziert werden. Pellets einfach in Wasser zerfallen lassen und applizieren	In der Praxis nicht oder nur selten umsetzbar, da der Arzneistoff nur in Kapselform als Fertigarzneimittel im Handel ist. Es empfiehlt sich, mit dem verordnenden Arzt über eine Therapieumstellung zu reden, z. B. mit der Verschreibung eines anderen Arzneistoffes, der ebenso für die beabsichtigte Therapie geeignet ist und in einer Arzneiform formuliert ist, die eine Sondengabe möglich macht
Weichgelatinekapseln	Sie sind meist mit öligen Bestandteilen gefüllt. Zum Teil wird empfohlen, die Kapsel in 40 °C warmem Wasser aufzulösen und die Lösung mit einer Spritze aufzuziehen	Die Applikation mit einer Spritze ist oftmals ungenau. Zudem überzieht der ölige Inhalt die Sonden innen mit einem Film, der sich nur unzureichend mit der Spüllösung entfernen lässt. Deshalb sollten Weichgelatinekapseln nicht zur Arzneimittelversorgung über die Sonde eingesetzt werden

Austausch von Retardformen in unretardierte Formen

Da Retardtabletten nicht zum Mörsern geeignet sind (→ Tab. 2.1), kann man als Alternative eine unretardierte wirkstoffgleiche Tablette wählen. Dabei kann man sich bei der Dosisfindung an folgendem Schema orientieren:

- Gesamte Tagesdosis des Wirkstoffes ausrechnen. Z. B.: morgens und abends je 400 mg Retardform, d. h. 2 × 400 mg = 800 mg Wirkstoff.
- Dosisintervall der unretardierten Form bestimmen. Dafür etwa das 1,5-fache der Plasmahalbwertszeit der unretardierten Form veranschlagen. Z. B.: HWZ des Wirk in der unretardierten Arzneiform 4 Stunden: 1,5 × 4 h = 6 h Dosisintervall.
- Anzahl der Tagesdosen berechnen, dafür 24 Stunden durch das Dosisintervall teilen. Z. B.: 24/6 = 4 Tagesdosen.
- Einzeldosis bestimmen, dafür die Gesamtdosis des Arzneistoffes durch die Anzahl der Tagesdosen teilen.

Z. B.: 800 mg Wirkstoff/4 Tagesdosen = 200 mg Einzeldosis
Der Patient erhält also alle 6 Stunden eine Einzeldosis von 200 mg Wirkstoff in Form des ausgewählten unretardierten Präparates.

Allgemeine Regeln zur Aufbereitung von festen Arzneiformen

Verschiedene Arzneimittel dürfen nicht zusammen gemörsert, suspendiert, aufgelöst oder in Wasser zerfallen gelassen werden, da sie evtl. interagieren und dadurch ihre Wirkung verändern oder verlieren können. Deshalb wird jedes Arzneimittel separat gemörsert und mit Wasser aufgeschwemmt oder darin gelöst und einzeln durch die Sonde gegeben. Die Pellets verschiedener Kapseln sollten ebenso wenig miteinander gemischt werden, wie Lösungen, Tropfen, Säfte oder Suspensionen.

Eine gemörserte Tablette zeigt andere Resorptionseigenschaften als eine unzerkleinert eingenommene Tablette. Dabei muss auch die Lage der Sonde berücksichtigt werden. Gleiches gilt auch für die Elimination. Deshalb kann in einigen Fällen eine Dosisanpassung notwendig werden.

Das Mörsern von Tabletten (→ Abb. 2.1) sollte aus Stabilitätsgründen – Hinzutreten von Luftsauerstoff, Luftfeuchtigkeit, Lichteinfluss – erst unmittelbar vor der Arzneimittelapplikation erfolgen. Bei sehr kleinen

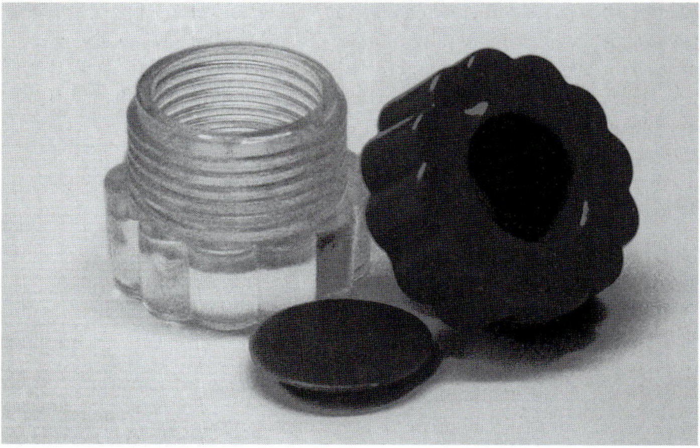

Abb. 2.1: Tablettenmörser (mit freundlicher Genehmigung von Rehaforum Medical GmbH, Elmshorn)

Tabletten oder Pellets, die gemörsert werden sollen, kann der Zusatz von etwas Lactose je nach eingesetztem Mörser aus praktischen Gründen notwendig sein.
Nach jedem Mörsern ist eine Reinigung des Mörsers notwendig. Dieses ist im Pflegebereich vielfach jedoch nicht im gewünschten Umfang möglich. Deshalb sollte das Pflegepersonal angewiesen werden, den Mörser wenigstens mit einem trockenen Einwegpapiertuch gründlich auszuwischen, bevor eine weitere Tablette gemörsert wird.

2.3 Flüssige Arzneimittel

Gabe von flüssigen Arzneimitteln durch die Sonde

Brausetabletten vor der Applikation in 50 ml Wasser zerfallen lassen und die Kohlensäure am besten mit einem Kunststofflöffel aus der Lösung herausrühren oder warten, bis sie komplett entwichen ist.
Bei Tropfen sind bei regelmäßiger Einnahme alkoholfreie Zubereitungen zur Schonung des Sondenmaterials zu bevorzugen. Bei allen flüssigen Arzneimitteln ist auf die Osmolarität zu achten.

Osmolarität bei flüssigen Arzneimitteln

Bei Bolusgaben von Flüssigkeiten mit einer Osmolarität von mehr als 1000 mosmol/l in den Magen zieht sich der Sphinkter Pylori zusammen. Als Folge leidet der Patient unter Unwohlsein, Übelkeit und es kann zum Erbrechen kommen. Das Jejunum toleriert nur Osmolaritäten ≤ 300 mosmol/l. Bei extremer Überschreitung der physiologischen Osmolarität (→ Tab. 2.2) können Nekrosen der Schleimhäute im Magen-Darm-Trakt beobachtet werden.

Tab. 2.2: Physiologische Osmolaritäts- und pH-Werte

Bereich	mosmol/l	pH-Wert
Speichel	127	6–7
Magen	280	1–2
Jejunum	285	8
Faeces	357	6–7, abhängig von der Zusammensetzung der Darmflora und der Ernährung

Stark hypertone Flüssigkeiten müssen, damit sie für den Gastrointestinaltrakt von Sondenpatienten tolerabel sind, mit Leitungswasser auf 500 bis 600 mosmol/l verdünnt werden. Bei jejunaler Sondenlage sind 300 mosmol/l anzustreben. In manchen Fällen sind wegen des dann notwendigen Flüssigkeitsvolumens und der einfacheren Handhabbarkeit Tabletten Flüssigkeiten vorzuziehen. In der Regel sind flüssige Arzneiformen 1:5 oder 1:10 mit stillem Wasser oder Leitungswasser zu verdünnen.

Cave: jejunale Boli von mehr als 50 ml sind unzulässig!
Osmolarität und Osmolalität
In der Literatur wird sowohl von der Osmolarität als auch von der Osmolalität gesprochen. Der Unterschied liegt in der Bezugsgröße:
Osmolarität: Anzahl der osmotisch aktiven Teilchen pro Liter einer Lösung: mosmol/**l** = τ
Osmolalität: Anzahl der osmotisch aktiven Teilchen pro Kilogramm einer Lösung: mosmol/**kg** = ϱ.

2.4 Hilfsstoffe

Neben dem eigentlichen Wirkstoff sind in Tropfen, Tabletten, Zäpfchen, Ampullen noch zahlreiche andere Bestandteile enthalten, die die Anwendung eines Arzneimittels überhaupt erst möglich machen und für seine Stabilität und Haltbarkeit sorgen. Hilfsstoffe sind z. B. (→ auch Tab. 2.3):

- Füllstoffe zur Volumenvergrößerung. Sie machen den überwiegenden Anteil einer Arzneiform aus.
- Bindemittel, die dafür sorgen, dass ein Pulver zu einer haltbaren Tablette gepresst werden kann.
- Sprengmittel auch als Zerfallsbeschleuniger bezeichnet, die für den Zerfall des Arzneimittels sorgen und damit für eine schnelle Freisetzung des Wirkstoffs. Es handelt sich meistens um stark quellende Stoffe.
- Konservierungsmittel.
- Geschmackskorrigenzien.
- Trennmittel zur besseren Ablösung der Tabletten aus der Form.
- Überzüge, die z. B. die Einnahme erleichtern, einen Wirkstoff vor der Zerstörung durch die Magensäure schützen oder einen möglichen unangenehmen Geschmack überdecken.
- Farbstoffe, die z. B. die Identifizierung von Tabletten erleichtern.

Selbstverständlich müssen Hilfsstoffe physiologisch und toxikologisch unbedenklich sein und dürfen die Wirkstoffe nicht nachteilig beeinflussen. Hilfsstoffe sind teilweise schlecht wasserlöslich und die Ursache dafür, dass Lösungen oder Aufschwemmungen von Tabletten in Wasser häufig trübe und milchig erscheinen, obwohl der eigentliche Wirkstoff gelöst ist. Sie sind zum Teil hygroskopisch, d. h. sie binden Wasser, was zu Verklumpungen führen kann und auch der Grund ist, dass Tabletten nicht längere Zeit ungeschützt aufbewahrt werden dürfen. Tabelle 2.3 gibt eine kleine Übersicht über gebräuchliche Hilfsstoffe und ihre Anwendung.

Tab. 2.3: Kleines Lexikon der Hilfsstoffe

Hilfsstoff	Anwendung	Eigenschaften	Bemerkung
Arabisches Gummi	Bindemittel, zum Andecken von Dragierkernen		
Aspartam	Süßstoff	Süßkraft ca. 200-mal stärker als Zucker	Kontraindiziert bei Menschen mit Phenylketonurie
Methacrylat-Copolymere	Überzüge für Tabletten und Kapseln mit unterschiedlichen Eigenschaften, z. B. magensaftresistente Überzüge, Retardtabletten	Teilweise sehr stark quellende Verbindungen	
Carboxymethylstärke-Natrium (Typ A) entspr. Poly-(O-carboxymethyl)-stärke-Natriumsalz	Zerfallsbeschleuniger		
Carmellose-Natrium	Binde- und Sprengmittel		
Carnaubawachs	Poliermittel für Zuckerdragees und zur Herstellung von magensaftresistenten Überzügen		
Cellulose mikrokristallin (Polysaccharid aus Glucosebausteinen)	Füll-, Spreng- und Bindemittel bei der Tablettenherstellung		Mikrokristalline Cellulose kann bei 25 °C bis zu 25% Wasser aufnehmen
Cellulosepulver	Bindemittel		

Tab. 2.3: Kleines Lexikon der Hilfsstoffe (Fortsetzung)

Hilfsstoff	Anwendung	Eigenschaften	Bemerkung
Cetylalkohol	Schmiermittel und Hilfsstoff bei der Retardierung		Wasser-unlöslich
Chinolingelb (E 104)	Farbstoff		
Crospovidon	Sprengmittel		
Croscarmellose	Quellmittel, Zerfallsbeschleuniger		
Eisenhydroxid-oxid (E 172)	Eisenpigment, Verwendung als Farbstoff		
Ethylcellulose	Bindemittel, retardierender Filmbildner		
Gelatine	Hauptbestandteil von Hartgelatinekapseln		
Gelborange S (E 110)	Farbstoff		
Glucose	Bindemittel und als Füllstoff in Kau-, Lutsch- und Vaginaltabletten		
Glucosesirup	Grundlage für Dragierlösungen		
Glycerolmonostearat	Bestandteil von Emulgatorgemischen		Wasser-unlöslich
Hyprolose (Hydroxypropylcellulose)	Bindemittel bei der Tablettenherstellung, Filmbildner bei der Dragierung; zur Viskositätserhöhung bei Augentropfen Hygroskopisch, wasserlöslich		
Hypromellose (Hydroxypropylmethylcellulose)	Filmbildner bei der Dragierung, Bindemittel bei der Tablettenherstellung; zur Viskositätserhöhung bei Augentropfen		Wasserlöslich

Tab. 2.3: Kleines Lexikon der Hilfsstoffe (Fortsetzung)

Hilfsstoff	Anwendung	Eigenschaften	Bemerkung
Indigocarmin (E 132)	Farbstoff		
Lactose (Milchzucker)	Füllstoff und Bindemittel, Laxans (abführende Wirkung: 9–15 g als Einzeldosis)		Vorsicht bei Personen mit Lactoseintoleranz
Macrogole (Polyethylenglykol), z. B. Macrogol 6000	Vielfältige Anwendung u. a. bei der Herstellung von Arzneiformen, z. B. Macrogol 6000 als Bindemittel, Macrogol 3350 als Abführmittel		Die Zahl gibt das Molekulargewicht an.
Magnesiumstearat	Gleit -und Formentrennmittel		Wasserabweisend
Maisstärke	Siehe Stärke		
Mannit	Füllmittel für Kapseln Tabletten, Füll- und Bindemittel bei der Arzneimittelherstellung. Wegen des angenehm kühlenden Geschmacks häufig in Kau-, Lutsch- und Sublingualtabletten	Gut wasserlöslich	In hohen Dosen laxierend (30 g als Einzeldosis). Als Zuckerersatz bei Diabetikern verwendet
Maltodextrine	Modifizierte Stärke, vorwiegend in der Lebensmittelindustrie verwendeter Stoff. In der pharmazeutischen Industrie als Geschmackskorrigens, als Füllstoff und Bindemittel	Teilweise sehr hygroskopische Verbindungen	
Milchzucker	Siehe Lactose		
Natriumcarboxymethylcellulose (Carmellose-Natrium)	Spreng- und auch Bindemittel	Hygroskopische Substanz, die in Wasser stark quillt	

Tab. 2.3: Kleines Lexikon der Hilfsstoffe (Fortsetzung)

Hilfsstoff	Anwendung	Eigenschaften	Bemerkung
Poly-(O-carboxymethyl)-stärke-Natriumsalz (Carboxymethylstärke-Natrium Typ A)	Zerfallsbeschleuniger		
Povidone, z. B. Povidon K 30	Breites Anwendungsspektrum – abhängig vom Typ – z. B. als Bindemittel und Zerfallsbeschleuniger; bei der Mikroverkapselung	Hygroskopisch	
Polysorbat 80	Lösungsvermittler für lösliche Wirkstoffe, O/W-Emulgator		
Saccharose	Füllstoff vor allem in Lutschtabletten	Gut wasserlöslich	
Sorbit (Sorbitol)	Füll- und Bindemittel speziell für Kautabletten; Weichmacher in Gelatinekapseln, Geschmackskorrigens	Stark hygroskopisch	50 g/Tag wirken laxierend. Als Süßungsmittel für Diabetiker geeignet
Stärke	Man unterscheidet zwischen Kartoffel-, Weizen-, Mais- und Reisstärke. Zur Herstellung von Tabletten wird am häufigsten Maisstärke verwendet. Stärken haben vielfältige Funktionen. Sie dienen als Füllstoffe, Zerfallsbeschleuniger und Bindemittel	Quillt und verkleistert in warmem Wasser	

Tab. 2.3: Kleines Lexikon der Hilfsstoffe (Fortsetzung)

Hilfsstoff	Anwendung	Eigenschaften	Bemerkung
Stearinsäure/ Stearinpalmitinsäure	Zur Einhüllung von Wirkstoffen und zur Retardierung. Meistens handelt es sich um ein Gemisch von Stearinsäure und Palmitinsäure.		
Schellack	Natürlich vorkommendes Harz, Verwendung als magensaftresistenter Überzug		
Sucrose (Saccharose)	Als Zuckersirup zur Herstellung von Dragees		Rohrzucker
Siliciumdioxid, hochdisperses	Unter anderem Fließregulierungsmittel und Füllstoff		
Talkum	Gleit- und Fließregulierungsmittel		
Titandioxid	Zum Färben von Gelatinekapseln und Dragees		
Wachs, gebleichtes	Trennmittel, auch zum Polieren von Dragees		

2.5 Gefährdungsbeurteilung

Für den Umgang mit Gefahrstoffen müssen gemäß der Gefahrstoffverordnung Gefährdungsbeurteilungen vorgenommen werden. Da zu den Gefahrstoffen auch etliche Arzneistoffe gehören, gilt dies auch für Pflegepersonal, das Arzneimittel für die Sondengabe vorbereitet und für diese Aufgabe entsprechend geschult werden muss. In Tabelle 2.4 sind wichtige Arzneistoffe genannt, für die eine Gefährdungsbeurteilung durchgeführt werden muss.

Rezepturstandards

In Anlehnung an die Handlungshilfen der Bundesapothekerkammer zur Umsetzung der Gefahrstoffverordnung entsprechen folgende

Tab. 2.4: Einordnung von Arzneistoffen gemäß Gefahrstoffverordnung

Gesundheitsschädlich (Xn)	Giftig (T) und sehr giftig (T+)	Kanzerogen, mutagen oder reproduktionstoxisch (CMR)
Aescin	Chloralhydrat	Androgene
Allopurinol	Codein	Anabolika
Ambroxol	Colchicin	Estrogene
Chinidin	Diclofenac	Gestagene
Coffein	Herzglykoside	Glucocorticoide
Diphenhydramin	Indometacin	Zytostatika
Erythromycin		
Hydrochinon		
Ibuprofen		
Kaliumiodid		
Lithiumsalze		
Morphin		
Oxytetraycyclin		
Pankreatin		
Paracetamol		
Theophyllin		
Tramadol		
Triamteren		

Rezepturstandards annähernd der Aufbereitung von Arzneimitteln für die Sondengabe:

- Rezepturstandard 8: Herstellung einer Lösung oder Suspension mit T und T+,
- Rezepturstandard 9: Herstellung einer Lösung oder Suspension mit CMR,
- Rezepturstandard 17: Herstellung abgeteilter Pulver mit T und T+,
- Rezepturstandard 18: Herstellung abgeteilter Pulver mit CMR,
- Rezepturstandard 26: Verreiben fester Stoffe mit Xn, Xi, C, T, T+ und CMR.

Ausführliche Informationen zu den Rezepturstandards und zur Erstellung der Gefährdungsbeurteilungen sind auf der Homepage der ABDA zu finden: http://www.abda.de/890.html.

3 Umgang mit Ernährungssonden

3.1 Spülen von Sonden

Vor und nach jeder Mahlzeit und Arzneimittelgabe wird die Sonde mit 30–100 ml Wasser gespült. Die Spüllösung (→ Tab. 3.1) sollte wie auch die Ernährungslösung zwischen 18 °C und 30 °C temperiert sein. Werden mehrere Arzneimittel hintereinander durch die Sonde gegeben, so wird zwischen jeder Applikation mit 10–20 ml Wasser nachgespült. Die Spülflüssigkeit muss in der Flüssigkeitsbilanz berücksichtigt werden. Bei jejunaler Sondenlage ist zu beachten, dass der Dünndarm maximal 50 ml Flüssigkeit auf einmal toleriert.

Wird die Sonde nicht benötigt, soll aber noch liegen, muss sie täglich gespült werden. Nicht regelmäßig gespülte Sonden sind eine Infektionsquelle, außerdem kann es leichter zu einer Verstopfung der Sonde kommen.

Das regelmäßige und standardisierte Spülen mit geeigneten Spüllösungen beugt dem Verstopfen der Sonde vor. Weitere Maßnahmen, um das Risiko einer Verstopfung zu minimieren sind:

- nur geeignete Sondenkost verwenden – keine pürierte Normalnahrung,
- auf ausreichende Zerkleinerung der durch die Sonde gegebenen Arzneimittel achten,
- keine Nährlösungen, Spüllösungen und/oder Arzneimittel miteinander mischen.

Tab. 3.1: Sondenspüllösungen

Geeignete Spüllösungen	Ungeeignete Spüllösungen
Leitungswasser Stilles Wasser Isotone Natriumchloridlösung Ringer Spüllösung	Früchte- und Kräutertee (Ausflockungen, auch aus hygienischen Aspekten) Schwarzer Tee (verfärbt die Sonde und macht sie brüchig) Obstsäfte (Ausflockungen) Kohlensäurehaltige Getränke aller Art (Blähungen)

Verstopfte Sonden

Ist eine Sonde verstopft, kann man durch Spülen der Sonde versuchen, diese wieder durchgängig zu machen. Das Spülen läuft dabei wie folgt ab:

- Mit einer 10-ml-Spritze etwa 2 ml in die Sonde einfüllen,
- etwa drei Minuten einwirken lassen,
- Lösung wieder mit der Spritze aufziehen und entsorgen,
- mit frischer Lösung Vorgang wiederholen.

Auf keinen Fall eine Spritze mit kleinerem Füllvolumen als 10 ml einsetzen, da es durch den zu hohen Druck beim Einfüllen auf die verstopfte Sonde zu einer Ruptur kommen kann. Folgende Spüllösungen können eingesetzt werden:

- kohlensäurehaltiges Wasser,
- Cola,
- Zitronensaft,
- Pepsinlösung,
- Natriumcitratlösung,
- Suspension pankreatischer Enzyme.

Auf keinen Fall mechanisch versuchen, die Sonde wieder durchgängig zu machen! Dabei besteht für den Patienten ein hohes Verletzungsrisiko. Wenn die genannten Spülmöglichkeiten versagen, Pflegekraft mit einer entsprechenden Weiterbildung, z. B. in Intensivmedizin oder Arzt hinzuziehen.

3.2 Komplikationen mit Sondenernährung

Auf diesen Aspekt wird hier nur am Rande eingegangen. Ausführliches Informationsmaterial bieten die Hersteller von Sondenkost.

Durchfall

Um Durchfälle zu vermeiden, sollte darauf geachtet werden, dass die Temperatur der Sondennahrung während der Gabe mindestens 18 °C jedoch nicht mehr als 30 °C beträgt. Ein stärkeres Erwärmen führt zu einer Gerinnung der Eiweißbestandteile in der Nahrung. Angebrochene Sondennahrung ist ein idealer Nährboden für Bakterien und sollte deshalb im Kühlschrank aufbewahrt werden. Hierbei immer auf die Angaben des Herstellers hinsichtlich der Lagerfähigkeit nach Anbruch achten. Da Ernährungslösungen ein idealer Keimboden sind, muss auf eine ausreichende Hygiene beim Umgang mit Sondenzubehör geachtet werden. Grundsätzlich gilt: Hände vor Arbeiten an einer Sonde immer desinfizieren! Weitere Ursachen für Durchfälle und Unverträglichkeiten sind zu große Portionen oder eine zu schnelle Zufuhr sowie eine verrutschte Sonde, weil die Nahrung in einen anderen Verdauungstraktabschnitt gelangt. Auch Arzneimittel können die Ursache für Durchfall sein.

Obstipation

Sondenpatienten können unter Verstopfung leiden. Mögliche Ursachen sind ballaststoffarme Ernährung (evtl. zum Vorbeugen ein entsprechend angereichertes Produkt auswählen) oder Flüssigkeitsmangel.

Regurgation und Aspirationsgefahr

Ein besonderes Problem muss bei Patienten mit einer nasalen oder oralen Sonde beachtet werden. Da die Sonde die Schließmuskeln im Bereich des Gastrointestinaltraktes nicht optimal arbeiten lässt, kann es zu einem Rückfluss der Ernährungsflüssigkeit in die Speiseröhre und den Mund kommen (Regurgation).

Bei einer Aspiration gelangt Ernährungsflüssigkeit in die Atemwege. Insbesondere bewusstlose, sehr schwache oder Patienten mit Schluckstörungen sind zusätzlich durch das Risiko der Aspiration gefährdet. Mögliche weitere Ursachen für das Auftreten einer Aspiration sind:

- zu flache Lagerung des Patienten (immer mit leicht erhöhtem Oberkörper, 30–45°-Winkel),
- zu schneller Zulauf der Nährlösung,
- Störungen bei der Magenentleerung (motilitätsbeeinflussende Arzneimittel wie Opioide, Psychopharmaka, Eisensalze oder Loperamid können diese negativ beeinflussen; bei einer generellen Störung intermittierende Gabe der Nahrung und immer wieder 30 Minuten Pause bei aufgerichtetem Oberkörper),
- Nähr- oder Spüllösung ist zu kalt (optimale Temperatur zwischen 18 °C und 30 °C),
- Sonde ist verrutscht.

Probleme die auftreten können, wenn die Sonde verrutscht ist:

- Ernährungsflüssigkeit lässt sich nur noch schlecht durch die Sonde geben,
- Patient klagt über Schmerzen während der Nahrungsaufnahme,
- insgesamt treten vermehrt Oberbauchschmerzen auf, unabhängig vom Stoma,
- im weiteren Verlauf kann es zu einer Verhärtung des Bauchraumes kommen, die Bauchdecke wird druckempfindlich und der Patient kann erhöhte Temperatur oder Fieber haben,
- Aspirationsgefahr.

3.3 Hygiene

Hygiene ist im Umgang mit Ernährungslösungen und bei der Pflege von Sonden oberstes Gebot. Bei der Beratung von Familienangehörigen, Pflegediensten, in Altenheimen oder ähnlichen Einrichtungen sollte regelmäßig das Thema Hygiene, insbesondere die Händedesinfektion, angesprochen werden. Die Einhaltung von Hygienemaßnahmen muss kontrolliert werden. Nur so kann in Altenpflegeheimen, Krankenhäusern, Arztpraxen etc. gewährleistet werden, dass die notwendigen Desinfektionsmaßnahmen mit der gebotenen Sorgfalt durchgeführt werden.

3.3.1 Desinfektionsmittel

Zur Beratung im Umgang mit einem Desinfektionsmittel im Allgemeinen gehören folgende Hinweise:

- Wirksamkeitsspektrum,
- notwendige Konzentration,
- Einwirkzeit,
- Besonderheiten der Anwendung,
- Probleme der Händedesinfektion.

Wirksamkeitsspektrum

Nicht alle Inhaltsstoffe von Desinfektionsmitteln wirken gegen pathogene Keime, z. B. Bakterien, Viren und Pilze, gleich gut. Handelsübliche Desinfektionsmittel sind deshalb fast immer Mischungen verschiede-

ner Inhaltsstoffe (→ Tab. 3.2). Für Haut und Hände kommen nur wenige Stoffe infrage, immer handelt es sich um alkoholische Zubereitungen. Flächen und Instrumente werden mit Stoffen desinfiziert, die bei Kontakt keine Veränderungen des Materials verursachen dürfen, aber sicher gegen mögliche Kontaminierungen wirken müssen. Die Deutsche Gesellschaft für Hygiene und Mikrobiologie (DGHM) lässt deshalb alle handelsüblichen Desinfektionsmittel begutachten.
In der VAH-Liste (Liste des Verbundes für angewandte Hygiene e. V., erscheint im mhp-Verlag), die fast jährlich aktualisiert wird, sind diese

Tab. 3.2: Wirksamkeitsspektrum von Desinfektionsmitteln

Desinfektionsmittel	Pilze/Bakterien (vegetative Formen)	Viren (einschl. Hepatitis B)	Bakteriensporen	Einsatz (F = Flächendesinfektion, H = Hautdesinfektion)	Zur Sondenpflege geeignet
Alkohole					
Ethanol	+	–	–	H	–
n-Propanol	+	–	–	–	–
Isopropanol	+	–	–	H	–
Aldehyde					
Formaldehyd	+	+	+	F	–
Glutaraldehyd	+	+	+	F	–
Glyoxal	+	–	–	F	–
Phenole					
Phenolderivate	+	–	–	–	–
Oberflächenaktive Substanzen					
Quats	+	–	–	F, H	–
Neutrale Amphotere	+	–	–	F	–
Chlorhexidin	+	–	–	F, H	Möglich*

Desinfektionsmittel	Pilze/Bakterien (vegetative Formen)	Viren (einschl. Hepatitis B)	Bakteriensporen	Einsatz (F = Flächendesinfektion, H = Hautdesinfektion)	Zur Sondenpflege geeignet
Biguanide	+	–	–	F, H	Möglich*
Halogenabspaltende Verbindungen					
Chlor	+	+	+	–	–
Brom	+	+	+	–	–
PVP-Jod	+	+	+	H	–
Oxidationsmittel					
Ozon	+		+	F	–
Peressigsäure	+	+	+	–	–
Metallverbindungen				–	–
Quecksilberverbindungen	+	–	–	Obsolet	–
Silber (kolloidal oder Verbindungen)	+	–	–	–	–
Anorganische und organische Säuren	+	–	–	–	–
Anorganische Laugen	+	–	–	–	–
Sonstige					
Octenidin	+	+	+	F, H	+
Polihexanid	+	+	+	F, H	Möglich*

* Möglich bedeutet, dass der Wirkstoff geeignet ist, aber keine validen Daten existieren.

Daten aufgelistet, so dass sicher beurteilt werden kann, ob ein Desinfektionsmittel für den täglichen Einsatz geeignet ist.

Notwendige Konzentration

Das Desinfektionsmittel muss in ausreichender Konzentration eingesetzt werden. Eine Unterdosierung kann zu Resistenzentwicklungen der Bakterien führen.

Einwirkzeit

Die häufigsten Fehler beim Desinfizieren werden durch eine zu kurze Einwirkungszeit begangen. Jedes handelsübliche Produkt gibt auf dem Etikett oder einem Beipackzettel Auskunft über die einzuhaltenden Einwirkzeiten. Bei Haut- und Händedesinfektionsmitteln liegen die Zeitspannen im Minutenbereich, bei Flächendesinfektionsmitteln können es mehrere Stunden sein. Es sei ausdrücklich darauf hingewiesen, dass bei invasiven Maßnahmen (Katheter, Sonden, etc.) die festgelegten Einwirkzeiten eingehalten werden müssen.

Besonderheiten der Anwendung

Desinfektionsmittel für die Haut- oder Händedesinfektion haben bestimmte Stoffeigenschaften, die man als Anwender kennen muss. Alkohole (Ethanol, 2-Propanol) dürfen nur auf intakter Haut angewandt werden, da der Kontakt mit Wunden Schmerzen auslöst. Wunddesinfektionsmittel sind deshalb immer wässrige Lösungen.
PVP-Iod-Lösungen sind stark gefärbt. Dies ist manchmal durchaus erwünscht, so kann man sehen welche Hautflächen desinfiziert wurden. Kommt PVP-Iod-Lösung mit Kleidung in Kontakt, kann man die Kleidung nur noch entsorgen – eine Reinigung ist nicht mehr möglich. Eines der wichtigsten Probleme von PVP-Iod-Lösung ist das Auftreten allergischer Reaktionen (sog. Iodallergie), wobei Patienten einen anaphylaktischen Schock erleiden können und möglicherweise Notfallmaßnahmen wie Intubation oder Reanimation durchgeführt werden müssen.
Octenidin schäumt in wässriger Zubereitung; dies kann eine vollständige Benetzung verhindern. Einige Patienten reagieren mit Hautunverträglichkeiten auf Octenidin.

Obsolete Hautdesinfektionsmitteln sind: Phenole, Quecksilberverbindungen, Triphenylmethanfarbstoffe (z. B. Gentianaviolett), Perubalsam und Kaliumpermanganat. Verschreibungen mit diesen Inhaltsstoffen sind als bedenkliche Verschreibungen einzustufen, Apotheker sind nicht verpflichtet solche Verschreibungen auszuführen

3.3.2 Händedesinfektion

Umgang mit MRSA-Patienten

Die Einführung der Penicilline durch Ian Flemming in den vierziger Jahren des vorigen Jahrhunderts bedeutete einen großen Fortschritt in der Medizin. Es war erstmals möglich, Infektionen gezielt zu therapieren. Daraufhin explodierte in wenigen Jahrzehnten das Wissen über Bakterien und die gezielten Strategien um Infektionen zu heilen.
Staphylococcus aureus, ein grampositives Bakterium, ist überall in der Umwelt verbreitet. Im Falle einer Infektion ist es einer der wichtigen Eitererreger und unbehandelt können die Infektionen in einem septischen Schock mit letalem Ausgang enden. Die chirurgische Sanierung und die gezielte antibiotische Therapie haben dafür gesorgt, dass *Staphylococcus aureus* lange Zeit ein relativ einfach beherrschbarer Krankheitserreger war. Das hat sich seit einigen Jahren gründlich geändert. Mittlerweile gibt es in Deutschland eine Prävalenz von ca. 25% aller Erregernachweise für *Staphylococcus aureus* mit einer Resistenz gegenüber fast allen Antibiotika. Einige Stämme sind sogar vollständig resistent. Zumeist sind nur noch wenige Arzneistoffe wirksam: Vancomycin, Teicoplanin und Linezolid. Solche Bakterienstämme werden unter der Bezeichnung multiresistente *Staphylococcus aureus* (MRSA) in der Literatur beschrieben. MRSA ist ein gravierendes Problem in Alten- und Pflegeeinrichtung und in Krankenhäusern. Im Zentrum der Prophylaxe stehen Isolierungsmaßnahmen für den Patienten. Eine starke, zusätzlich psychische Belastung für Patienten und Pflegepersonal.
Die Sanierung der MRSA-Herde (Nasenschleimhaut, Mundschleimhaut, Wunden) erfolgt durch geeignete Arzneistoffe wie Mupirucin, Polihexanid oder Octenidin. Die Sanierung des Patienten hat oberste Priorität, ebenso wie eine Verhinderung der Keimübertragung.

Der Hauptübertragungsweg von Staphylokokken sind die Hände. An Materialien wie Krankenakten kann *Staphylococcus aureus* bis zu sechs Monaten überleben, sodass eine Verschleppung des Keims in andere Räume sehr leicht möglich ist. Das wichtigste Reservoir ist die Nasenschleimhaut. Die üblichen Isolierungsmaßnahmen sind notwendig, aber nicht ausreichend. Erforderlich sind deshalb ein regelmäßiges Screening des Personals und der Patienten durch einen Nasenabstrich. Positiv getestetes Personal kann bis zu einem negativen Test nicht in der Versorgung von Patienten eingesetzt werden. Neuaufnahmen sind generell unter Quarantäne zu stellen und können hausintern erst verlegt werden, wenn ein negativer Befund des Nasenabstrichs vorliegt. Behandlungen und Maßnahmen an MRSA-Patienten sollten am Ende eines Arbeitstags durchgeführt werden, danach sollte kein Kontakt mit negativen Patenten erfolgen.

Probleme der Händedesinfektion

Die Händedesinfektion (→ Abb. 3.1) wird häufig gar nicht oder nur unzureichend durchgeführt. Im Rahmen einer Studie des Europäischen Interdisziplinären Komitees für Infektionsprophylaxe (kurz: EURIDIKI) wurde Pflegepersonal befragt, weshalb in vielen Fällen auf eine Händedesinfektion verzichtet würde, wobei Mehrfachnennungen möglich waren:

- 61% eigene Bequemlichkeit oder Vergesslichkeit,
- 42% mangelnde Schulung/Unkenntnis,
- 35% Zeitdruck,
- 22% Hautprobleme,
- 17% mangelndes Problembewusstsein.

Für die Schulung des Umgangs mit Händedesinfektionsmitteln (→ Abb. 3.2) bieten einige Hersteller eine Lösung an, die mit einem UV-fluoreszierenden Zusatz versehen ist. Sinnvoll ist es, bei einer Schulung zunächst jeden Teilnehmer sich die Hände so desinfizieren zu lassen, wie er es für gewöhnlich durchführt. Eine Kontrolle unter der UV-Lampe macht deutlich, wo die persönlichen Schwachpunkte liegen (→ Abb. 3.3). Am schlechtesten mit der Desinfektionslösung benetzt werden meist der Daumen, gefolgt von den Fingerkuppen des Ring- und

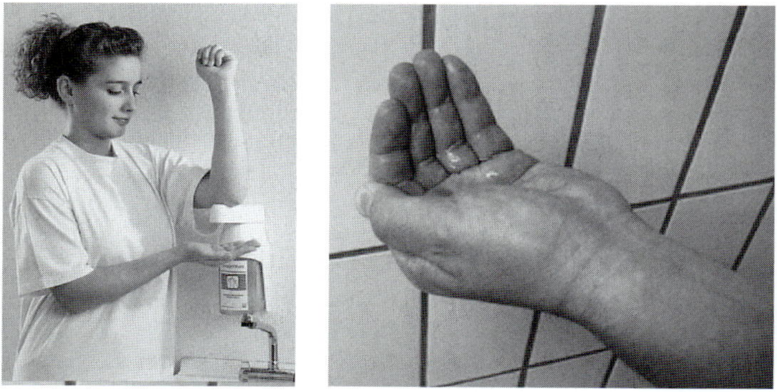

Abb. 3.1: Hygienische Händedesinfektion (Quelle: Schülke & Mayr)

Hygienische Händedesinfektion

Trockene Hände mit alkoholischem Desinfektionspräparat voll benetzen (ohne Zugabe von Wasser), mindestens 30 Sekunden (bitte Herstellerangaben beachten) lang feuchthalten, Hände gegeneinander reiben. Durchführung der hygienischen Händedesinfektion (Schritte 1–6)

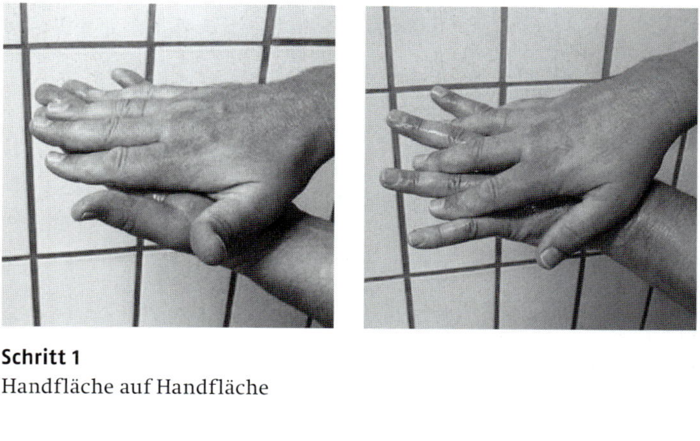

Schritt 1

Handfläche auf Handfläche

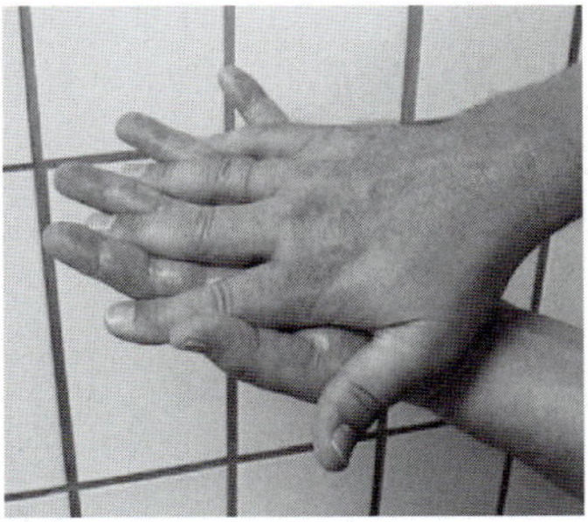

Schritt 2
Rechte Handfläche über linkem Handrücken und linke Handfläche über rechtem Handrücken

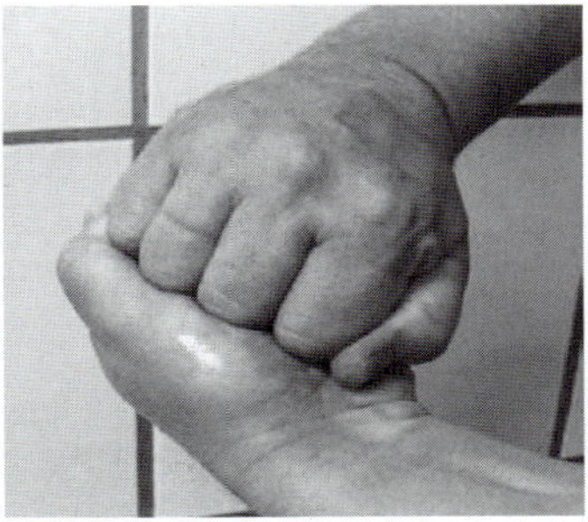

Schritt 3
Handfläche auf Handfläche mit verschränkten, gespreizten Fingern

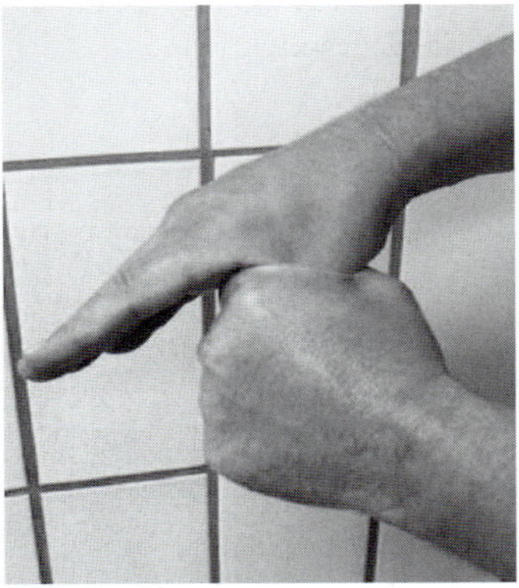

Schritt 4
Außenseite der Finger auf gegenüberliegende Handflächen mit verschränkten Fingern

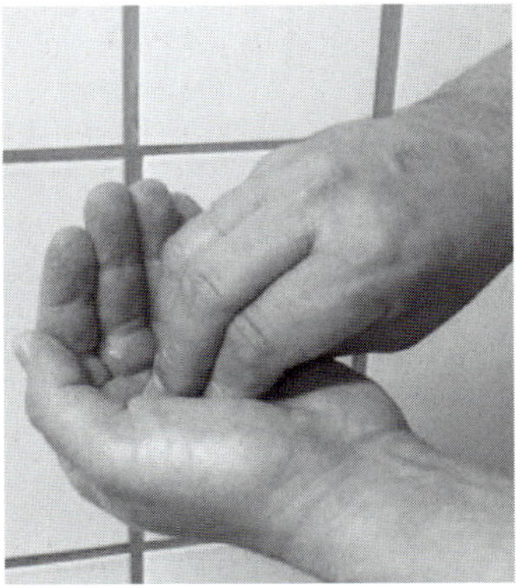

Schritt 5
Kreisendes Reiben des rechten Daumens in der geschlossenen linken Handfläche und umgekehrt

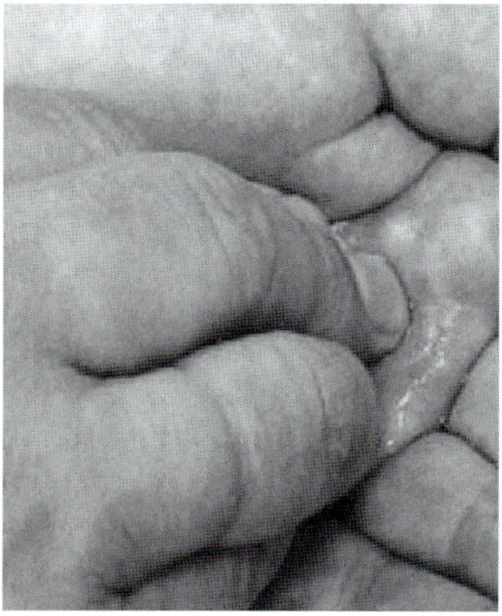

Schritt 6
Kreisendes Reiben hin und her mit geschlossenen Fingern der rechten Hand in der linken Handfläche und umgekehrt

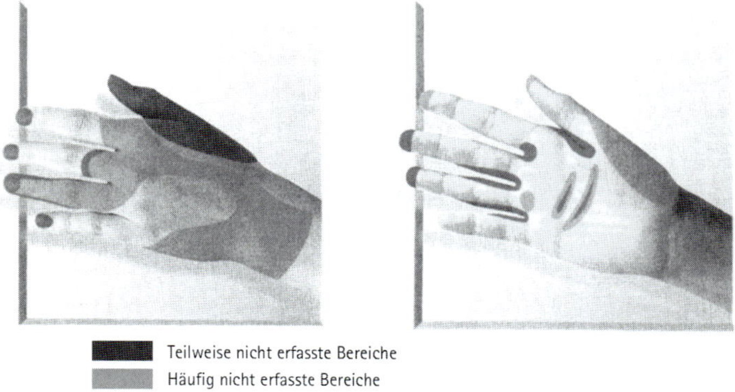

Abb. 3.2: Schwachstellen bei der Durchführung der Händedesinfektion

Mittelfingers, den unteren Abschnitten der Fingerzwischenräume und Teilen des Handrückens. Nach einer Unterweisung des richtigen Vorgehens werden die Teilnehmer ein zweites Mal aufgefordert, mit der Detektionslösung die Hände zu desinfizieren und eine Kontrolle des Ergebnisses unter der UV-Lampe vorzunehmen. Einige Hersteller bieten für Schulungen ausführliches Informationsmaterial.
Nähere Informationen und die Leitlinie zur Händedesinfektion sind im Internet auf folgenden Homepages zu finden:

- www.rki.de,
- www.uni-duesseldorf.de/AWMF,
- www.bibb.de/redaktion/altenpflege_saarland/literatur/hygiene,
- www.hygnet.de.

Teil 2

Monographien

2

Acetylcystein

Mucolytikum

• Wechselwirkungen mit Sondenmaterial zu erwarten	nein
• Wechselwirkungen mit Sondenmaterial bekannt	nein
• Applikation über Gastralsonde möglich	ja
• Applikation über Duodenalsonde möglich	ja
• Applikation über Jejunalsonde möglich	ja

Mindestdurchmesser der Sonde
6,5 Charrière.

Spülen der Sonde
Vor der Applikation: mit mindestens 10 ml Flüssigkeit.
Nach der Applikation: mit mindestens 10 ml Flüssigkeit.

Arzneimittelvorbereitung
Pulver kann in 30 ml Wasser suspendiert werden.
Brausetabletten können in Wasser aufgelöst und über die Sonde appliziert werden. Es ist darauf zu achten, dass sich kein Kohlendioxid mehr in der Lösung befindet. Gefäß einmal umschwenken, es dürfen sich keine Gasblasen mehr entwickeln.
Trockensaft wird nach Anleitung zubereitet. Eine Gabe durch eine Sonde ist möglich. Allerdings: Enthält die Zubereitung Sorbit, kann Durchfall ausgelöst werden.
Tablette mörsern, in 20 ml Wasser suspendieren und mit einer Spritze über die Sonde applizieren. Anschließend Spritze und Sonde mit Wasser spülen.

Information zur Sondengabe

Der pH-Wert einer 10 %igen Lösung beträgt ca. 2–3. ACC ist mit Gummi, Metallen und vielen anderen Stoffen inkompatibel, bei einer raschen Sondengabe sind keine Beeinträchtigungen durch das Sondenmaterial zu erwarten.
Aufgrund des sauren pH-Werts empfiehlt sich keine gleichzeitige Gabe mit Nahrung, da es mit Proteinen zu Ausfällungen kommen kann.
Die Bioverfügbarkeit beträgt ca. 10 %.

Dosierung

200–600 mg/Tag.

Fertigarzneimittel

Fertigarzneimittel®	Hersteller	Wirkstoff	Arzneiform	▲	Bemerkungen zur Sondengabe
ACC 100/200/600 tabs	Hexal	Acetylcystein	TAB	+	Sondenapplikation möglich
ACC 100/200	Hexal	Acetylcystein	PUL	-	Sondenapplikation möglich
ACC akut 200/600/junior Hustenlöser, ACC long	Hexal	Acetylcystein	BTA	-	Sondenapplikation möglich
Myxofat Brause 200/600	Fatol	Acetylcystein	BTA	-	Sondenapplikation möglich

▲ mörserbar: + ja; - nein; 0 keine Daten

Acetylsalicylsäure

Thrombozytenaggregationshemmer (100 mg), Analgetikum (500 mg)

• Wechselwirkungen mit Sondenmaterial zu erwarten	nein
• Wechselwirkungen mit Sondenmaterial bekannt	nein
• Applikation über Gastralsonde möglich	ja
• Applikation über Duodenalsonde möglich	ja
• Applikation über Jejunalsonde möglich	nein

Mindestdurchmesser der Sonde

6,5 Charrière.

Bei der Applikation der 500 mg-Tablette ist eine Sonde mit einem größeren Durchmesser empfehlenswert, da bei kleinem Durchmesser Verstopfungen der Sonde möglich sind.

Spülen der Sonde

Vor der Applikation: mit mindestens 10 ml Flüssigkeit.
Nach der Applikation: mit mindestens 10 ml Flüssigkeit.

Arzneimittelvorbereitung

Tablette mörsern, in 10 ml Wasser suspendieren und mit einer Spritze über die Sonde applizieren. Anschließend Spritze und Sonde mit Wasser spülen.

Brausetabletten können in Wasser aufgelöst und über die Sonde appliziert werden. Es ist darauf zu achten, dass sich kein Kohlendioxid mehr in der Lösung befindet. Gefäß einmal umschwenken, es dürfen sich keine Gasblasen mehr entwickeln.

Information zur Sondengabe

Der pH-Wert der Suspension von 100 mg ASS ist ca. 4, der pH-Wert der Suspension von 500 mg ASS ist ca. 2, mit dem alkalischen Milieu des Darms besteht eine Unverträglichkeit, deshalb keine Applikation mit einer Jejunalsonde.

Die Bioverfügbarkeit beträgt 20–70 %, die Plasmahalbwertszeit 15 Min.

Dosierung

Thrombozytenaggregationshemmung:
Initial: 500 mg/Tag,
Erhaltungsdosis: 100–300 mg/Tag.
Analgetikum: 500–1000 mg, maximal 3000 mg/Tag.

Fertigarzneimittel

Fertigarzneimittel®	Hersteller	Wirkstoff	Arznei-form	▲	Bemerkungen zur Sondengabe
ASS + C gegen Schmerzen und Fieber	Hexal	Acetylsalicylsäure	BTA	–	Sondenapplikation möglich
ASS 100 Hexal	Hexal	Acetylsalicylsäure	TAB	+	Sondenapplikation möglich
ASS 500 Hexal	Hexal	Acetylsalicylsäure	TAB	+	Sondenapplikation möglich

▲ mörserbar: + ja; – nein; 0 keine Daten

Aciclovir

Virustatikum

• Wechselwirkungen mit Sondenmaterial zu erwarten	nein
• Wechselwirkungen mit Sondenmaterial bekannt	nein
• Applikation über Gastralsonde möglich	ja
• Applikation über Duodenalsonde möglich	ja
• Applikation über Jejunalsonde möglich	ja

Mindestdurchmesser der Sonde

9 Charrière.

Spülen der Sonde

Vor der Applikation: mit mindestens 10 ml Flüssigkeit.
Nach der Applikation: mit mindestens 2 × 10 ml Flüssigkeit.

Arzneimittelvorbereitung

Tablette mörsern, in 10 ml Wasser suspendieren und mit einer Spritze über die Sonde applizieren. Anschließend Spritze und Sonde mit Wasser spülen. Die Tabletten zerfallen in 10 ml Wasser in ca. 8–10 Minuten.

Information zur Sondengabe

Der pH-Wert der Suspension beträgt ca. 7.
Aciclovir hat eine schlechte Bioverfügbarkeit, nur ca. 25 %. Nahrung beeinträchtigt die Resorption nicht. Suspension sofort verabreichen.

Dosierung

5 mg/kg Körpergewicht alle 8 h.
Da die Halbwertszeit 2,5 h beträgt und der Arzneistoff zu 90 % unverändert durch die Niere ausgeschieden wird, kann man alle 4 h 200 mg applizieren, mit einer nächtlichen Unterbrechung von 8 h.

Fertigarzneimittel

Fertigarzneimittel®	Hersteller	Wirkstoff	Arznei-form	▲	Bemerkungen zur Sondengabe
Acic 200/400/800	Hexal	Aciclovir	TAB	+	Sondenapplikation möglich

▲ mörserbar: + ja; – nein; 0 keine Daten

Alendronsäure

Osteoporosemittel

• Wechselwirkungen mit Sondenmaterial zu erwarten	nein
• Wechselwirkungen mit Sondenmaterial bekannt	nein
• Applikation über Gastralsonde möglich	ja
• Applikation über Duodenalsonde möglich	ja
• Applikation über Jejunalsonde möglich	ja

Mindestdurchmesser der Sonde

6,5 Charrière.

Spülen der Sonde

Vor der Applikation: mit mindestens 10 ml Flüssigkeit.
Nach der Applikation: mit mindestens 30 ml Flüssigkeit.

Arzneimittelvorbereitung

Tablette zerfällt in 10 ml Wasser, suspendieren und mit einer Spritze über die Sonde applizieren. Anschließend Spritze und Sonde mit Flüssigkeit spülen.

Dosierung

10 mg/Tag oder 70 mg/einmal wöchentlich.
Die Hinweise zur Anwendung sollten beachtet werden: morgens, nüchtern und 30 Min. vor der ersten Mahlzeit. Die Hersteller empfehlen die Einnahme im Sitzen. Für die Sondenapplikation sollte ausschließlich Leitungswasser verwendet werden.

Fertigarzneimittel

Fertigarzneimittel®	Hersteller	Wirkstoff	Arzneiform	▲	Bemerkungen zur Sondengabe
Alendronsäure Stada 10/70 mg	Stada	Alendronsäure	TAB	+	Sondenapplikation möglich, ohne Mörsern in Wasser suspendierbar

▲ mörserbar: + ja; – nein; 0 keine Daten

Allopurinol

Gichtmittel, Xanthinoxidase-Hemmer

- Wechselwirkungen mit Sondenmaterial zu erwarten — nein
- Wechselwirkungen mit Sondenmaterial bekannt — nein
- Applikation über Gastralsonde möglich — ja
- Applikation über Duodenalsonde möglich — ja
- Applikation über Jejunalsonde möglich — ja

Mindestdurchmesser der Sonde

6,5 Charrière.

Spülen der Sonde

Vor der Applikation: mit mindestens 10 ml Flüssigkeit.
Nach der Applikation: mit mindestens 10 ml Flüssigkeit.

Arzneimittelvorbereitung

Tabletten mörsern, in 10 ml Wasser suspendieren und mit einer Spritze über die Sonde applizieren. Anschließend Spritze und Sonde mit Wasser spülen.

Information zur Sondengabe

Der pH-Wert der Suspension ist ca. 9. Die Suspension ist lichtempfindlich. Eine Lagerung im Kühlschrank ist nicht zu empfehlen. Die Suspension sollte direkt nach der Zubereitung appliziert werden.
Allopurinol ist mit vielen anderen Arzneistoffen nicht verträglich – auf einen ausreichenden zeitlichen Abstand zur Applikation anderer Medikamente sollte geachtet werden, wenn mehrere Medikamente über eine Sonde appliziert werden müssen.

Dosierung

200–400 mg/Tag,
maximal: 200–800 mg/Tag.

Fertigarzneimittel

Fertigarzneimittel®	Hersteller	Wirkstoff	Arzneiform	▲	Bemerkungen zur Sondengabe
Allopurinol Hexal 100/300 mg	Hexal	Allopurinol	TAB	+	Sondenapplikation möglich, lichtempfindlich
Cellidrin 100/300 mg	Hennig	Allopurinol	TAB	-	Sondenapplikation möglich

▲ mörserbar: + ja; - nein; 0 keine Daten

Amantadin

Parkinsonmittel, Virustatikum

• Wechselwirkungen mit Sondenmaterial zu erwarten	nein
• Wechselwirkungen mit Sondenmaterial bekannt	nein
• Applikation über Gastralsonde möglich	ja
• Applikation über Duodenalsonde möglich	ja
• Applikation über Jejunalsonde möglich	ja

Mindestdurchmesser der Sonde

6,5 Charrière.

Spülen der Sonde

Vor der Applikation: mit mindestens 10 ml Flüssigkeit.
Nach der Applikation: mit mindestens 10 ml Flüssigkeit.

Arzneimittelvorbereitung

Filmtablette mörsern, in 10 ml Wasser suspendieren und mit einer Spritze über die Sonde applizieren. Anschließend Spritze und Sonde mit Wasser spülen.

Information zur Sondengabe

Die Suspension kann an den Sondenwänden haften, deshalb ggf. zusätzlich spülen.
Der pH-Wert der Suspension beträgt ca. 7.
Die Bioverfügbarkeit beträgt ca. 90 %, die Plasmahalbwertszeit 16 h.

Dosierung

Parkinson:
Initial: 100 mg/Tag für 4–7 Tage,
Erhaltungsdosis: 200 mg/Tag.
Virustatikum:
2 × 100 mg/Tag.

Fertigarzneimittel

Fertigarzneimittel®	Hersteller	Wirkstoff	Arzneiform	▲	Bemerkungen zur Sondengabe
Amantadin Hexal 100/200 mg	Hexal	Amantadin	FTA	+	Sondenapplikation möglich

▲ mörserbar: + ja; – nein; 0 keine Daten

Ambroxol

Sekretolytikum

• Wechselwirkung mit Sondenmaterial zu erwarten	nein
• Wechselwirkung mit Sondenmaterial bekannt	nein
• Applikation über Gastralsonde möglich	ja
• Applikation über Duodenalsonde möglich	ja
• Applikation über Jejunalsonde möglich	ja

Mindestdurchmesser der Sonde

6,5 Charrière.

Spülen der Sonde

Vor der Applikation: mit mindestens 10 ml Flüssigkeit.
Nach der Applikation: mit mindestens 10 ml Flüssigkeit.

Arzneimittelvorbereitung

(Film-)Tablette mörsern, in 10 ml Wasser suspendieren und mit einer Spritze über die Sonde applizieren. Anschließend Spritze und Sonde mit Wasser spülen.
Tropfen werden mit 10 ml Wasser verdünnt und mit einer Spritze über die Sonde appliziert. Anschließend Spritze und Sonde mit Wasser spülen.
Saft wird mit 10 ml Wasser verdünnt und mit einer Spritze über die Sonde appliziert. Anschließend Spritze und Sonde mit Wasser spülen.
Kapsel öffnen, Inhalt in 10 ml Wasser suspendieren und mit einer Spritze über die Sonde applizieren. Spritze und Sonde mit Wasser nachspülen. Die Retardpellets nicht mörsern. Es gibt flüssige Alternativen.
Brausetabletten werden in ca. 30 ml Wasser aufgelöst und mit einer Spritze über die Sonde appliziert. Es ist darauf zu achten, dass sich kein Kohlendioxid mehr in der Lösung befindet. Gefäß einmal umschwenken, dabei dürfen keine Gasblasen mehr entweichen.

Information zur Sondengabe

Die Bioverfügbarkeit von Ambroxol beträgt ca. 50 %, die Plasmahalbwertszeit etwa 22 h.
Die Suspension ist unmittelbar nach der Herstellung anzuwenden.
Ambroxol sollte nach der Mahlzeit gegeben werden.

Dosierung

3–4-mal täglich 30 mg.

Fertigarzneimittel

Fertigarzneimittel®	Hersteller	Wirkstoff	Arzneiform	▲	Bemerkungen zur Sondengabe
Ambrodoxy	Hexal	Ambroxol, Doxycyclin	REK	-	Sondenapplikation möglich, Sondendurchmesser $\geq$ 9 CH, Kapsel kann geöffnet werden
Ambrohexal Hustenlöser 30 mg	Hexal	Ambroxol	TAB	+	Flüssige Alternativen vorhanden
Ambrohexal Hustenlöser Brausetabletten	Hexal	Ambroxol	BTA	-	Sondenapplikation möglich
Ambrohexal Hustenlöser retard 75 mg	Hexal	Ambroxol	REK	-	Keine Sondenapplikation, flüssige Alternativen vorhanden
Ambrohexal Hustensaft für Kinder	Hexal	Ambroxol	SAF	-	Sondenapplikation möglich
Ambrohexal Hustentropfen 7,5 mg/ml	Hexal	Ambroxol	TRO	-	Sondenapplikation möglich
Ambrohexal S Hustenlöser 60 mg	Hexal	Ambroxol	FTA	-	Flüssige Alternativen vorhanden
Ambrohexal S Hustensaft	Hexal	Ambroxol	SAF	-	Sondenapplikation möglich
Ambrohexal S Hustentropfen 15 mg/ml// 30 mg/ml	Hexal	Ambroxol	TRO	-	Sondenapplikation möglich

▲ mörserbar: + ja; - nein; 0 keine Daten

Amilorid/Hydrochlorothiazid

Diuretikum

• Wechselwirkungen mit Sondenmaterial zu erwarten	nein
• Wechselwirkungen mit Sondenmaterial bekannt	nein
• Applikation über Gastralsonde möglich	ja
• Applikation über Duodenalsonde möglich	ja
• Applikation über Jejunalsonde möglich	ja

Mindestdurchmesser der Sonde

6,5 Charrière.

Spülen der Sonde

Vor der Applikation: mit mindestens 10 ml Flüssigkeit.

Nach der Applikation: mit mindestens 10 ml Flüssigkeit.

Arzneimittelvorbereitung

Tablette mörsern, in 10 ml Wasser suspendieren und mit einer Spritze über die Sonde applizieren. Anschließend Spritze und Sonde mit Wasser spülen.

Information zur Sondengabe

Amilorid ist in wässriger Lösung stabil, Hydrochlorothiazid zersetzt sich in wässriger Lösung, deshalb sollte die Suspension nach der Zubereitung sofort appliziert werden.

pH-Wert der Suspension ca. 8.

Gleichzeitige Aufnahme von Nahrung verringert die Resorption von Amilorid.

Dosierung

Initial: 2,5–5 mg Amilorid und 12,5–25 mg HCT/Tag, maximal: 10 mg Amilorid und 100 mg HCT/Tag.

Fertigarzneimittel

Fertigarzneimittel®	Hersteller	Wirkstoff	Arzneiform	▲	Bemerkungen zur Sondengabe
Amiloretik/ mite	Hexal	Amilorid, Hydrochlorothiazid	TAB	+	Sondenapplikation möglich

▲ mörserbar: + ja; - nein; 0 keine Daten

Amiodaron

Antiarrhythmikum

• Wechselwirkungen mit Sondenmaterial zu erwarten	nein
• Wechselwirkungen mit Sondenmaterial bekannt	nein
• Applikation über Gastralsonde möglich	ja
• Applikation über Duodenalsonde möglich	ja
• Applikation über Jejunalsonde möglich	ja

Mindestdurchmesser der Sonde
8 Charrière.

Spülen der Sonde
Vor der Applikation: mit mindestens 20 ml Flüssigkeit.
Nach der Applikation: mit mindestens 20 ml Flüssigkeit.

Arzneimittelvorbereitung
Tablette in 15 ml Wasser zerfallen lassen und mit einer Spritze über die Sonde applizieren. Anschließend Spritze und Sonde mit Wasser spülen. Die Tabletten zerfallen innerhalb von 5 Minuten, es bilden sich Ausflockungen. Die Suspension muss aufgeschüttelt werden. Es empfiehlt sich mit kleinen Mengen Wasser die Spritze nachzuspülen, wenn die Flockung in der Spritze verbleibt. Mörsern ist möglich, kann aber die Flockung nicht verhindern.

Information zur Sondengabe
Der Arzneistoff ist oxidations- und lichtempfindlich. Die Suspension soll deshalb unmittelbar vor der Applikation hergestellt werden. Die Suspension kann nicht aufbewahrt werden, innerhalb von 4 h kommt es zu einem Wirkungsverlust von mindestens 5 %.
Bei gleichzeitiger Gabe von Lebensmitteln sind Beeinträchtigungen des Resorptionsvermögens bekannt.
Die Plasmahalbwertszeit beträgt 25–100 Tage.
Wichtig: die Plasmaspiegel für Kalium müssen regelmäßig kontrolliert werden! Die Bioverfügbarkeit beträgt ca. 45 %.

Dosierung

Initial: 3 × 200–400 mg,
maximal: für 7–10 Tage,
Erhaltungsdosis: 1–2 × 200 mg/Tag.
Eine Unterbrechung von zwei Tagen ist möglich.

Fertigarzneimittel

Fertigarzneimittel®	Hersteller	Wirkstoff	Arzneiform	▲	Bemerkungen zur Sondengabe
AmioHexal 200	Hexal	Amiodaron	TAB	+	Sondenapplikation möglich

▲ mörserbar: + ja; – nein; 0 keine Daten

Amitriptylin

Antidepressivum

• Wechselwirkungen mit Sondenmaterial zu erwarten	nein
• Wechselwirkungen mit Sondenmaterial bekannt	nein
• Applikation über Gastralsonde möglich	ja
• Applikation über Duodenalsonde möglich	ja
• Applikation über Jejunalsonde möglich	ja

Mindestdurchmesser der Sonde
6,5 Charrière.

Spülen der Sonde
Vor der Applikation: mit mindestens 10 ml Flüssigkeit.
Nach der Applikation: mit mindestens 10 ml Flüssigkeit.

Arzneimittelvorbereitung
Filmtablette mörsern, in 10 ml Wasser suspendieren und mit einer Spritze über die Sonde applizieren. Anschließend Spritze und Sonde mit Wasser spülen.

Information zur Sondengabe
Die Bioverfügbarkeit beträgt nur ca. 40 %, die Plasmahalbwertszeit 16 h.

Dosierung
Initial: 2–3 × 25 mg/Tag,
maximal: 200 mg/Tag,
mittlere Dosierung: 17–150 mg/Tag.

Fertigarzneimittel

Fertigarzneimittel®	Hersteller	Wirkstoff	Arzneiform	▲	Bemerkungen zur Sondengabe
Amineurin 10/25/50	Hexal	Amitriptylin	FTA	+	Sondenapplikation möglich
Amineurin 100 retard	Hexal	Amitriptylin	RET	-	Keine Sondenapplikation, Retardierungsprinzip wird durch Mörsern zerstört, Amineurin Filmtabletten bevorzugen
Amitriptylin 25/50/75 retard	Desitin	Amitriptylin	REK	-	Keine Sondenapplikation, Verstopfen der Sonde durch Ankleben der Pellets an der Sondenwand möglich

▲ mörserbar: + ja; – nein; 0 keine Daten

Amlodipin

Herzerkrankungen

• Wechselwirkungen mit Sondenmaterial zu erwarten	nein
• Wechselwirkungen mit Sondenmaterial bekannt	nein
• Applikation über Gastralsonde möglich	ja
• Applikation über Duodenalsonde möglich	ja
• Applikation über Jejunalsonde möglich	ja

Mindestdurchmesser der Sonde

6,5 Charrière.

Spülen der Sonde

Vor der Applikation: mit mindestens 10 ml Flüssigkeit.
Nach der Applikation: mit mindestens 10 ml Flüssigkeit.

Arzneimittelvorbereitung

Tablette mörsern, in 10 ml Wasser suspendieren und mit einer Spritze über die Sonde applizieren. Anschließend Spritze und Sonde mit Wasser spülen.

Information zur Sondengabe

Der pH-Wert der Suspension ist ca. 7, der Arzneistoff ist oxidations- und lichtempfindlich. Die Suspension soll deshalb unmittelbar vor der Applikation hergestellt werden. Sie kann nicht aufbewahrt werden. Die Bioverfügbarkeit beträgt ca. 70 %, die Plasmahalbwertszeit 40 h.

Dosierung

5–10 mg/Tag als Einzeldosis.

Fertigarzneimittel

Fertigarzneimittel®	Hersteller	Wirkstoff	Arzneiform	▲	Bemerkungen zur Sondengabe
Amlo-corax 5/10 mg	Corax	Amlodipin	TAB	+	Sondenapplikation möglich
Amloclair 5/10 mg	Hennig	Amlodipin	TAB	+	Sondenapplikation möglich
Amlodipin Hexal 5/7,5/10mg	Hexal	Amlodipin	TAB	+	Sondenapplikation möglich

▲ mörserbar: + ja; – nein; 0 keine Daten

Amoxicillin

Antibiotikum

• Wechselwirkungen mit Sondenmaterial zu erwarten	nein
• Wechselwirkungen mit Sondenmaterial bekannt	nein
• Applikation über Gastralsonde möglich	ja
• Applikation über Duodenalsonde möglich	ja
• Applikation über Jejunalsonde möglich	ja

Mindestdurchmesser der Sonde

6,5 Charrière.

Spülen der Sonde

Vor der Applikation: mit mindestens 10 ml Flüssigkeit.
Nach der Applikation: mit mindestens 10 ml Flüssigkeit.

Arzneimittelvorbereitung

(Film-)Tablette mörsern, in 10 ml Wasser suspendieren und mit einer Spritze über die Sonde applizieren. Anschließend Spritze und Sonde mit Wasser spülen.
Die Tabletten zerfallen in ca. 15 Minuten in Wasser. Um den Filmüberzug zu zerstören, ist Mörsern empfehlenswert.
Trinktablette: Das Zerfallenlassen in Wasser dauert ca. 10 Minuten und es entstehen größere Aggregate, die eine Sonde verstopfen können. Deshalb ist es empfehlenswert, die Tabletten zu mörsern, in 10 ml Wasser zu suspendieren und mit einer Spritze über die Sonde zu applizieren. Anschließend Spritze und Sonde mit Wasser spülen.
Trockensaft nach Vorschrift herstellen. Er wird nochmals mit der gleichen Menge Wasser verdünnt (zubereiteter Saft ist zu viskos).
Die Verdünnung des frisch hergestellten Saftes wird über die Sonde appliziert. Die Sonde mit 20 ml Wasser spülen.

Information zur Sondengabe

Längere Lichteinwirkung, sowie Hydrolyse zersetzen den Arzneistoff in der Suspension. Deshalb sollte die Applikation direkt nach der Herstellung erfolgen.
Die Bioverfügbarkeit beträgt 90 %, die Plasmahalbwertszeit 1,7 h.

Dosierung

1000–3000 mg/Dosis alle 8 h,
maximal 8000 mg/Tag.
Bei höheren Dosen ist der Natriumgehalt zu berücksichtigen: 3,4 mval Na/1000 mg.

Fertigarzneimittel

Fertigarzneimittel®	Hersteller	Wirkstoff	Arzneiform	▲	Bemerkungen zur Sondengabe
Amoxihexal 1000 HP	Hexal	Amoxicillin	FTA	+	Sondenapplikation möglich, siehe Amoxihexal 500/750 FTA
Amoxihexal 500/750/1000	Hexal	Amoxicillin	FTA	+	Sondenapplikation möglich, Zerfall in Wasser erst nach ca. 15 Minuten, Mörsern und Suspendieren in Wasser bevorzugen, Erhöhung der Ballaststoffaufnahme von 7,8 auf 36 g täglich verringert die Resorption von Amoxicillin um 20 %.
Amoxihexal Trockensaft/-forte Trockensaft	Hexal	Amoxicillin	TSA	-	Sondenapplikation möglich, Vorbeugung gegen Verstopfen der Sonde: e die Suspension wird vor der Applikation 1:1 mit Wasser verdünnt, Spülen der Sonde nach Applikation, da eintrocknende Reste der Suspension die Sonde verkleben und damit verstopfen können
Infectomox 1000	Infectopharm	Amoxicillin	TAB	+	Sondenapplikation möglich, Infectomox Tabs bevorzugen
Infectomox 1000 Tabs	Infectopharm	Amoxicillin	BTA	+	Sondenapplikation möglich
InfectoMox 250/500/750	Infectopharm	Amoxicillin	TSA	-	Sondenapplikation möglich

▲ mörserbar: + ja; – nein; 0 keine Daten

Amoxicillin/Clavulansäure

Antibiotikum

• Wechselwirkungen mit Sondenmaterial zu erwarten	nein
• Wechselwirkungen mit Sondenmaterial bekannt	nein
• Applikation über Gastralsonde möglich	ja
• Applikation über Duodenalsonde möglich	ja
• Applikation über Jejunalsonde möglich	ja

Mindestdurchmesser der Sonde

6,5 Charrière.

Spülen der Sonde

Vor der Applikation: mit mindestens 10 ml Flüssigkeit.
Nach der Applikation: mit mindestens 10 ml Flüssigkeit.

Arzneimittelvorbereitung

Filmtablette mörsern, in 30 ml Wasser suspendieren und mit einer Spritze über die Sonde applizieren. Anschließend Spritze und Sonde mit Wasser spülen.
Man kann die Filmtabletten auch in 30 ml Apfelsaft zerfallen lassen, der Filmüberzug löst sich im sauren Milieu. Dauer etwa 25–30 Minuten.
Trockensaft nach Vorschrift herstellen. Mit einer Spritze oder einer Pipette wird dem frisch hergestellten Saft die Dosis entnommen, mit 10 ml Wasser verdünnt und anschließend über die Sonde appliziert. Die Sonde vorher und nachher mit 30 ml Wasser spülen.

Information zur Sondengabe

Der pH-Wert der Suspension beträgt ca. 6–7.
Lichteinwirkung sowie Hydrolyse zersetzen die Arzneistoffe in der Suspension. Deshalb sollte die Applikation sofort erfolgen. Eine Aufbewahrung der Suspension im Kühlschrank ist möglich.

Dosierung

Abhängig von Alter, Gewicht und Nierenfunktion des Patienten.

Fertigarzneimittel

Fertig-arznei-mittel®	Her-steller	Wirkstoff	Arznei-form	▲	Bemerkungen zur Sondengabe
Amoclav 400/57 mg/5 ml	Hexal	Amoxicillin, Clavulan-säure	TSA	-	Sondenapplikation möglich, Dosis des Trockensafts mit dem Messlöffel abmessen und in einem Gefäß mit 10 ml Wasser verdünnen, Suspension in einer Spritze aufziehen und über die Sonde verabreichen, Spritze und Gefäß mit Wasser spülen und ebenfalls über die Sonde applizieren
Amoclav 875/125 mg	Hexal	Amoxicillin, Clavulan-säure	FTA	+	Sondenapplikation möglich, Erhöhung der Ballaststoffaufnahme von 7,8 auf 36 g täglich verringert die Resorption von Amoxicillin um 20 %

▲ mörserbar: + ja; - nein; 0 keine Daten

Atenolol

Antihypertonikum

- Wechselwirkungen mit Sondenmaterial zu erwarten nein
- Wechselwirkungen mit Sondenmaterial bekannt nein
- Applikation über Gastralsonde möglich ja
- Applikation über Duodenalsonde möglich ja
- Applikation über Jejunalsonde möglich ja

Mindestdurchmesser der Sonde

6,5 Charrière.

Spülen der Sonde

Vor der Applikation: mit mindestens 10 ml Flüssigkeit.
Nach der Applikation: mit mindestens 10 ml Flüssigkeit.

Arzneimittelvorbereitung

(Film-)Tablette mörsern, in 10 ml Wasser suspendieren und mit einer Spritze über die Sonde applizieren. Anschließend Spritze und Sonde mit Wasser spülen.

Information zur Sondengabe

Atenolol ist lichtempfindlich. Die Bioverfügbarkeit beträgt nur ca. 60 %, die Plasmahalbwertszeit 6 h.

Dosierung

Initial: 25–50 mg/Tag,
maximal: 100 mg/Tag (ggf. als Einzeldosis).

Fertigarzneimittel

Fertigarzneimittel®	Hersteller	Wirkstoff	Arzneiform	▲	Bemerkungen zur Sondengabe
AteHexal 25/50/100	Hexal	Atenolol	FTA	+	Sondenapplikation möglich
Atehexal comp/-comp mite	Hexal	Atenolol, Chlortalidon	FTA	+	Sondenapplikation möglich
Juvental 25/50/100 mg	Hennig	Atenolol	FTA	+	Sondenapplikation möglich
Nif-Ten 25/50 mg	Astra Zeneca	Atenolol, Nifedipin	REK	-	Keine Angaben des Herstellers
Teneretic/Teneretic mite	Astra Zeneca	Atenolol, Chlortalidon	TAB	+	Keine Angaben des Herstellers
Tenormin 25/50/100 mg	Astra Zeneca	Atenolol	TAB	+	Sondenapplikation möglich

▲ mörserbar: + ja; - nein; 0 keine Daten

Azithromycin

Antibiotikum

• Wechselwirkungen mit Sondenmaterial zu erwarten	nein
• Wechselwirkungen mit Sondenmaterial bekannt	nein
• Applikation über Gastralsonde möglich	ja
• Applikation über Duodenalsonde möglich	(ja)
• Applikation über Jejunalsonde möglich	(ja)

Mindestdurchmesser der Sonde

8 Charrière.

Spülen der Sonde

Vor der Applikation: mit mindestens 15–30 ml Flüssigkeit.
Nach der Applikation: mit mindestens 15–30 ml Flüssigkeit.

Arzneimittelvorbereitung

Filmtablette mörsern, in 10 ml Wasser suspendieren und mit einer Spritze über die Sonde applizieren. Anschließend Spritze und Sonde mit Wasser spülen.
Die Filmtabletten zerfallen in Wasser in ca. 10 Minuten.

Information zur Sondengabe

Die Bioverfügbarkeit beträgt ca. 40 %, die Plasmahalbwertszeit 12 h.

Dosierung

Initial: 500 mg/Tag, 250 mg/Tag für vier Tage oder 500 mg/Tag für drei Tage (nur für Erw. und Jugendliche > 45 kg).
Kinder: 10 mg/kg KG pro Tag (> 6 Monate).
Alternative: Azithromycin-TS-Präparate.

Fertigarzneimittel

Fertigarzneimittel®	Hersteller	Wirkstoff	Arzneiform	▲	Bemerkungen zur Sondengabe
Azithromycin Hexal 250/ 500 mg	Hexal	Azithromycin	FTA	+	Sondenapplikation möglich

▲ mörserbar: + ja; – nein; 0 keine Daten

Benazepril

Antihypertonikum

• Wechselwirkung mit Sondenmaterial zu erwarten	nein
• Wechselwirkung mit Sondenmaterial bekannt	nein
• Applikation über Gastralsonde möglich	ja
• Applikation über Duodenalsonde möglich	ja
• Applikation über Jejunalsonde möglich	ja

Mindestdurchmesser der Sonde

6,5 Charrière.

Spülen der Sonde

Vor der Applikation: mit mindestens 15–30 ml Flüssigkeit.
Nach der Applikation: mit mindestens 15–30 ml Flüssigkeit.

Arzneimittelvorbereitung

Filmtablette mörsern, in 10 ml Wasser suspendieren und mit einer Spritze über die Sonde applizieren. Anschließend Spritze und Sonde mit Wasser spülen.

Information zur Sondengabe:

Die Bioverfügbarkeit von Benazepril beträgt ca. 28,9 %, die Plasmahalbwertszeit 10–11h.
Für Kombinationspräparate mit Hydrochlorothiazid: Hydrochlorothiazid zersetzt sich in wässriger Lösung. Deshalb sollte die Suspension nach der Zubereitung sofort appliziert werden.
Benazepril kann unabhängig von den Mahlzeiten gegeben werden.

Dosierung

Abhängig von der Indikation.
Initial: bei Herzinsuffizienz 2,5 mg; bei Hypertonie 10–20 mg.
Maximal: bei Herzinsuffizienz 20 mg; bei Hypertonie 40 mg.
Die fixe Kombination Benazepril und Hydrochlorothiazid ist nicht zur Initialtherapie oder Dosiseinstellung geeignet.

Fertigarzneimittel

Fertigarzneimittel®	Hersteller	Wirkstoff	Arzneiform	▲	Bemerkungen zur Sondengabe
Benazepril Hexal 5/10/20 mg	Hexal	Benazepril	FTA	+	Sondenapplikation möglich
Benazepril Hexal comp 10/12,5//20/25 mg	Hexal	Benzapril, Hydrochlorothiazid	FTA	+	Sondenapplikation möglich
Cibacen 5/10/20 mg	Meda Pharma	Benazepril	FTA	+	Sondenapplikation möglich
Cibacen Cor	Meda Pharma	Benazepril	FTA	+	Sondenapplikation möglich
Cibadrex 5/6,25//10/ 12,5//20/25 mg	Meda Pharma	Benazepril, Hydrochlorothiazid	FTA	+	Sondenapplikation möglich

▲ mörserbar: + ja; – nein; 0 keine Daten

Bisoprolol

Antihypertonikum

• Wechselwirkungen mit Sondenmaterial zu erwarten	nein
• Wechselwirkungen mit Sondenmaterial bekannt	nein
• Applikation über Gastralsonde möglich	ja
• Applikation über Duodenalsonde möglich	ja
• Applikation über Jejunalsonde möglich	ja

Mindestdurchmesser der Sonde

6,5 Charrière.

Spülen der Sonde

Vor der Applikation: mit mindestens 10 ml Flüssigkeit.
Nach der Applikation: mit mindestens 10 ml Flüssigkeit.

Arzneimittelvorbereitung

Filmtabletten mörsern, in 10 ml Wasser suspendieren und mit einer Spritze über die Sonde applizieren. Anschließend Spritze und Sonde mit Wasser spülen.

Information zur Sondengabe

Der pH-Wert der Suspension beträgt ca. 7. Bisoprolol ist lichtempfindlich.
Die Bioverfügbarkeit von Bisoprolol beträgt ca. 90 %, die Plasmahalbwertszeit 10 h.
Bisoprolol ist in wässriger Lösung stabil. Für Kombinationspräparate mit Hydrochlorothiazid: Hydrochlorothiazid zersetzt sich in wässriger Lösung. Deshalb sollte die Suspension nach der Zubereitung sofort appliziert werden.

Dosierung

Initial: 5 mg/Tag,
maximal: 2 × 10 mg/Tag.
Bisoprolol darf nicht plötzlich abgesetzt werden.

Fertigarzneimittel

Fertigarznei-mittel®	Hersteller	Wirkstoff	Arznei-form	▲	Bemerkungen zur Sondengabe
Biso-Hennig 5/10 mg	Hennig	Bisoprolol	FTA	+	Sondenapplikation möglich
BisoHexal 5/ 10 mg	Hexal	Bisoprolol	FTA	+	Sondenapplikation möglich
Bisoprolol-corax 5/10 mg	Corax	Bisoprolol	FTA	-	Keine Sonden-applikation, beim Mörsern geht der Filmeffekt verloren, Gefahr der Überdosie-rung durch schnelle Freisetzung des Wirk-stoffs
BisoHexal plus 5/12,5//10/25	Hexal	Bisoprol, Hydrochlo-rothiazid	FTA	+	Sondenapplikation möglich

▲ mörserbar: + ja; - nein; 0 keine Daten

Bromazepam

Tranquilizer

• Wechselwirkungen mit Sondenmaterial zu erwarten	nein
• Wechselwirkungen mit Sondenmaterial bekannt	nein
• Applikation über Gastralsonde möglich	ja
• Applikation über Duodenalsonde möglich	ja
• Applikation über Jejunalsonde möglich	ja

Mindestdurchmesser der Sonde
6,5 Charrière.

Spülen der Sonde
Vor der Applikation: mit mindestens 10 ml Flüssigkeit.
Nach der Applikation: mit mindestens 10 ml Flüssigkeit.

Arzneimittelvorbereitung
Tablette mörsern, in 10 ml Wasser suspendieren und mit einer Spritze über die Sonde applizieren. Anschließend Spritze und Sonde mit Wasser spülen.
Die Tabletten zerfallen in Wasser.

Information zur Sondengabe
Der pH-Wert der Suspension beträgt ca. 7–8.
Bromazepam wird nur zu ca. 90 % resorbiert und hat eine Plasmahalbwertszeit von 15–28 h.

Dosierung
3–6 mg/Tag 1 h vor dem Schlafengehen.

Fertigarzneimittel

Fertigarzneimittel®	Hersteller	Wirkstoff	Arzneiform	▲	Bemerkungen zur Sondengabe
Bromazanil 3/6	Hexal	Bromazepam	TAB	+	Sondenapplikation möglich
Bromazepam-neuraxpharm 6	Neuraxpharm	Bromazepam	TAB	+	Sondenapplikation möglich
Bromazepam-ratiopharm 6 mg	Ratiopharm	Bromazepam	TAB	+	Sondenapplikation möglich
Lexostad 6 mg	Stadapharm	Bromazepam	TAB	+	Sondenapplikation möglich, ohne Zerkleinerung in Wasser suspendierbar
Lexotanil	Roche	Bromazepam	TAB	+	Sondenapplikation möglich
Normoc	Merckle Recordati	Bromazepam	TAB	+	Keine Angaben des Herstellers

▲ mörserbar: + ja; – nein; 0 keine Daten

Buflomedil

Durchblutungsförderndes Mittel

• Wechselwirkungen mit Sondenmaterial zu erwarten	nein
• Wechselwirkungen mit Sondenmaterial bekannt	nein
• Applikation über Gastralsonde möglich	ja
• Applikation über Duodenalsonde möglich	ja
• Applikation über Jejunalsonde möglich	ja

Mindestdurchmesser der Sonde
6,5 Charrière.

Spülen der Sonde
Vor der Applikation: mit mindestens 10 ml Flüssigkeit.
Nach der Applikation: mit mindestens 20 ml Flüssigkeit.

Arzneimittelvorbereitung
Filmtablette mörsern, in 10 ml Wasser suspendieren und mit einer Spritze über die Sonde applizieren. Anschließend Spritze und Sonde mit Wasser spülen.

Information zur Sondengabe
Die Suspension sollte sofort nach der Herstellung appliziert werden. Möglicherweise wird der Arzneistoff durch Licht oder Oxidation bzw. Hydrolyse zersetzt.
Die Resorption von Buflomedil beträgt ca. 70 %, die Plasmahalbwertszeit 3 h.

Dosierung
600 mg/Tag.

Fertigarzneimittel

Fertigarzneimittel®	Hersteller	Wirkstoff	Arzneiform	▲	Bemerkungen zur Sondengabe
Buflo POS 300	Ursapharm	Buflomedil	FTA	+	Sondenapplikation möglich
Buflomedil Stada 150/300 mg	Stadapharm	Buflomedil	FTA	+	Ohne Zerkleinerung in Wasser suspendierbar
Buflomedil-ratiopharm 300	Ratiopharm	Buflomedil	FTA	+	Sondenapplikation möglich
Buflomedil-ratiopharm retard 600	Ratiopharm	Buflomedil	RET	-	Keine Angaben des Herstellers

▲ mörserbar: + ja; - nein; 0 keine Daten

Buspiron

Anxiolytikum

- Wechselwirkungen mit Sondenmaterial zu erwarten nein
- Wechselwirkungen mit Sondenmaterial bekannt nein
- Applikation über Gastralsonde möglich ja
- Applikation über Duodenalsonde möglich ja
- Applikation über Jejunalsonde möglich ja

Mindestdurchmesser der Sonde

6,5 Charrière.

Spülen der Sonde

Vor der Applikation: mit mindestens 10 ml Flüssigkeit.
Nach der Applikation: mit mindestens 10 ml Flüssigkeit.

Arzneimittelvorbereitung

Tablette mörsern, in 10 ml Wasser suspendieren und mit einer Spritze über die Sonde applizieren. Anschließend Spritze und Sonde mit Wasser spülen.

Information zur Sondengabe

Buspiron soll jedes Mal unter den gleichen Bedingungen appliziert werden, immer mit oder immer ohne Nahrung.
Die Bioverfügbarkeit beträgt nur ca. 5 %, die Plasmahalbwertszeit 3 h.
Kein Grapefruitsaft während der Therapie, da er die pharmakodynamischen Effekte und die Wirksamkeit von Buspiron verstärkt.

Dosierung

Initial: 3 × 5 mg/Tag,
Erhaltungsdosis: 15–30 mg/Tag,
Maximaldosis: 60 mg/Tag.

Fertigarzneimittel

Fertigarzneimittel®	Hersteller	Wirkstoff	Arzneiform	▲	Bemerkungen zur Sondengabe
Busp 5/10 mg	Hexal	Buspiron	TAB	+	Sondenapplikation möglich

▲ mörserbar: + ja; - nein; 0 keine Daten

Calcium

Osteoporoseprophylaxe

• Wechselwirkungen mit Sondenmaterial zu erwarten	nein
• Wechselwirkungen mit Sondenmaterial bekannt	nein
• Applikation über Gastralsonde möglich	ja
• Applikation über Duodenalsonde möglich	ja
• Applikation über Jejunalsonde möglich	ja

Mindestdurchmesser der Sonde
6,5 Charrière.

Spülen der Sonde
Vor der Applikation: mit mindestens 10 ml Flüssigkeit.
Nach der Applikation: mit mindestens 10 ml Flüssigkeit.

Arzneimittelvorbereitung, Information zur Sondengabe
Brausetablette in 50 ml Wasser lösen und mit einer Spritze über die Sonde applizieren. Es ist darauf zu achten, dass sich kein Kohlendioxid mehr in der Lösung befindet. Gefäß einmal umschwenken, es dürfen sich keine Gasblasen mehr entwickeln.
Filmtablette mörsern, in 10 ml Wasser suspendieren und mit einer Spritze über die Sonde applizieren. Anschließend Spritze und Sonde mit Wasser spülen.

Dosierung
500–1000 mg/Tag.

Fertigarzneimittel

Fertigarzneimittel®	Hersteller	Wirkstoff	Arzneiform	▲	Bemerkungen zur Sondengabe
Calci-Gry	Gry	Calcium	KTA	+	Sondenapplikation möglich, zur Phosphatbindung ist die Vermischung mit der Nahrung im Magen nötig, Resorption von Calcium erfolgt im oberen Dünndarm

Fertigarzneimittel®	Hersteller	Wirkstoff	Arzneiform	▲	Bemerkungen zur Sondengabe
Calcimagon 500	Orion	Calcium	KTA	_	Keine Sondengabe möglich
Calcium Stada 500/ 1000 mg	Stada	Calcium	BTA	-	Sondenapplikation möglich, in 50 ml Wasser auflösen und mittels Spritze über vorher gespülte Sonde applizieren
Calcium-acetat-Nefro 500/ 700 mg	Medice	Calcium	FTA	+	Sondenapplikation möglich
CC-Nefro	Medice	Calcium	FTA	+	Sondenapplikation möglich
Dreisacarb	Gry	Calcium	FTA	+	Sondenapplikation möglich, zur Phosphatbindung ist die Vermischung mit der Nahrung im Magen nötig, Resorption von Calcium erfolgt im oberen Dünndarm, sorgfältig mörsern, um Verstopfen der Sonde zu vermeiden
Ospur Ca 500/ 1000 mg	Sanofi-Aventis	Calcium	BTA	-	Sondenapplikation möglich
Phos-Ex 475/ 950 mg	Gry	Calcium	FTA	+	Sondenapplikation möglich, zur Phosphatbindung ist die Vermischung mit der Nahrung im Magen nötig, Resorption von Calcium erfolgt im oberen Dünndarm. Filmummantelung aufgrund Essiggeschmacks, sorgfältig mörsern, um Verstopfen der Sonde zu vermeiden

▲ mörserbar: + ja; – nein; 0 keine Daten

Calcium/Colecalciferol

Osteoporosemittel

• Wechselwirkungen mit Sondenmaterial zu erwarten	nein
• Wechselwirkungen mit Sondenmaterial bekannt	nein
• Applikation über Gastralsonde möglich	ja
• Applikation über Duodenalsonde möglich	ja
• Applikation über Jejunalsonde möglich	ja

Mindestdurchmesser der Sonde

6,5 Charrière.

Spülen der Sonde

Vor der Applikation: mit mindestens 10 ml Flüssigkeit.
Nach der Applikation: mit mindestens 10 ml Flüssigkeit.

Arzneimittelvorbereitung

Brausetablette in 50 ml Wasser lösen und mit einer Spritze über die Sonde applizieren. Es ist darauf zu achten, dass sich kein Kohlendioxid mehr in der Lösung befindet. Gefäß einmal umschwenken, es dürfen sich keine Gasblasen mehr entwickeln.
Kautablette mörsern (wenn möglich), in 20 ml Wasser suspendieren und mit einer Spritze über die Sonde applizieren. Anschließend Spritze und Sonde mit Wasser spülen.

Information zur Sondengabe

Colecalciferol ist licht- und sauerstoffempfindlich. Die Suspension muss direkt vor der Applikation frisch hergestellt werden.

Dosierung

Calcium: 500–1000 mg/Tag.
Vit. D: 400–880 IE.

Fertigarzneimittel

Fertigarzneimittel®	Hersteller	Wirkstoff	Arzneiform	▲	Bemerkungen zur Sondengabe
Calci Care D3 Forte	Orion	Calcium, Colecalciferol	BTA	0	Sondenapplikation möglich
Calcimagon D3	Orion	Calcium, Colecalciferol	KTA	-	Keine Sondenapplikation, lichtempfindlich
Calcium D3 Stada	Stada	Calcium, Colecalciferol	KTA	+	Sondenapplikation möglich
Calcivit D	Hexal	Calcium, Colecalciferol	KTA	+	Keine Sondenapplikation, gemörserte Kautabletten sind nicht im Wasser suspendierbar, lichtempfindlich
Calcivit D/ -forte	Hexal	Calcium, Colecalciferol	BTA	-	Sondenapplikation möglich, in 50 ml Wasser zerfallen lassen und sofort mittels Spritze über vorher gespülte Sonde applizieren, lichtempfindlich
Ideos	Winthrop	Calcium, Colecalciferol	KTA	+	Sondenapplikation möglich
Osteoplus	Merckle Recordati	Calcium, Colecalciferol	BTA	+	Sondenapplikation möglich

▲ mörserbar: + ja; – nein; 0 keine Daten

Captopril

Antihypertensivum, Mittel gegen Herzinsuffizienz

- Wechselwirkungen mit Sondenmaterial zu erwarten — nein
- Wechselwirkungen mit Sondenmaterial bekannt — nein
- Applikation über Gastralsonde möglich — ja
- Applikation über Duodenalsonde möglich — ja
- Applikation über Jejunalsonde möglich — ja

Mindestdurchmesser der Sonde

6,5 Charrière.

Spülen der Sonde

Vor der Applikation: mit mindestens 15–30 ml Flüssigkeit.
Nach der Applikation: mit mindestens 15–30 ml Flüssigkeit.

Arzneimittelvorbereitung

Tablette mörsern, in 20–30 ml Wasser suspendieren und mit einer Spritze über die Sonde applizieren. Anschließend Spritze und Sonde mit Wasser spülen.

Information zur Sondengabe

Captopril ist nicht gut wasserlöslich (1:6). Der pH-Wert der Suspension beträgt 2–3.
Die Bioverfügbarkeit von Captopril beträgt ca. 65 %, die Plasmahalbwertszeit 2 h.

Dosierung

Herzinsuffizienz: 6,25–12,5 mg/Tag.
Bluthochdruck: 2–3 × 12,5–25 mg/Tag, maximale Tagesdosis 150 mg.

Fertigarzneimittel

Fertigarzneimittel®	Hersteller	Wirkstoff	Arzneiform	▲	Bemerkungen zur Sondengabe
ACE-Hemmer-ratiopharm 50/100	Ratiopharm	Captopril	TAB	+	Sondenapplikation möglich
Captopril Stada 25 mg	Stadapharm	Captopril	TAB	+	Sondenapplikation möglich, ohne Zerkleinerung in Wasser suspendierbar
Tensostad 12,5 /25/ 50 mg	Stadapharm	Captopril	TAB	+	Sondenapplikation möglich, ohne Zerkleinerung in Wasser suspendierbar
CaptoHexal 6,25/12,5/25/ 75/100	Hexal	Captopril	TAB	+	Sondenapplikation möglich
Capto-corax 12,5/25/50/ 100 mg	Corax	Captopril	TAB	+	Sondenapplikation möglich
Captoflux 12,5/25/50/ 100 mg	Hennig	Captopril	TAB	+	Sondenapplikation möglich
Captopril Stada 12,5/50/ 100 mg	Stadapharm	Captopril	TAB	+	Sondenapplikation möglich, ohne Zerkleinerung in Wasser suspendierbar
ACE-Hemmer-ratiopharm 12,5/25	Ratiopharm	Captopril	TAB	+	Sondenapplikation möglich

▲ mörserbar: + ja; – nein; 0 keine Daten

Captopril/Hydrochlorothiazid

Antihypertensivum

• Wechselwirkungen mit Sondenmaterial zu erwarten	nein
• Wechselwirkungen mit Sondenmaterial bekannt	nein
• Applikation über Gastralsonde möglich	ja
• Applikation über Duodenalsonde möglich	ja
• Applikation über Jejunalsonde möglich	ja

Mindestdurchmesser der Sonde

6,5 Charrière.

Spülen der Sonde

Vor der Applikation: mit mindestens 15–30 ml Flüssigkeit.
Nach der Applikation: mit mindestens 15–30 ml Flüssigkeit.

Arzneimittelvorbereitung

Tablette mörsern, in 20–30 ml Wasser suspendieren und mit einer Spritze über die Sonde applizieren. Anschließend Spritze und Sonde mit Wasser spülen.
Es ist möglich, die Tabletten in Wasser aufzulösen, allerdings muss dann mit mehr Wasser nachgespült werden.

Information zur Sondengabe

Captopril ist nicht gut wasserlöslich (1:6). Hydrochlorothiazid zersetzt sich in wässriger Lösung. Deshalb sollte die Suspension nach der Zubereitung sofort appliziert werden.

Dosierung

Bluthochdruck: 1 × 25/12,5 mg pro Tag,
Herzinsuffizienz: 75–100 mg pro Tag.

Fertigarzneimittel

Fertigarzneimittel®	Hersteller	Wirkstoff	Arzneiform	▲	Bemerkungen zur Sondengabe
ACE-Hemmer-ratiopharm comp. 25/12,5// 25/25 // 50/25 mg	Ratiopharm	Captopril/ Hydrochlorothiazid	TAB	+	Sondenapplikation möglich
Capto-corax comp. 25/12,5// 25/25// 50/25 mg	Corax	Captopril, Hydrochlorothiazid	TAB	+	Sondenapplikation möglich
Captohexal comp 25/12,5// 50/25 mg	Hexal	Captopril, Hydrochlorothiazid	TAB	+	Sondenapplikation möglich
Captohexal comp 25/25	Hexal	Captopril, Hydrochlorothiazid	TAB	+	Sondenapplikation möglich
Captopril-HCT Stada 25/12,5// 50/25 mg	Stadapharm	Captopril, Hydrochlorothiazid	TAB	+	Sondenapplikation möglich, ohne Zerkleinerung in Wasser suspendierbar

▲ mörserbar: + ja; – nein; 0 keine Daten

Carbamazepin

Antiepileptikum

• Wechselwirkungen mit Sondenmaterial zu erwarten	nein
• Wechselwirkungen mit Sondenmaterial bekannt	nein
• Applikation über Gastralsonde möglich	ja
• Applikation über Duodenalsonde möglich	ja
• Applikation über Jejunalsonde möglich	ja

Mindestdurchmesser der Sonde

6,5 Charrière.

Spülen der Sonde

Vor der Applikation: mit mindestens 20 ml Flüssigkeit.
Nach der Applikation: mit mindestens 20 ml Flüssigkeit.

Arzneimittelvorbereitung

Tablette mörsern, in 20 ml Wasser suspendieren und mit einer Spritze über die Sonde applizieren. Anschließend Spritze und Sonde mit Wasser spülen.
Die Tabletten können quellen oder ausflocken und die Sonde verstopfen. Deshalb muss die Suspension sofort appliziert werden. Die Lösung ist empfindlich gegenüber Licht und Sauerstoff. Sondennahrung kann die Resorption beeinträchtigen.
Saft wird 1:1 mit Wasser verdünnt und mit einer Spritze über die Sonde appliziert. Anschließend Spritze und Sonde mit Wasser spülen.

Information zur Sondengabe

Die Bioverfügbarkeit von Carbamazepin beträgt ca. 70 %, die Plasmahalbwertszeit 36 h, durch Enzyminduktion wird bei Langzeittherapie eine Plasmahalbwertszeit von 15 h angegeben.
Grapefruitsaft beeinträchtigt die Resorption.

Dosierung

Initial: 200 mg/Tag,
maximal: 800–1200 mg/Tag.

Fertigarzneimittel

Fertigarzneimittel®	Hersteller	Wirkstoff	Arzneiform	▲	Bemerkungen zur Sondengabe
Carbaflux 200 mg	Hennig	Carbamazepin	TAB	+	Sondenapplikation möglich
Carbaflux 300/400/600 mg retard	Hennig	Carbamazepin	RET	(+)	Sondenapplikation – sofort nach Zerkleinerung – mit Einschränkung möglich, Matrixtablette, Retardeffekt wird beim Mörsern beeinträchtigt
Carbamazepin Biomo 600 mg	Biomo	Carbamazepin	RET	-	Keine Sondengabe, Verlust der Retardwirkung
Carbamazepin Hexal 150/300/400/600 mg retard	Hexal	Carbamazepin	RET	-	Keine Sondenapplikation, Retardierungsprinzip (Polyacrylatgerüst) wird durch Mörsern zerstört, Carbamazepin Hexal 200/400 mg Tabletten bevorzugen
Carbamazepin Hexal 200/400 mg	Hexal	Carbamazepin	TAB	+	Sondenapplikation möglich, lichtempfindlich
Carbamazepin Stada 200 mg	Stada	Carbamazepin	TAB	+	Sondenapplikation möglich, ohne Zerkleinerung in Wasser suspendierbar
Carbamazepin-neuraxpharm 200 mg	Neuraxpharm	Carbamazepin	TAB	+	Sondenapplikation möglich

Fertigarzneimittel®	Hersteller	Wirkstoff	Arzneiform	▲	Bemerkungen zur Sondengabe
Carbamazepin-neuraxpharm 200/300/400/600 mg retard	Neuraxpharm	Carbamazepin	RET	–	Sondenapplikation möglich, Tabletten zerfallen in Wasser und können als Suspension verabreicht werden, nicht mörsern, Verlust der Retardwirkung
Carbamazepin-ratiopharm 200	Ratiopharm	Carbamazepin	TAB	+	Sondenapplikation möglich
Carbamazepin-ratiopharm 200/400 mg retard	Ratiopharm	Carbamazepin	RET	–	Keine Sondenapplikation, Verlust der Retardwirkung
Espa-lepsin 200 mg	Esparma	Carbamazepin	TAB	0	Keine Angaben des Herstellers
Espa-lepsin 200/300/400/600 mg retard	Esparma	Carbamazepin	RET	0	Keine Angaben des Herstellers
Tegretal 200	Novartis	Carbamazepin	TAB	+	Sondenapplikation möglich, Sondendurchmesser ≥ 12 CH, Tegretal Suspension bevorzugen

Fertigarzneimittel®	Hersteller	Wirkstoff	Arzneiform	▲	Bemerkungen zur Sondengabe
Tegretal 200/400/ 600 retard	Novartis	Carbamazepin	RET	-	Sondenapplikation möglich, Sondendurchmesser ≥ 12 CH, Retardierungsprinzip beruht auf mit retardierendem Überzug versehenem Granulat, Filmtabletten zerfallen in lauwarmem Wasser in Mikropartikel (Retardeffekt bleibt dabei erhalten, nicht mörsern), umrühren und Suspension sofort applizieren
Timonil	Desitin	Carbamazepin	SAF	-	Sondenapplikation möglich
Timonil 150/ 200/300/ 400/600 retard	Desitin	Carbamazepin	RET	-	Sondenapplikation möglich, Sondendurchmesser ≥ 12 CH, Tabletten sind Multiple-unit-dose-Formulierungen und können ohne Verlust des Retardeffekts rasch in Wasser, unmittelbar vor der Einnahme, suspendiert werden
Timonil 200/400	Desitin	Carbamazepin	TAB	-	Sondenapplikation möglich, Sondendurchmesser ≥ 12 CH

▲ mörserbar: + ja; - nein; 0 keine Daten

Carvedilol

Antihypertonikum, Herzinsuffizienz

• Wechselwirkung mit Sondenmaterial zu erwarten	nein
• Wechselwirkung mit Sondenmaterial bekannt	nein
• Applikation über Gastralsonde möglich	ja
• Applikation über Duodenalsonde möglich	ja
• Applikation über Jejunalsonde möglich	ja

Mindestdurchmesser der Sonde
6,5 Charrière.

Spülen der Sonde
Vor der Applikation: mit mindestens 10 ml Flüssigkeit.
Nach der Applikation: mit mindestens 10 ml Flüssigkeit.

Arzneimittelvorbereitung
(Film-)Tablette mörsern, in 10 ml Wasser suspendieren und mit einer Spritze über die Sonde applizieren. Anschließend Spritze und Sonde mit Wasser spülen.
Alternativ ist es auch möglich die Tablette in Wasser zerfallen zu lassen.

Information zur Sondengabe
Wirkstoff ist lichtempfindlich. Die Suspension ist unmittelbar nach der Herstellung anzuwenden.
Die Bioverfügbarkeit von Carvedilol beträgt ca. 25 %, die Plasmahalbwertszeit 6–10 h.
Carvedilol kann unabhängig von einer Mahlzeit gegeben werden, bei Patienten mit Herzinsuffizienz empfiehlt sich die Einnahme zum Essen, um das Risiko einer orthostatischen Hypotonie zu vermeiden.

Dosierung
Abhängig vom Krankheitsbild.

Fertigarzneimittel

Fertigarzneimittel®	Hersteller	Wirkstoff	Arzneiform	▲	Bemerkungen zur Sondengabe
Carvedilol Hexal 3,125/6,25/12,5/25/50 mg	Hexal	Carvedilol	TAB	+	Sondenapplikation möglich
Carvedilol Stada 3,125/6,25/12,5/25 mg	Stada	Carvedilol	TAB	+	Sondenapplikation möglich, ohne Zerkleinerung in Wasser suspendierbar
Carvedilol-corax 6,25/12,5/25 mg	Corax	Carvedilol	FTA	+	Sondenapplikation möglich
Carvedilol-ratiopharm 3,125/6,25/12,5/25 mg	Ratiopharm	Carvedilol	TAB	+	Sondenapplikation möglich
Dilatrend 3,125/6,25/12,5/25 mg	Roche	Carvedilol	TAB	+	Sondenapplikation möglich

▲ mörserbar: + ja; – nein; 0 keine Daten

Cefaclor

Antibiotikum

- Wechselwirkungen mit Sondenmaterial zu erwarten — nein
- Wechselwirkungen mit Sondenmaterial bekannt — nein
- Applikation über Gastralsonde möglich — ja
- Applikation über Duodenalsonde möglich — ja
- Applikation über Jejunalsonde möglich — ja

Mindestdurchmesser der Sonde

6,5 Charrière.

Spülen der Sonde

Vor der Applikation: mit mindestens 10 ml Flüssigkeit.
Nach der Applikation: mit mindestens 20 ml Flüssigkeit.

Arzneimittelvorbereitung

Brausetablette in 50 ml Wasser lösen und mit einer Spritze über die Sonde applizieren. Anschließend Spritze und Sonde mit Wasser spülen. Es ist darauf zu achten, dass sich kein Kohlendioxid mehr in der Lösung befindet. Gefäß einmal umschwenken, es dürfen sich keine Gasblasen mehr entwickeln.
Tablette mörsern, in 10 ml Wasser suspendieren und mit einer Spritze über die Sonde applizieren. Anschließend Spritze und Sonde mit Wasser spülen.
Die Filmtabletten zerfallen innerhalb von 2–3 Minuten in Wasser.
Trockensaft wird nach Vorschrift hergestellt. Die einzunehmende Dosis wird nochmals mit der gleichen Menge Wasser verdünnt, zubereiteter Saft ist zu viskos. Die Lösung wird mit einer Spritze über die Sonde appliziert. Anschließend Spritze und Sonde mit Wasser spülen.
Kapsel öffnen, Pellets in Wasser suspendieren und mit einer Spritze über die Sonde applizieren. Anschließend Spritze und Sonde mit Wasser spülen.

Information zur Sondengabe

Die Suspension ist hydrolyseempfindlich.
Die Bioverfügbarkeit beträgt 95 %, die Plasmahalbwertszeit 45 Min.

Dosierung

1000–4000 mg/Dosis alle 6 h.
Alternative: Cefaclor-TS-Präparate.

Fertigarzneimittel

Fertigarzneimittel®	Hersteller	Wirkstoff	Arzneiform	▲	Bemerkungen zur Sondengabe
CEC /forte	Hexal	Cefaclor	TSA	-	Sondenapplikation möglich
CEC 250/500	Hexal	Cefaclor	FTA	+	Sondenapplikation möglich
CEC 250/500/1000 Brause	Hexal	Cefaclor	BTA	-	Sondenapplikation möglich
Cefaclor Stada 500 mg	Stada-pharm	Cefaclor	KPS	-	Sondenapplikation möglich
Infectocef 125/250 Saft	Infecto-pharm	Cefaclor	TSA	-	Sondenapplikation möglich
Infectocef 500	Infecto-pharm	Cefaclor	KPS	(+)	Sondenapplikation möglich

▲ mörserbar: + ja; - nein; 0 keine Daten

Cefixim

Antibiotikum

• Wechselwirkung mit Sondenmaterial zu erwarten	nein
• Wechselwirkung mit Sondenmaterial bekannt	nein
• Applikation über Gastralsonde möglich	ja
• Applikation über Duodenalsonde möglich	ja
• Applikation über Jejunalsonde möglich	ja

Mindestdurchmesser der Sonde

6,5 Charrière.

Spülen der Sonde

Vor der Applikation: mit mindestens 15–30 ml Flüssigkeit.
Nach der Applikation: mit mindestens 15–30 ml Flüssigkeit.

Arzneimittelvorbereitung

Filmtablette mörsern, in 10 ml Wasser suspendieren und mit einer Spritze über die Sonde applizieren. Anschließend Spritze und Sonde mit Wasser spülen.
Alternativ ist es auch möglich die Tablette in Wasser zerfallen zu lassen.
Saft mit 10 ml Wasser verdünnen und mit einer Spritze über die Sonde applizieren. Anschließend Spritze und Sonde mit Wasser spülen.

Information zur Sondengabe

Die Bioverfügbarkeit von Cefixim beträgt ca. 40–50 %, die Plasmahalbwertszeit 2–4 h.
Die Suspension sollte unmittelbar nach der Herstellung angewendet werden, da Daten zur Stabilität nicht vorliegen.
Die gleichzeitige Nahrungsaufnahme hat keinen Einfluss auf die Resorption.

Dosierung

Erwachsene: 1 × 400 mg täglich oder 2 × 200 mg täglich für 5–10 Tage.
Dosisreduktion bei Niereninsuffizienz.
Kinder: abhängig vom Alter.

Fertigarzneimittel

Fertigarzneimittel®	Hersteller	Wirkstoff	Arzneiform	▲	Bemerkungen zur Sondengabe
Cefixim Hexal 100 mg/5 ml	Hexal	Cefixim	SAF	–	Sondenapplikation möglich
Cefixim Hexal 200/400 mg	Hexal	Cefixim	FTA	+	Sondenapplikation möglich
Cefixim-ratiopharm 200/400 mg	Ratiopharm	Cefixim	FTA	+	Sondenapplikation möglich
Suprax	Astellas Pharma	Cefixim	SAF	–	Sondenapplikation möglich, um Verstopfungen der Sonde zu vermeiden nach Applikation mit 10–50 ml Wasser Tee nachspülen
Suprax 200/400 mg	Astellas Pharma	Cefixim	FTA	+	Sondenapplikation möglich, schnelleres Auflösen der Tabletten nach Mörsern, Filmtabletten lösen sich innerhalb von 2 Minuten in 200 ml Wasser

▲ mörserbar: + ja; – nein; 0 keine Daten

Cefpodoxim

Antibiotikum

• Wechselwirkung mit Sondenmaterial zu erwarten	nein
• Wechselwirkung mit Sondenmaterial bekannt	nein
• Applikation über Gastralsonde möglich	ja
• Applikation über Duodenalsonde möglich	ja
• Applikation über Jejunalsonde möglich	ja

Mindestdurchmesser der Sonde

6,5 Charrière.

Spülen der Sonde

Vor der Applikation: mit mindestens 15–30 ml Flüssigkeit.
Nach der Applikation: mit mindestens 15–30 ml Flüssigkeit.

Arzneimittelvorbereitung

Filmtablette mörsern, in 20 ml Wasser suspendieren und mit einer Spritze über die Sonde applizieren. Spritze mit Wasser spülen.
Alternativ ist es auch möglich die Tablette in 20 ml Wasser zerfallen zu lassen.

Information zur Sondengabe

Die Bioverfügbarkeit von Cefpodoxim beträgt 40–50 %, und wird durch die Einnahme von Mahlzeiten verbessert.
Die Plasmahalbwertszeit beträgt ca 2,5 h.
Die Suspension ist unmittelbar nach der Herstellung anzuwenden.

Dosierung

Im Abstand von ca. 12 Std. mit einer Mahlzeit einnehmen.
Abhängig vom Krankheitsbild zweimal 100–200 mg zu den Mahlzeiten.

Fertigarzneimittel

Fertigarznei-mittel®	Hersteller	Wirkstoff	Arznei-form	▲	Bemerkungen zur Sondengabe
Cefpodoxim 100/200 mg Hexal	Hexal	Cefpodo-xim	FTA	+	Sondenapplikation möglich
Cefpodoxim Stada 100/200	Stada-pharm	Cefpodo-xim	FTA	+	Sondenapplikation möglich, ohne Zerkleinerung in Wasser suspendierbar
Cefpodoxim-ratiopharm 100/200 mg	Ratio-pharm	Cefpodo-xim	FTA	+	Sondenapplikation möglich
Cephoral 200/400 mg	Merck	Cefpodo-xim	FTA	+	Sondenapplikation möglich

▲ mörserbar: + ja; – nein; 0 keine Daten

Cefuroxim

Antibiotikum

• Wechselwirkungen mit Sondenmaterial zu erwarten	nein
• Wechselwirkungen mit Sondenmaterial bekannt	nein
• Applikation über Gastralsonde möglich	ja
• Applikation über Duodenalsonde möglich	ja
• Applikation über Jejunalsonde möglich	ja

Mindestdurchmesser der Sonde

6,5 Charrière.

Spülen der Sonde

Vor der Applikation: mit mindestens 30 ml Flüssigkeit.
Nach der Applikation: mit mindestens 30 ml Flüssigkeit.

Arzneimittelvorbereitung

Filmtablette mörsern, in 30 ml Wasser suspendieren und mit einer Spritze über die Sonde applizieren. Anschließend Spritze und Sonde mit Wasser spülen.
Trockensaft nach Vorschrift herstellen, mit 10 ml Wasser verdünnen und mit einer Spritze über die Sonde applizieren. Anschließend Spritze und Sonde mit Wasser spülen.

Information zur Sondengabe

Die Suspension ist licht- und hydrolyseempfindlich.
Die Plasmahalbwertszeit beträgt 1,5 h. In den oralen Arzneiformen ist Cefuroximaxetil als Prodrug enthalten, in den Filmtabletten ist der Gehalt auf 250/500 mg Cefuroxim berechnet.

Dosierung

3000–6000 mg/Dosis alle 6–8 h.
1 g Cefuroxim enthält 2 mval Na.
Die Dosierung für Kinder beträgt 50–100 mg/kg KG pro Tag. Für Kinder unter 5 Jahren existiert keine Zulassung.

Fertigarzneimittel

Fertigarzneimittel®	Hersteller	Wirkstoff	Arzneiform	▲	Bemerkungen zur Sondengabe
Cefuhexal 125 mg/5 ml	Hexal	Cefuroxim	TSA	-	Keine Sondenapplikation, Trockensaft ist zu viskos um unverdünnt über die Sonde appliziert zu werden, beim Verdünnen der Suspension bildet sich ein schmieriger Film aus Stearinsäure, der an der Spritze und im Sondenlumen haftet, Cefuhexal Filmtabletten bevorzugen, lichtempfindlich
Cefuhexal 250/500 mg	Hexal	Cefuroxim	FTA	+	Sondenapplikation möglich, lichtempfindlich
Cefuroxim Stada 250/500 mg	Stadapharm	Cefuroxim	TAB	+	Sondenapplikation möglich, ohne Zerkleinerung in Wasser suspendierbar
Cefuroxim-ratiopharm 250/500 mg	Ratiopharm	Cefuroxim	FTA	+	Sondenapplikation möglich

▲ mörserbar: + ja; - nein; 0 keine Daten

Cetirizin

Antiallergikum

• Wechselwirkungen mit Sondenmaterial zu erwarten	nein
• Wechselwirkungen mit Sondenmaterial bekannt	nein
• Applikation über Gastralsonde möglich	ja
• Applikation über Duodenalsonde möglich	ja
• Applikation über Jejunalsonde möglich	ja

Mindestdurchmesser der Sonde

6,5 Charrière.

Spülen der Sonde

Vor der Applikation: mit mindestens 10 ml Flüssigkeit.
Nach der Applikation: mit mindestens 10 ml Flüssigkeit.

Arzneimittelvorbereitung

Filmtablette mörsern, in 10 ml Wasser suspendieren und mit einer Spritze über die Sonde applizieren. Anschließend Spritze und Sonde mit Wasser spülen.
Tropfen werden mit 10 mg Wasser verdünnt und über die Sonde appliziert. Der pH-Wert von 1 ml (ca. 20 Tropfen) beträgt ca. 6.
Saft wird mit Wasser auf 20 ml verdünnt und über die Sonde appliziert.

Information zur Sondengabe

Die Bioverfügbarkeit von Cetirizin beträgt ca. 70 %, die Plasmahalbwertszeit 7 h.

Dosierung

Initial: 10 mg/Tag, vor dem Schlafengehen.

Fertigarzneimittel

Fertigarzneimittel®	Hersteller	Wirkstoff	Arzneiform	▲	Bemerkungen zur Sondengabe
Cetirizin 10 mg Stada	Stada	Cetirizin	FTA	+	Sondenapplikation möglich, ohne Zerkleinerung in Wasser suspendierbar
Cetirizin Hexal	Hexal	Cetirizin	FTA	+	Sondenapplikation möglich
Cetirizin Hexal Saft bei Allergien	Hexal	Cetirizin	SAF	–	Sondenapplikation möglich
Cetirizin Hexal Tropfen bei Allergien	Hexal	Cetirizin	TRO	–	Sondenapplikation möglich
Cetirizin-ratiopharm bei Allergien 10 mg	Ratiopharm	Cetirizin	FTA	+	Sondenapplikation möglich
Zyrtec	UCB	Cetirizin	FTA	+	Sondenapplikation möglich, Alternative: Saft, Tropfen
Zyrtec	UCB	Cetirizin	TRO	–	Sondenapplikation möglich
Zyrtec	UCB	Cetirizin	SAF	–	Sondenapplikation möglich
Zyrtec P	UCB	Cetirizin	TRO	–	Sondenapplikation möglich

▲ mörserbar: + ja; – nein; 0 keine Daten

Ciclosporin

Immunsuppressivum

- Wechselwirkungen* mit Sondenmaterial zu erwarten — ja
- Wechselwirkungen* mit Sondenmaterial bekannt — ja
- Applikation über Gastralsonde möglich — ja
- Applikation über Duodenalsonde möglich — ja
- Applikation über Jejunalsonde möglich — ja

Mindestdurchmesser der Sonde

6,5 Charrière.

Spülen der Sonde

Vor der Applikation: mit mindestens 10 ml Flüssigkeit.
Nach der Applikation: mit mindestens 20 ml Flüssigkeit.

Arzneimittelvorbereitung

Tropfen werden mit 30 ml Wasser verdünnt.
CMR-Arzneistoff! Gebrauch von Handschuhen, Schutzbrille, Mundschutz, Kittel erforderlich. Schwangere dürfen die Lösung nicht herstellen. Die Lösung mit einer Spritze über die Sonde applizieren. Anschließend Spritze und Sonde mit Wasser spülen.

Information zur Sondengabe

Ciclosporin ist licht- und sauerstoffempfindlich.
Die Plasmahalbwertszeit beträgt 6 h, die Resorption ca. 25 %.

Dosierung

Initial: 10–15 mg/kg KG/Tag,
Erhaltungsdosis: 3–10 mg/kg KG pro Tag, Reduktion auf 2 mg/kg KG pro Tag.

---

* Es dürfen keine PVC-haltigen Materialien verwendet werden.

Fertigarzneimittel

Fertigarzneimittel®	Hersteller	Wirkstoff	Arzneiform	▲	Bemerkungen zur Sondengabe
Cicloral Hexal	Hexal	Ciclosporin	TRO	-	Sondenapplikation möglich
Cicloral Hexal 25/50/100 mg	Hexal	Ciclosporin	KPS	-	Keine Sondenapplikation, flüssige Alternative vorhanden
Immunosporin 25/50/100 mg	Novartis	Ciclosporin	KPS	-	Keine Sondenapplikation, Sandimmun Optoral Lösung bevorzugen
Sandimmun 25/100 mg	Novartis	Ciclosporin	KPS	-	Keine Sondenapplikation, Weichgelatinekapsel nicht öffnen, Sandimmun Optoral Lösung bevorzugen
Sandimmun Optoral 10/25/50/100	Novartis	Ciclosporin	KPS	-	Keine Sondenapplikation, Weichgelatinekapsel nicht öffnen, Sandimmun Optoral Lösung bevorzugen

▲ mörserbar: + ja; – nein; 0 keine Daten

Cimetidin

Ulkusmittel

• Wechselwirkungen mit Sondenmaterial zu erwarten	nein
• Wechselwirkungen mit Sondenmaterial bekannt	nein
• Applikation über Gastralsonde möglich	ja
• Applikation über Duodenalsonde möglich	ja
• Applikation über Jejunalsonde möglich	ja

Mindestdurchmesser der Sonde

6,5 Charrière.

Spülen der Sonde

Vor der Applikation: mit mindestens 10 ml Flüssigkeit.
Nach der Applikation: mit mindestens 10 ml Flüssigkeit.

Arzneimittelvorbereitung

(Film-)Tablette mörsern, in 10 ml Wasser suspendieren und mit einer Spritze über die Sonde applizieren. Anschließend Spritze und Sonde mit Wasser spülen.

Information zur Sondengabe

Die Suspension ist licht- und sauerstoffempfindlich.
Die Bioverfügbarkeit für Cimetidin beträgt ca. 65 %, Plasmahalbwertszeit 2 h.

Dosierung

3 × 200 mg und abends 1 × 400 mg,
maximal: 2000 mg.

Fertigarzneimittel

Fertigarzneimittel®	Hersteller	Wirkstoff	Arzneiform	▲	Bemerkungen zur Sondengabe
Cimehexal 400/800 mg	Hexal	Cimetidin	FTA	+	Sondenapplikation möglich, lichtempfindlich.
Cimetidin Stada 200/400/800 mg	Stada	Cimetidin	TAB	+	Sondenapplikation möglich, ohne Zerkleinerung in Wasser suspendierbar
H_2-Blocker-ratiopharm 400/800 mg	Ratiopharm	Cimetidin	FTA	+	Sondenapplikation möglich

▲ mörserbar: + ja; – nein; 0 keine Daten

Ciprofloxacin

Antibiotikum

• Wechselwirkungen mit Sondenmaterial zu erwarten	nein
• Wechselwirkungen mit Sondenmaterial bekannt	nein
• Applikation über Gastralsonde möglich	ja
• Applikation über Duodenalsonde möglich	ja
• Applikation über Jejunalsonde möglich	ja

Mindestdurchmesser der Sonde

6,5 Charrière.

Spülen der Sonde

Vor der Applikation: mit mindestens 20 ml Flüssigkeit.
Nach der Applikation: mit mindestens 30 ml Flüssigkeit.

Arzneimittelvorbereitung

Filmtablette mörsern, in 20 ml Wasser suspendieren und mit einer Spritze über die Sonde applizieren. Anschließend Spritze und Sonde mit Wasser spülen.

Information zur Sondengabe

Ciprofloxacin wird bei einer Gabe durch die Duodenalsonde besser resorbiert als bei Gabe durch eine Gastralsonde.
Der pH-Wert der Suspension beträgt ca. 3–4.
Die Bioverfügbarkeit beträgt ca. 70 %, die Plasmahalbwertszeit 4 h.
Bei Applikation über eine Magen- oder Jejunalsonde zusammen mit enteraler Nahrung verringert sich die Bioverfügbarkeit um 27–67 %.

Dosierung

Abhängig von der Infektion:
Harnwegsinfekte: 250–500 mg/Tag,
Infektionen der Atemwege: 500–1000 mg/Tag,
schwere Infektionen: 1500 mg/Tag.
Cave: Ciprobay Saft ist nicht sondengängig.

Fertigarzneimittel

Fertigarzneimittel®	Hersteller	Wirkstoff	Arzneiform	▲	Bemerkungen zur Sondengabe
Ciprofat 250/500 mg	Riemser	Ciprofloxacin	FTA	+	Sondenapplikation möglich
Ciprofloxacin real 100/250/500/750 mg	Dolorgiet	Ciprofloxacin	FTA	+	Sondenapplikation möglich
Ciprofloxacin Stada 100/250/500/750 mg	Stadapharm	Ciprofloxacin	FTA	+	Sondenapplikation möglich, ohne Zerkleinerung in Wasser suspendierbar
Ciprofloxacin-ratiopharm 100/250/500/750	Ratiopharm	Ciprofloxacin	FTA	+	Sondenapplikation möglich
CiproHexal 100/250/500/750 mg	Hexal	Ciprofloxacin	FTA	+	Sondenapplikation möglich

▲ mörserbar: + ja; – nein; 0 keine Daten

Citalopram

Antidepressivum

• Wechselwirkungen* mit Sondenmaterial zu erwarten	ja
• Wechselwirkungen* mit Sondenmaterial bekannt	ja
• Applikation über Gastralsonde möglich	ja
• Applikation über Duodenalsonde möglich	ja
• Applikation über Jejunalsonde möglich	ja
• Applikation über PEG-Sonde möglich	ja

Mindestdurchmesser der Sonde

6,5 Charrière.

Spülen der Sonde

Vor der Applikation: mit mindestens 10 ml Flüssigkeit.
Nach der Applikation: mit mindestens 10 ml Flüssigkeit.

Arzneimittelvorbereitung

(Film-)Tablette mörsern, in 10 ml Wasser suspendieren und mit einer Spritze über die Sonde applizieren. Anschließend Spritze und Sonde mit Wasser spülen.

Dosierung

20 mg/Tag,
maximal: 60 mg/Tag (ggf. als Einzeldosis).

---

* Es dürfen keine PVC-haltigen Materialien verwendet werden.

Fertigarzneimittel

Fertigarzneimittel®	Hersteller	Wirkstoff	Arzneiform	▲	Bemerkungen zur Sondengabe
Citalopram Biomo 10/20/30/40/60 mg	Biomo	Citalopram	TAB	+	Sondenapplikation möglich
Citalopram Hexal 10/20/30/40/60 mg	Hexal	Citalopram	FTA	+	Sondenapplikation möglich
Citalopram Stada 10/20/40/60 mg	Stadapharm	Citalopram	FTA	+	Sondenapplikation möglich, ohne Zerkleinerung in Wasser suspendierbar.
Citalopram-neuraxpharm 10/20/40 mg	Neuraxpharm	Citalopram	FTA	+	Sondenapplikation möglich
Citalopram-ratiopharm 40 mg	Ratiopharm	Citalopram	FTA	+	Sondenapplikation möglich

▲ mörserbar: + ja; - nein; 0 keine Daten

Clarithromycin

Antibiotikum

• Wechselwirkung mit Sondenmaterial zu erwarten	nein
• Wechselwirkung mit Sondenmaterial bekannt	nein
• Applikation über Gastralsonde möglich	ja
• Applikation über Duodenalsonde möglich	ja
• Applikation über Jejunalsonde möglich	ja

Mindestdurchmesser der Sonde
6,5 Charrière.

Spülen der Sonde
Vor der Applikation: mit mindestens 15–30 ml Flüssigkeit.
Nach der Applikation: mit mindestens 15–30 ml Flüssigkeit.

Arzneimittelvorbereitung
Filmtablette in 10 ml Wasser suspendieren und mit einer Spritze über die Sonde applizieren. Anschließend Spritze und Sonde mit Wasser spülen. Mörsern ist nicht empfehlenswert.
Saft mit 10 ml Wasser verdünnen und mit einer Spritze über die Sonde applizieren. Spritze und Sonde zweimal mit 10 ml Wasser spülen.

Information zur Sondengabe
Die Bioverfügbarkeit von Clarithromycin beträgt ca. 50 %, die Plasmahalbwertszeit 2–5 h.
Clarithromycin ist lichtempfindlich. Die fertige Suspension kann unter Lichtschutz gelagert werden und soll innerhalb von 24 h aufgebraucht werden.
Clarithromycin kann unabhängig von den Mahlzeiten gegeben werden.

Dosierung
Erwachsene und Jugendliche über 12 Jahre: 2 × tgl. 250 mg.
Schwere Infektionen: 2 × tgl. 500 mg.

Fertigarzneimittel

Fertigarzneimittel®	Hersteller	Wirkstoff	Arzneiform	▲	Bemerkungen zur Sondengabe
Clarithromycin Stada pro 250 mg	Stadapharm	Clarithromycin	FTA	+	Sondenapplikation möglich, ohne Zerkleinerung in Wasser suspendierbar
Clarithromycin Hexal 125 mg/5 ml// 250 mg/5 ml	Hexal	Clarithromycin	TSA	-	Sondendurchmesser ≥ 8 CH, während der Applikation über Sonde ist ständiges Aufschütteln erforderlich, da die Suspension schnell sedimentiert
Clarithromycin Hexal 250/500 mg	Hexal	Clarithromycin	FTA	-	Sondenapplikation möglich, ohne Zerkleinerung in Wasser suspendierbar
Clarithromycin Stada 250/500 mg	Stadapharm	Clarithromycin	FTA	+	Sondenapplikation möglich, ohne Zerkleinerung in Wasser suspendierbar
Clarithromycin-ratiopharm 250/ 500 mg	Ratiopharm	Clarithromycin	FTA	+	Sondenapplikation möglich

▲ mörserbar: + ja; - nein; 0 keine Daten

Clindamycin

Antibiotikum

• Wechselwirkungen mit Sondenmaterial zu erwarten	nein
• Wechselwirkungen mit Sondenmaterial bekannt	nein
• Applikation über Gastralsonde möglich	ja
• Applikation über Duodenalsonde möglich	ja
• Applikation über Jejunalsonde möglich	ja

Mindestdurchmesser der Sonde

6,5 Charrière.

Spülen der Sonde

Vor der Applikation: mit mindestens 10 ml Flüssigkeit.
Nach der Applikation: mit mindestens 10 ml Flüssigkeit.

Arzneimittelvorbereitung

Filmtablette mörsern, in 10 ml Wasser suspendieren und mit einer Spritze über die Sonde applizieren. Anschließend Spritze und Sonde mit Wasser spülen. Es ist darauf zu achten, dass keine Klümpchen entstehen.
Kapsel öffnen, Inhalt in 10 ml Wasser suspendieren und mit einer Spritze über die Sonde applizieren. Anschließend Spritze und Sonde mit Wasser spülen.

Information zur Sondengabe

Die Substanz hat einen unangenehmen Geruch. Die Suspension ist hydrolyseempfindlich.
Der pH-Wert der Suspension der Tabletten beträgt ca. 3–5.
Der pH-Wert der Suspension der Kapseln beträgt ca. 8.
Die Bioverfügbarkeit beträgt ca. 90 %, die Plasmahalbwertszeit 3 h.

Dosierung

600–1800 mg/Tag,
maximal: 4,8 g/Tag.
Kinder: 8–25 mg/kg KG/Tag.

Fertigarzneimittel

Fertigarzneimittel®	Hersteller	Wirkstoff	Arzneiform	▲	Bemerkungen zur Sondengabe
Clinda Hexal 150/300 mg	Hexal	Clindamycin	KPS	-	Sondenapplikation möglich
Clinda Hexal 450/600 mg	Hexal	Clindamycin	FTA	+	Sondenapplikation möglich, Filmtablette und Filmüberzug fein mörsern
Clindamycin-ratiopharm 150/300 mg	Ratiopharm	Clindamycin	KPS	-	Sondenapplikation möglich
Clindamycin-ratiopharm 600 mg	Ratiopharm	Clindamycin	FTA	+	Sondenapplikation möglich
Clindastad 150/300 mg	Stadapharm	Clindamycin	KPS	-	Sondenapplikation möglich

▲ mörserbar: + ja; - nein; 0 keine Daten

Clomipramin

Antidepressivum

• Wechselwirkung mit Sondenmaterial zu erwarten	nein
• Wechselwirkung mit Sondenmaterial bekannt	nein
• Applikation über Gastralsonde möglich	ja
• Applikation über Duodenalsonde möglich	ja
• Applikation über Jejunalsonde möglich	ja

Mindestdurchmesser der Sonde

6,5 Charrière.

Spülen der Sonde

Vor der Applikation: mit mindestens 10 ml Flüssigkeit.
Nach der Applikation: mit mindestens 10 ml Flüssigkeit.

Arzneimittelvorbereitung

Filmtablette und **Dragee** mörsern, in 10 ml Wasser suspendieren und mit einer Spritze über die Sonde applizieren. Anschließend Spritze und Sonde mit Wasser spülen.
Alternativ ist es auch möglich die Tabletten in Wasser zerfallen zu lassen. **Retardtabletten** nicht mörsern.

Information zur Sondengabe

Die Bioverfügbarkeit von Clomipramin beträgt ca. 50 %, die Plasmahalbwertszeit durchschnittlich 21 h (Variationsbreite 12–36 h).
Clomipramin ist oxidationsempfindlich; die Suspension ist unmittelbar nach der Herstellung anzuwenden.
Clomipramin sollte zu oder nach den Mahlzeiten gegeben werden.

Dosierung

Dosierung und Dauer der Anwendung müssen der individuellen Reaktionslage, dem Anwendungsgebiet und der Schwere der Erkrankung angepasst werden.

Fertigarzneimittel

Fertigarzneimittel®	Hersteller	Wirkstoff	Arzneiform	▲	Bemerkungen zur Sondengabe
Anafranil 10/25 mg	Dolorgiet	Clomipramin	DRA	+	Sondenapplikation möglich
Anafranil 75 mg retard	Dolorgiet	Clomipramin	RET	-	Keine Sondenapplikation, Tabletten enthalten ein Granulat mit retardiertem Überzug, das durch Mörsern zerstört wird, Anafranil Dragees bevorzugen
Clomipramin-neuraxpharm 10/25	Neuraxpharm	Clomipramin	FTA	+	Sondenapplikation möglich
Clomipramin-neuraxpharm 75 mg retard	Neuraxpharm	Clomipramin	RET	-	Sondenapplikation möglich, nicht mörsern (Verlust der Retardierung)
Clomipramin-ratiopharm 10/25	Ratiopharm	Clomipramin	FTA	+	Sondenapplikation möglich
Clomipramin-ratiopharm 75 mg	Ratiopharm	Clomipramin	RET	-	Keine Sondenapplikation, Verlust der Retardierung

▲ mörserbar: + ja; – nein; 0 keine Daten

Clozapin

Atypisches Neuroleptikum

• Wechselwirkungen mit Sondenmaterial zu erwarten	nein
• Wechselwirkungen mit Sondenmaterial bekannt	nein
• Applikation über Gastralsonde möglich	ja
• Applikation über Duodenalsonde möglich	ja
• Applikation über Jejunalsonde möglich	ja

Mindestdurchmesser der Sonde
6,5 Charrière.

Spülen der Sonde
Vor der Applikation: mit mindestens 10 ml Flüssigkeit.
Nach der Applikation: mit mindestens 10 ml Flüssigkeit.

Arzneimittelvorbereitung
Tablette mörsern, in 10 ml Wasser suspendieren und mit einer Spritze über die Sonde applizieren. Anschließend Spritze und Sonde mit Wasser spülen.

Information zur Sondengabe
Clozapin wird nur zu ca. 50 % resorbiert, die Plasmahalbwertszeit beträgt 12 h. Unter der Therapie mit Clozapin können Agranulozytosen auftreten, regelmäßige Laboruntersuchungen müssen durchgeführt werden.

Dosierung

Initial: 25 mg/Tag,
Steigerung um 25–50 bis maximal 600 mg/Tag.

Fertigarzneimittel

Fertigarzneimittel®	Hersteller	Wirkstoff	Arzneiform	▲	Bemerkungen zur Sondengabe
Clozapin Hexal 25/50/100/200 mg	Hexal	Clozapin	TAB	+	Sondenapplikation möglich
Clozapin-neuraxpharm 25/50/100/200 mg	Neurax-pharm	Clozapin	TAB	+	Sondenapplikation möglich
Leponex 25/50/100 mg	Novartis	Clozapin	TAB	+	Sondenapplikation möglich

▲ mörserbar: + ja; – nein; 0 keine Daten

Cotrimoxazol (Sulfamethoxazol/Trimethoprim)

Antibiotikum

- Wechselwirkungen mit Sondenmaterial zu erwarten nein
- Wechselwirkungen mit Sondenmaterial bekannt nein
- Applikation über Gastralsonde möglich ja
- Applikation über Duodenalsonde möglich ja
- Applikation über Jejunalsonde möglich ja

Mindestdurchmesser der Sonde

6,5 Charrière.

Spülen der Sonde

Vor der Applikation: mit mindestens 10 ml Flüssigkeit.
Nach der Applikation: mit mindestens 10 ml Flüssigkeit.

Arzneimittelvorbereitung

Tablette mörsern und in 10 ml Wasser suspendieren und mit einer Spritze über die Sonde applizieren. Anschließend Spritze und Sonde mit Wasser spülen.

Information zur Sondengabe

Cotrimoxazol wird nach den Mahlzeiten eingenommen. Die Wirkstoffe werden rasch und vollständig aus dem oberen Gastrointestinaltrakt resorbiert. Während der Therapie ist auf eine ausreichende Flüssigkeitszufuhr zu achten.

Dosierung

320 mg/Tag Trimethoprim (TMP) und 1600 mg/Tag Sulfamethoxazol (SM), eine Tablette alle 8–12 h.
Kinder erhalten niedrigere Dosierungen nach Lebensalter:
6 Jahre: 160 mg TMP/800 mg SM/Tag.
2 Jahre: 80 mg TMP/400 mg SM/Tag.
6 Wochen: 40 mg TMP/200 mg SM/Tag.
Kinder unter 6 Wochen sollten TMP/SM nicht bekommen.

Fertigarzneimittel

Fertigarzneimittel®	Hersteller	Wirkstoff	Arzneiform	▲	Bemerkungen zur Sondengabe
Cotrimhexal forte	Hexal	Sulfamethoxazol/ Trimethoprim	TAB	+	Sondenapplikation möglich
Cotrim-ratiopharm/ Cotrim forte-ratiopharm	Ratiopharm	Sulfamethoxazol/ Trimethoprim	TAB	+	Sondenapplikation möglich
Cotrimstada	Stadapharm	Sulfamethoxazol/ Trimethoprim	TAB	+	Sondenapplikation möglich, ohne Zerkleinerung in Wasser suspendierbar
Cotrimstada forte	Stadapharm	Sulfamethoxazol/ Trimethoprim	TAB	+	Sondenapplikation möglich, ohne Zerkleinerung in Wasser suspendierbar

▲ mörserbar: + ja; - nein; 0 keine Daten

Diazepam

Tranquilizer

• Wechselwirkung mit Sondenmaterial zu erwarten	nein
• Wechselwirkung mit Sondenmaterial bekannt	nein
• Applikation über Gastralsonde möglich	ja
• Applikation über Duodenalsonde möglich	ja
• Applikation über Jejunalsonde möglich	ja

Mindestdurchmesser der Sonde

6,5 Charrière.

Spülen der Sonde

Vor der Applikation: mit mindestens 10 ml Flüssigkeit.
Nach der Applikation: mit mindestens 10 ml Flüssigkeit.

Arzneimittelvorbereitung

Tabletten mörsern, in 10 ml Wasser suspendieren und mit einer Spritze über die Sonde applizieren. Anschließend Spritze und Sonde mit Wasser spülen. Alternativ ist es auch möglich die Tablette in Wasser zerfallen zu lassen.
Tropfen mit 10 ml Wasser verdünnen und mit einer Spritze über die Sonde applizieren. Anschließend Spritze und Sonde mit Wasser spülen.

Information zur Sondengabe

Die Bioverfügbarkeit von Diazepam beträgt ca. 100 %, Diazepam bildet aktive Abbauprodukte; dadurch beträgt die Halbwertszeit abhängig vom Alter und der Leberfunktion 20–100 h.
Diazepam ist lichtempfindlich; die Suspension ist unmittelbar nach der Herstellung anzuwenden.
Diazepam kann unabhängig von den Mahlzeiten in der Regel abends gegeben werden.

Dosierung

Die Dosierung richtet sich nach der individuellen Reaktionslage, Alter und Gewicht des Patienten sowie Art und Schwere der Erkrankung. Es gilt der Grundsatz, die Dosis so gering und die Therapiedauer so kurz wie möglich zu halten.

Fertigarzneimittel

Fertigarzneimittel®	Hersteller	Wirkstoff	Arzneiform	▲	Bemerkungen zur Sondengabe
Valiquid	Roche	Diazepam	TRO	-	Sondenapplikation möglich, alkoholische Lösung, bei Sondenapplikation ist mit Ausfällungen zu rechnen
Valium 5/10 Roche	Roche	Diazepam	TAB	+	Sondenapplikation möglich
Diazepam Stada 5/10	Stada	Diazepam	TAB	+	Ohne Zerkleinerung in Wasser suspendierbar
Diazepam-ratiopharm 2/5/10	Ratiopharm	Diazepam	TAB	+	Sondenapplikation möglich

▲ mörserbar: + ja; - nein; 0 keine Daten

Diclofenac

Nichtsteroidales Antirheumatikum (NSAR)

• Wechselwirkungen mit Sondenmaterial zu erwarten	nein
• Wechselwirkungen mit Sondenmaterial bekannt	nein
• Applikation über Gastralsonde möglich	ja
• Applikation über Duodenalsonde möglich	ja
• Applikation über Jejunalsonde möglich	nein

Mindestdurchmesser der Sonde

6,5 Charrière.

Spülen der Sonde

Vor der Applikation: mit mindestens 20 ml Flüssigkeit.
Nach der Applikation: mit mindestens 20 ml Flüssigkeit.

Arzneimittelvorbereitung

Tablette mörsern, in 10 ml Wasser suspendieren und mit einer Spritze über die Sonde applizieren. Anschließend Spritze und Sonde mit Wasser spülen.
Um den Filmüberzug suspendieren zu können, muss die Filmtablette gut gemörsert werden, da sonst die Sonde verstopfen könnte. Alkalische Flüssigkeiten mit einem ph-Wert > 7 dürfen nicht verwendet werden.
Disperstablette in 20 ml Wasser lösen und mit einer Spritze über die Sonde applizieren. Anschließend Spritze und Sonde mit Wasser spülen.

Information zur Sondengabe

Diclofenac wird im Duodenum resorbiert. Der Wirkstoff darf deshalb nicht über eine Jejunalsonde gegeben werden.

Die Bioverfügbarkeit beträgt ca. 60 %, die Plasmahalbwertszeit 1 h.

Dosierung

Initial: 100–150 mg/Tag,
Erhaltungsdosis: 75 mg.
Alternative: Diclofenac Suppositorien.

Fertigarzneimittel

Fertigarzneimittel®	Hersteller	Wirkstoff	Arzneiform	▲	Bemerkungen zur Sondengabe
Combaren	Novartis	Diclofenac, Codein	FTA	+	Sondenapplikation möglich
Diclac 25/50	Hexal	Diclofenac	MRT	+	Sondenapplikation möglich
Diclac 75/ 150 ID	Hexal	Diclofenac	RET	-	Keine Sondenapplikation, Retardierungsprinzip (Fettalkoholmatrix) wird durch Mörsern zerstört (Verlust der Retardwirkung)
Diclac Dispers	Hexal	Diclofenac	TAB	-	Sondenapplikation möglich
Diclofenac Stada 100 mg retard	Stadapharm	Diclofenac	RET	-	Keine Sondenapplikation
Diclofenac Stada 25/50 mg	Stadapharm	Diclofenac	MRT	-	Keine Sondenapplikation
Diclofenac-ratiopharm 25	Ratiopharm	Diclofenac	MRT	-	Keine Sondenapplikation

Fertigarzneimittel®	Hersteller	Wirkstoff	Arzneiform	▲	Bemerkungen zur Sondengabe
Diclofenac-ratiopharm 50 mg	Ratiopharm	Diclofenac	TAB	+	Sondenapplikation möglich, Disperstablette
Diclofenac-ratiopharm 75 SL	Ratiopharm	Diclofenac	REK	-	Sondenapplikation möglich, Kapsel kann geöffnet werden, Pelletgröße: 0,7–1,25 mm, Pellets dürfen nicht zerstört werden
Voltaren 25/50	Novartis	Diclofenac	DRM	-	Keine Sondenapplikation, magensaftresistenter Lack des Drageekerns wird beim Mörsern zerstört
Voltaren Dispers	Novartis	Diclofenac	TAB	+	Sondenapplikation möglich, Tabletten zerfallen schnell in Wasser
Voltaren K Migräne 50 mg	Novartis	Diclofenac	DRA	+	Sondenapplikation möglich
Voltaren plus	Novartis	Diclofenac, Codein	FTA	+	Sondenapplikation möglich

Fertigarzneimittel®	Hersteller	Wirkstoff	Arzneiform	▲	Bemerkungen zur Sondengabe
Voltaren Resinat	Novartis	Diclofenac	KPS	-	Sondenapplikation möglich (CH > 12), Kapsel kann geöffnet werden, Kapselinhalt über einen trockenen Trichteradapter, der zuvor konnektiert wurde, in die Sonde überführen und mit ca. 15–30 ml Wasser nachspülen (oder: Kapselinhalt suspendieren, umrühren und sofort (Verstopfungsgefahr!) durch die Sonde spülen
Voltaren retard	Novartis	Diclofenac	RED	-	Keine Sondenapplikation, Retardwirkung geht bei Zerkleinerung verloren, Gefahr der Überdosierung

▲ mörserbar: + ja; - nein; 0 keine Daten

Diltiazem

Herzerkrankungen

• Wechselwirkungen mit Sondenmaterial zu erwarten	nein
• Wechselwirkungen mit Sondenmaterial bekannt	nein
• Applikation über Gastralsonde möglich	ja
• Applikation über Duodenalsonde möglich	ja
• Applikation über Jejunalsonde möglich	ja

Mindestdurchmesser der Sonde

12 Charrière.

Spülen der Sonde

Vor der Applikation: mit mindestens 30 ml Flüssigkeit.
Nach der Applikation: mit mindestens 30 ml Flüssigkeit.

Arzneimittelvorbereitung

Tabletten mörsern, in 10 ml Wasser suspendieren und mit einer Spritze über die Sonde applizieren. Anschließend Spritze und Sonde mit Wasser spülen.
Kapsel öffnen und die Pellets in ein Probengefäß geben. Mit 10 ml Wasser suspendieren und in etwa 3 Portionen mit einer Spritze über die Sonde applizieren. Anschließend Spritze und Sonde mit Wasser spülen.

Information zur Sondengabe

Diltiazem ist lichtempfindlich. Deshalb die Suspension unmittelbar nach der Zubereitung applizieren.

Dosierung

180 mg/Tag,
maximal: 360 mg/Tag.

Fertigarzneimittel

Fertigarznei-mittel®	Hersteller	Wirkstoff	Arznei-form	▲	Bemerkungen zur Sondengabe
Diltahexal 180 mg	Hexal	Diltiazem	REK	-	Sondenapplikation möglich
Diltahexal 60 mg	Hexal	Diltiazem	FTA	-	Keine Sondenapplikation, Retardierungsprinzip (Fett-matrix) wird durch Mörsern zerstört
Diltahexal 90/120 mg	Hexal	Diltiazem	RET	-	Keine Sondenapplikation
Diltiazem Stada 90/120/180 retard	Stada-pharm	Diltiazem	REK	-	Sondenapplikation möglich, Sondendurchmesser ≥ 6,5 CH
Diltiazem-Hennig 90 mg retard	Hennig	Diltiazem	RET	(+)	Sondenapplikation – sofort nach Zerkleinerung – mit Einschränkung möglich, Retardeffekt wird beim Mörsern beeinträchtigt
Diltiazem-ratiopharm 60	Ratio-pharm	Diltiazem	TAB	+	Sondenapplikation möglich, Sondendurchmesser ≥ 6,5 CH

▲ mörserbar: + ja; – nein; 0 keine Daten

Dimenhydrinat

Antiemetikum

• Wechselwirkungen mit Sondenmaterial zu erwarten	nein
• Wechselwirkungen mit Sondenmaterial bekannt	nein
• Applikation über Gastralsonde möglich	ja
• Applikation über Duodenalsonde möglich	ja
• Applikation über Jejunalsonde möglich	ja

Mindestdurchmesser der Sonde
6,5 Charrière.

Spülen der Sonde
Vor der Applikation: mit mindestens 10 ml Flüssigkeit.
Nach der Applikation: mit mindestens 10 ml Flüssigkeit.

Arzneimittelvorbereitung
Tablette mörsern, in 10 ml Wasser suspendieren und mit einer Spritze über die Sonde applizieren. Anschließend Spritze und Sonde mit Wasser spülen.

Information zur Sondengabe
Die Suspension ist hydrolyseempfindlich.

Dosierung
Initial 50–100 mg/Tag,
maximal 400 mg/Tag.
Alternative: Dimenhydrinat-Suppositorien.

Fertigarzneimittel

Fertigarzneimittel®	Hersteller	Wirkstoff	Arzneiform	▲	Bemerkungen zur Sondengabe
Dimenhydrinat-Hennig 50 mg	Hennig	Dimenhydrinat	TAB	+	Sondenapplikation möglich
Reisetabletten Stada	Stada	Dimenhydrinat	TAB	+	Sondenapplikation möglich, ohne Zerkleinerung in Wasser suspendierbar
Reisetabletten-ratiopharm	Ratiopharm	Dimenhydrinat	TAB	+	Sondenapplikation möglich
Vomacur	Hexal	Dimenhydrinat	TAB	+	Sondenapplikation möglich
Vomex i.v.	Astellas Pharma	Dimenhydrinat	AMP	–	Sondenapplikation möglich

▲ mörserbar: + ja; – nein; 0 keine Daten

Domperidon

Antiemetikum

• Wechselwirkungen mit Sondenmaterial zu erwarten	nein
• Wechselwirkungen mit Sondenmaterial bekannt	nein
• Applikation über Gastralsonde möglich	ja
• Applikation über Duodenalsonde möglich	ja
• Applikation über Jejunalsonde möglich	ja

Mindestdurchmesser der Sonde

6,5 Charrière.

Spülen der Sonde

Vor der Applikation: mit mindestens 10 ml Flüssigkeit.
Nach der Applikation: mit mindestens 10 ml Flüssigkeit.

Arzneimittelvorbereitung

(Film-)Tablette mörsern, in 10 ml Wasser suspendieren und mit einer Spritze über die Sonde applizieren. Anschließend Spritze und Sonde mit Wasser spülen.

Information zur Sondengabe

Die Suspension ist licht- und oxidationsempfindlich.
Der pH-Wert der Suspension beträgt ca. 6.
Die Bioverfügbarkeit beträgt nur ca. 15 %, die Plasmahalbwertszeit 8 h.

Dosierung

3 × 10–20 mg/Tag,
maximal 120 mg/Tag.
Alternative: Motilium Tropfen (mit 30 ml Wasser verdünnen).

Fertigarzneimittel

Fertigarznei-mittel®	Hersteller	Wirkstoff	Arznei-form	▲	Bemerkungen zur Sondengabe
Domidon 10 mg	Gry	Dompe-ridon	FTA	+	Sondenapplikation möglich, Befilmung lediglich zur Erleichterung der Ingestion, verzögerte Resorption bei Einnahme nach den Mahl-zeiten, nach sorgfältigem Mörsern sofort applizieren, um Verstopfen der Sonde zu vermeiden
Domperidon Hexal 10 mg	Hexal	Dompe-ridon	TAB	+	Sondenapplikation möglich, lichtempfindlich
Domperidon Stada 10 mg	Stada-pharm	Dompe-ridon	TAB	+	Sondenapplikation möglich, ohne Zerkleinerung in Wasser suspendierbar
Domperidon-ratiopharm 10 mg	Ratio-pharm	Dompe-ridon	FTA	+	Sondenapplikation möglich

▲ mörserbar: + ja; – nein; 0 keine Daten

Doxazosin

Antihypertensivum, Prostatamittel

• Wechselwirkungen mit Sondenmaterial zu erwarten	nein
• Wechselwirkungen mit Sondenmaterial bekannt	nein
• Applikation über Gastralsonde möglich	ja
• Applikation über Duodenalsonde möglich	ja
• Applikation über Jejunalsonde möglich	ja

Mindestdurchmesser der Sonde

6,5 Charrière.

Spülen der Sonde

Vor der Applikation: mit mindestens 20 ml Flüssigkeit.
Nach der Applikation: mit mindestens 20 ml Flüssigkeit.

Arzneimittelvorbereitung

Tablette mörsern, in 10 ml Wasser suspendieren und mit einer Spritze über die Sonde applizieren. Anschließend Spritze und Sonde mit Wasser spülen. Alternativ zerfallen die Tabletten in etwa 3 Minuten in ca. 20 ml Wasser.

Information zur Sondengabe

Die Bioverfügbarkeit beträgt ca. 65 %, die Plasmahalbwertszeit 15 h.

Dosierung

Initial: 1 mg/Tag,
Erhaltungsdosis: 2–4 mg/Tag,
maximal: 16 mg/Tag.

Fertigarzneimittel

Fertigarzneimittel®	Hersteller	Wirkstoff	Arzneiform	▲	Bemerkungen zur Sondengabe
Diblocin 4 mg PP	Astra Zeneca	Doxazosin	RET	-	Keine Sondenapplikation
Diblocin Uro 4 mg PP	Astra Zeneca	Doxazosin	RET	-	Keine Sondenapplikation
Doxacor 1/2/4/8 mg	Hexal	Doxazosin	TAB	+	Sondenapplikation möglich
Doxamax 2/4 mg	Esparma	Doxazosin	TAB	0	Keine Angaben des Herstellers
Doxazoflo 1/2/4 mg	Gry	Doxazosin	TAB	+	Sondenapplikation möglich
Doxazosin Stada 1/2/4 mg	Stadapharm	Doxazosin	TAB	+	Sondenapplikation möglich, ohne Zerkleinerung in Wasser suspendierbar
Doxazosin Stada 4 mg	Stadapharm	Doxazosin	RET	-	Keine Sondenapplikation
Doxazosin Uro Hexal 1/2/4 mg	Hexal	Doxazosin	TAB	+	Sondenapplikation möglich
Doxazosin-ratiopharm 4 mg	Ratiopharm	Doxazosin	RET	-	Keine Sondenapplikation
Doxazosin-ratiopharm 1/2/4 mg	Ratiopharm	Doxazosin	TAB	+	Sondenapplikation möglich

▲ mörserbar: + ja; – nein; 0 keine Daten

Doxepin

Antidepressivum

• Wechselwirkungen mit Sondenmaterial zu erwarten	nein
• Wechselwirkungen mit Sondenmaterial bekannt	nein
• Applikation über Gastralsonde möglich	ja
• Applikation über Duodenalsonde möglich	ja
• Applikation über Jejunalsonde möglich	ja

Mindestdurchmesser der Sonde

6,5 Charrière.

Spülen der Sonde

Vor der Applikation: mit mindestens 10 ml Flüssigkeit.
Nach der Applikation: mit mindestens 10 ml Flüssigkeit.

Arzneimittelvorbereitung

Filmtablette mörsern, in 10 ml Wasser suspendieren und mit einer Spritze über die Sonde applizieren. Anschließend Spritze und Sonde mit Wasser spülen.
Kapsel öffnen, Inhalt in 10 ml Wasser suspendieren und mit einer Spritze über die Sonde applizieren. Anschließend Spritze und Sonde mit Wasser spülen.
Tropfen mit 10 ml Wasser verdünnen und mit einer Spritze über die Sonde applizieren. Anschließend Spritze und Sonde mit Wasser spülen.

Information zur Sondengabe

Die Suspension ist licht- und oxidationsempfindlich.
Die Bioverfügbarkeit beträgt ca. 30 %, die Plasmahalbwertszeit 15 h.

Dosierung

Initial: 2–3 × 25–50 mg/Tag,
maximal: 300 mg/Tag.
Sedierung: 5 mg als Einmaldosis.

Fertigarzneimittel

Fertigarzneimittel®	Hersteller	Wirkstoff	Arzneiform	▲	Bemerkungen zur Sondengabe
Aponal	Roche	Doxepin	TRO	-	Sondenapplikation möglich
Aponal 5/10/25 mg	Roche	Doxepin	DRA	+	Sondenapplikation möglich
Aponal 50/100 mg	Roche	Doxepin	FTA	+	Sondenapplikation möglich
Doneurin 10 mg	Hexal	Doxepin	FTA	+	Sondenapplikation möglich
Doneurin 10/25/50/75/100 mg	Hexal	Doxepin	KPS	+	Sondenapplikation möglich
Doneurin 25/50/75/100 mg	Hexal	Doxepin	FTA	+	Sondenapplikation möglich
Doxepin Biomo 50/100 mg	Biomo	Doxepin	FTA	+	Keine Angaben des Herstellers
Doxepin Stada 50/100 mg	Stadapharm	Doxepin	FTA	+	Sondenapplikation möglich, ohne Zerkleinerung in Wasser suspendierbar
Doxepin-neuraxpharm 10/25/50/75/100 mg	Neuraxpharm	Doxepin	FTA	+	Keine Angaben des Herstellers
Doxepin-ratiopharm 25/50/100 mg	Ratiopharm	Doxepin	FTA	+	Sondenapplikation möglich
Espadox 50/100 mg	Esparma	Doxepin	FTA	0	Keine Angaben des Herstellers

▲ mörserbar: + ja; – nein; 0 keine Daten

Doxycyclin

Antibiotikum

• Wechselwirkungen mit Sondenmaterial zu erwarten	nein
• Wechselwirkungen mit Sondenmaterial bekannt	nein
• Applikation über Gastralsonde möglich	ja
• Applikation über Duodenalsonde möglich	ja
• Applikation über Jejunalsonde möglich	ja

Mindestdurchmesser der Sonde

6,5 Charrière.

Spülen der Sonde

Vor der Applikation: mit mindestens 10 ml Flüssigkeit.
Nach der Applikation: mit mindestens 10 ml Flüssigkeit.

Arzneimittelvorbereitung

(Film-)Tablette zerfällt in 10 ml Wasser (1 Minute). Die Suspension kann über die Sonde appliziert werden. Anschließend Spritze und Sonde mit Wasser spülen. Die Tabletten können auch gemörsert werden.

Information zur Sondengabe

Die Suspension ist hydrolyseempfindlich.

Dosierung

Initial: 200 mg/Tag.
Erhaltungsdosis: 100 mg/Tag.

Fertigarzneimittel

Fertigarzneimittel®	Hersteller	Wirkstoff	Arzneiform	▲	Bemerkungen zur Sondengabe
Ambroxol comp.-ratiopharm	Ratiopharm	Doxycyclin, Ambroxol	REK	-	Keine Angaben des Herstellers, Kapsel kann geöffnet werden, Pelletgröße: 710–1340 µm
Doxy plus Stada	Stadapharm	Doxycyclin, Ambroxol	REK	-	Keine Sondenapplikation
Doxycyclin Stada 100/200 mg	Stadapharm	Doxycyclin	FTA	+	Sondenapplikation möglich, ohne Zerkleinerung in Wasser suspendierbar
Doxycyclin Stada 100/200 Tabs	Stadapharm	Doxycyclin	TAB	+	Sondenapplikation möglich, ohne Zerkleinerung in Wasser suspendierbar
Doxycyclin-ratiopharm 100 mg	Ratiopharm	Doxycyclin	KPS	-	Keine Sondenapplikation
Doxyhexal tabs/200 tabs	Hexal	Doxycyclin	TAB	+	Sondenapplikation möglich
Doxy-M-ratiopharm 100/200 mg	Ratiopharm	Doxycyclin	TAB	+	Sondenapplikation möglich

▲ mörserbar: + ja; - nein; 0 keine Daten

Eisen

Behandlung der Anämie

- Wechselwirkung mit Sondenmaterial zu erwarten — nein
- Wechselwirkung mit Sondenmaterial bekannt — nein
- Applikation über Gastralsonde möglich — ja
- Applikation über Duodenalsonde möglich — ja
- Applikation über Jejunalsonde möglich — ja

Mindestdurchmesser der Sonde

6,5 Charrière.

Spülen der Sonde

Vor der Applikation: mit mindestens 10 ml Flüssigkeit.
Nach der Applikation: mit mindestens 10 ml Flüssigkeit.

Arzneimittelvorbereitung

Tablette mörsern, in 10 ml Wasser suspendieren und mit einer Spritze über die Sonde applizieren. Anschließend Spritze und Sonde mit Wasser spülen. Alternativ ist es auch möglich die Tablette in Wasser zerfallen zu lassen.

Tropfen werden mit 10 ml Wasser verdünnt und mit einer Spritze über die Sonde applizieren. Anschließend Spritze und Sonde mit Wasser spülen.

Saft wird mit 10 ml Wasser verdünnt und mit einer Spritze über die Sonde appliziert. Anschließend Spritze und Sonde mit Wasser spülen.

Kapsel öffnen, Inhalt in 10 ml Wasser suspendieren und mit einer Spritze über die Sonde applizieren. Anschließend Spritze und Sonde mit Wasser nachspülen. Retardpellets nicht mörsern.

Brausetabletten in ca. 30 ml Wasser auflösen und mit einer Spritze über die Sonde applizieren. Es ist darauf zu achten, dass sich kein Kohlendioxid mehr in der Lösung befindet. Gefäß einmal umschwenken, dabei dürfen keine Gasblasen mehr entweichen.

Information zur Sondengabe

Einnahme zur Mahlzeit führt zu einer besseren Verträglichkeit. Die gleichzeitige Einnahme von Fleisch oder Vitamin C führt zu einer erhöhten Resorption, Nahrungsbestandteile vegetarischer Kost (Eisenkomplexbildner wie z. B. Phosphate, Oxalate) und Inhaltsstoffe von Tee, Kaffee und Milch beeinträchtigen die Eisenresorption.
Die Bioverfügbarkeit von Eisen beträgt 10–50 %.
Die Suspension ist unmittelbar nach der Herstellung anzuwenden.

Dosierung

1–3-mal täglich 100 mg nüchtern je nach berechnetem Defizit

Fertigarzneimittel

Fertigarzneimittel®	Hersteller	Wirkstoff	Arzneiform	▲	Bemerkungen zur Sondengabe
Antidotum Thallii-Heyl	Heyl	Eisenhexacyanoferrat 500 mg	KPS	–	Sondenapplikation möglich
Dreisafer	Gry	Eisensulfat, Eisen(II)-sulfat $1H_2O$ 304 mg (entspr. 100 mg Fe^{2+})	FTA	+	Sondenapplikation möglich, Befilmung lediglich zur Erleichterung der Ingestion, sorgfältig zerkleinern, um Verstopfen der Sonde zu vermeiden

Fertigarzneimittel®	Hersteller	Wirkstoff	Arzneiform	▲	Bemerkungen zur Sondengabe
Ferrlecit 2	Sanofi	Eisensuccinat, Eisen(II)-succinat wasserfrei 280 mg (entspr. 95,2 mg Fe^{2+} mind.)	DRA	-	Keine Angaben des Herstellers
Ferro Sanol	Schwarz	Eisenglycinsulfat 20 Trpf. enth. Eisen(II)-glycin-sulfat-Komplex 170 mg (entspr. 30 mg Fe^{2+})	TRO	-	Sondenapplikation möglich
Ferrum Hausmann	Vifor	Eisenkomplex, Eisen(II)-fumarat 304 mg (entspr. 100 mg Eisen)	REK	-	Sondenapplikation möglich, Pellets mit magensaftresistentem Überzug nicht zerkleinern
Ferrum Hausmann	Vifor	Eisenkomplex, Eisen(III)-hydroxid-Polymaltose-Komplex 172,4–200 mg (entspr. 50 mg Eisen)	LSG	-	Sondenapplikation möglich
Ferrum Hausmann	Vifor	Eisenkomplex 5 ml enth.: Eisen(III)-hydroxid-Polymaltose-Komplex 172,5–200 mg (stand. auf 50 mg Eisen)	SIR	-	Sondenapplikation möglich

Fertigarzneimittel®	Hersteller	Wirkstoff	Arzneiform	▲	Bemerkungen zur Sondengabe
Plastulen N	Stada	Eisen(II)-sulfat / Folsäure 168 mg (entspr. 150 mg Eisen(II)-sulfat wasserfrei bzw. 55 mg Eisen)	REK	-	Keine Sondenapplikation
Radiogardase CS	Heyl	Eisenhexa- Cyanoferrat 500 mg	KPS	-	Sondenapplikation möglich
Vitaferro Brause	Hexal	Eisen(II)-gluconat 2 Wasser 695 mg (entspr. 80,5 mg Fe^{2+})	BTA	-	Sondenapplikation möglich

▲ mörserbar: + ja; - nein; 0 keine Daten

Enalapril

Antihypertensivum, Mittel gegen Herzinsuffizienz

- Wechselwirkungen mit Sondenmaterial zu erwarten nein
- Wechselwirkungen mit Sondenmaterial bekannt nein
- Applikation über Gastralsonde möglich ja
- Applikation über Duodenalsonde möglich ja
- Applikation über Jejunalsonde möglich ja

Mindestdurchmesser der Sonde

6,5 Charrière.

Spülen der Sonde

Vor der Applikation: mit mindestens 10 ml Flüssigkeit.
Nach der Applikation: mit mindestens 10 ml Flüssigkeit.

Arzneimittelvorbereitung

Tablette mörsern, in 10 ml Wasser suspendieren und mit einer Spritze über die Sonde applizieren. Anschließend Spritze und Sonde mit Wasser spülen.

Information zur Sondengabe

pH-Wert der Suspension liegt bei ca. 7–8.
Die Bioverfügbarkeit beträgt ca. 40 %, die Plasmahalbwertszeit 11 h.

Dosierung

Initial: 2,5–5 mg/Tag als Einzeldosis,
maximal: 10–20 mg/Tag.

Fertigarzneimittel

Fertigarznei-mittel®	Hersteller	Wirkstoff	Arznei-form	▲	Bemerkungen zur Sondengabe
Ena-Hennig 2,5/5/10/ 20 mg	Hennig	Enalapril	TAB	+	Sondenapplikation möglich
Enalapril-corax 5/10/ 20 mg	Corax	Enalapril	TAB	+	Sondenapplikation möglich
Enalapril-ratiopharm 2,5/5/10/ 20 mg	Ratio-pharm	Enalapril	TAB	+	Sondenapplikation möglich
EnaHexal 2,5/ 5/10/20/30/ 40 mg	Hexal	Enalapril	TAB	+	Sondenapplikation möglich
Enalapril Stada 2,5/5/ 10/20 mg	Stada-pharm	Enalapril	TAB	+	Sondenapplikation möglich, ohne Zerkleinerung in Wasser suspendierbar
XANEF 5/10/ 20 mg	MSD	Enalapril	TAB	+	Laut Hersteller gibt es keine grundsätzlichen Einwände gegen Mörsern und Sonden-applikation
XANEF Cor 2,5 mg	MSD	Enalapril	TAB	+	Laut Hersteller gibt es keine grundsätzlichen Einwände gegen Mörsern und Sonden-applikation

▲ mörserbar: + ja; – nein; 0 keine Daten

Enalapril/Hydrochlorothiazid

Antihypertensivum

• Wechselwirkungen mit Sondenmaterial zu erwarten	nein
• Wechselwirkungen mit Sondenmaterial bekannt	nein
• Applikation über Gastralsonde möglich	ja
• Applikation über Duodenalsonde möglich	ja
• Applikation über Jejunalsonde möglich	ja

Mindestdurchmesser der Sonde
6,5 Charrière.

Spülen der Sonde
Vor der Applikation: mit mindestens 10 ml Flüssigkeit.
Nach der Applikation: mit mindestens 10 ml Flüssigkeit.

Arzneimittelvorbereitung
Tablette mörsern, in 10 ml Wasser suspendieren und mit einer Spritze über die Sonde applizieren. Anschließend Spritze und Sonde mit Wasser spülen.

Information zur Sondengabe
Hydrochlorothiazid zersetzt sich in wässriger Lösung. Deshalb sollte die Suspension nach der Zubereitung sofort appliziert werden.

Dosierung
Sie sollte individuell vom Arzt vorgenommen werden. In der Regel ist eine Tablette des Kombinationspräparates pro Tag ausreichend.

Fertigarzneimittel

Fertigarzneimittel®	Hersteller	Wirkstoff	Arzneiform	▲	Bemerkungen zur Sondengabe
Enalapril-corax comp. 10/25 mg	Corax	Enalapril, Hydrochlorothiazid	TAB	+	Sondenapplikation möglich
Enalapril-ratiopharm comp. 10/25 mg	Ratiopharm	Enalapril, Hydrochlorothiazid	TAB	+	Sondenapplikation möglich
Renacor	MSD	Enalapril, Hydrochlorothiazid	TAB	+	Laut Hersteller gibt es keine grundsätzlichen Einwände gegen Mörsern und Sondenapplikation
EnaHexal comp 10/25// 20/12,5// 20/6 mg	Hexal	Enalapril, Hydrochlorothiazid	TAB	+	Sondenapplikation möglich
Enaplus Stada 10/25 mg	Stadapharm	Enalapril, Hydrochlorothiazid	TAB	+	Sondenapplikation möglich, ohne Zerkleinerung in Wasser suspendierbar

▲ mörserbar: + ja; – nein; 0 keine Daten

Erythromycin

Antibiotikum

- Wechselwirkungen mit Sondenmaterial zu erwarten nein
- Wechselwirkungen mit Sondenmaterial bekannt nein
- Applikation über Gastralsonde möglich ja
- Applikation über Duodenalsonde möglich ja
- Applikation über Jejunalsonde möglich ja

Mindestdurchmesser der Sonde

6,5 Charrière.

Spülen der Sonde

Vor der Applikation: mit mindestens 10 ml Flüssigkeit.
Nach der Applikation: mit mindestens 10 ml Flüssigkeit.

Arzneimittelvorbereitung

Filmtablette mörsern, in 10 ml Wasser suspendieren und mit einer Spritze über die Sonde applizieren. Anschließend Spritze und Sonde mit Wasser spülen.
Trockensaft wird nach Vorschrift hergestellt. Die benötigte Menge wird mit einer Spritze oder einer Pipette entnommen und mit 30 ml Wasser verdünnt. Nach der Applikation mit mindestens 20 ml Flüssigkeit spülen.
Granulat: Den Inhalt eines Beutels mit 20 ml Wasser suspendieren und mit einer Spritze über die Sonde applizieren. Anschließend Spritze und Sonde mit Wasser spülen.

Information zur Sondengabe

Die Suspension ist oxidationsempfindlich. Keine Gabe zusammen mit Sondennahrung. Bei Einnahme direkt vor, zu oder nach den Mahlzeiten kann die Resorption Erythromycin beeinflusst werden. Erythromycin regt die Magen-Darm-Motilität an.

Die Plasmahalbwertszeit beträgt 1,5 h. Die Resorption beträgt maximal 70 % und ist abhängig von der Veresterung der Erythromycinbase: Erythromycinestolat > Erythromycinsuccinat und Erythromycinstearat.

Dosierung

15–50 mg/kg KG pro Tag verteilt auf Einzelgaben alle 6–12 h.

Fertigarzneimittel

Fertigarzneimittel®	Hersteller	Wirkstoff	Arzneiform	▲	Bemerkungen zur Sondengabe
Eryhexal 1000	Hexal	Erythromycin	GRA	-	Sondenapplikation möglich
Eryhexal 500	Hexal	Erythromycin	FTA	+	Sondenapplikation möglich
Eryhexal Saft/forte Saft	Hexal	Erythromycin	TSA	-	Sondenapplikation möglich
Erythromycin Stada 1000 mg	Stadapharm	Erythromycin	GRA	-	Keine Angaben des Herstellers
Erythromycin Stada 500 mg	Stadapharm	Erythromycin	FTA	+	Sondenapplikation möglich, ohne Zerkleinerung in Wasser suspendierbar
Erythromycin-ratiopharm 500	Ratiopharm	Erythromycin	FTA	+	Sondenapplikation möglich

▲ mörserbar: + ja; - nein; 0 keine Daten

Famotidin

Ulkusmittel

• Wechselwirkungen mit Sondenmaterial zu erwarten	nein
• Wechselwirkungen mit Sondenmaterial bekannt	nein
• Applikation über Gastralsonde möglich	ja
• Applikation über Duodenalsonde möglich	ja
• Applikation über Jejunalsonde möglich	ja

Mindestdurchmesser der Sonde

6,5 Charrière.

Spülen der Sonde

Vor der Applikation: mit mindestens 10 ml Flüssigkeit.
Nach der Applikation: mit mindestens 10 ml Flüssigkeit.

Arzneimittelvorbereitung

(Film-)Tablette mörsern, in 10 ml Wasser suspendieren und mit einer Spritze über die Sonde applizieren. Anschließend Spritze und Sonde mit Wasser spülen.

Information zur Sondengabe

Die Bioverfügbarkeit beträgt ca. 45 %, die Plasmahalbwertszeit 3 h.

Dosierung

Dosierung 20–40 mg/Tag, möglichst als Einmalgabe, abends vor dem Schlafengehen.

Fertigarzneimittel

Fertigarzneimittel®	Hersteller	Wirkstoff	Arzneiform	▲	Bemerkungen zur Sondengabe
Fadul 20/40 mg	Hexal	Famotidin	FTA	+	Sondenapplikation möglich, lichtempfindlich
Famonerton 20/40 mg	Dolorgiet	Famotidin	FTA	+	Keine Angaben des Herstellers
Famotidin Stada 20/40 mg	Stadapharm	Famotidin	FTA	+	Sondenapplikation möglich, ohne Zerkleinerung in Wasser suspendierbar
Famotidin-ratiopharm 10/20/40 mg	Ratiopharm	Famotidin	TAB	+	Sondenapplikation möglich
Pepdul/ Pepdul mite	Teofarma	Famotidin	FTA	+	Laut Hersteller gibt es keine grundsätzlichen Einwände gegen Mörsern und Sondenapplikation

▲ mörserbar: + ja; – nein; 0 keine Daten

Fenofibrat

Lipidsenker

- Wechselwirkung mit Sondenmaterial zu erwarten — nein
- Wechselwirkung mit Sondenmaterial bekannt — nein
- Applikation über Gastralsonde möglich — ja
- Applikation über Duodenalsonde möglich — ja
- Applikation über Jejunalsonde möglich — ja

Mindestdurchmesser der Sonde

6,5 Charrière.

Spülen der Sonde

Vor der Applikation: mit mindestens 10 ml Flüssigkeit.
Nach der Applikation: mit mindestens 10 ml Flüssigkeit.

Arzneimittelvorbereitung

Kapsel öffnen, Inhalt in 10 ml Wasser suspendieren und mit einer Spritze über die Sonde applizieren. Anschließend Spritze und Sonde mit Wasser nachspülen.
Retardpellets nicht mörsern.

Information zur Sondengabe

Bioverfügbarkeit: rasche und vollständige Resorption. Plasmahalbwertszeit: 20 h.
Die Suspension ist unmittelbar nach der Herstellung anzuwenden.
Fenofibrat sollte zu den Mahlzeiten gegeben werden; gleichzeitige Nahrungsaufnahme verbessert die Resorption.

Dosierung

Fenofibrat 2–3-mal täglich 100 mg.
Fenofibrat 1-mal abends 1 Retardkapsel zu 250 mg.

Fertigarzneimittel

Fertigarzneimittel®	Hersteller	Wirkstoff	Arzneiform	▲	Bemerkungen zur Sondengabe
Fenofibrat Hexal 160/ 200 mg	Hexal	Fenofibrat	KPS	-	Keine Sondenapplikation, Hartkapseln enthalten mikronisiertes Fenofibrat in Form von Pellets, Zerfall der Pellets in Wasser unter Klumpenbildung, Pulver haftet an der Gefäß- und der Spritzenoberfläche
Fenofibrat retard -ratiopharm	Ratiopharm	Fenofibrat	REK	-	Sondenapplikation möglich, Pelletgröße 1,5 mm
Fenofibrat Stada	Stadapharm	Fenofibrat	REK	+	Keine Sondenapplikation
Fenofibrat-ratiopharm	Ratiopharm	Fenofibrat	KPS	-	Sondenapplikation möglich

▲ mörserbar: + ja; - nein; 0 keine Daten

Fluconazol

Antimykotikum

• Wechselwirkungen mit Sondenmaterial zu erwarten	nein
• Wechselwirkungen mit Sondenmaterial bekannt	nein
• Applikation über Gastralsonde möglich	ja
• Applikation über Duodenalsonde möglich	ja
• Applikation über Jejunalsonde möglich	ja

Mindestdurchmesser der Sonde

6,5 Charrière.

Spülen der Sonde

Vor der Applikation: mit mindestens 10 ml Flüssigkeit.
Nach der Applikation: mit mindestens 10 ml Flüssigkeit.

Arzneimittelvorbereitung

Kapsel öffnen, Inhalt in 10 ml Wasser suspendieren und mit einer Spritze über die Sonde applizieren. Anschließend Spritze und Sonde mit Wasser spülen.

Information zur Sondengabe

Der pH-Wert der Suspension beträgt ca. 8.
Die Plasmahalbwertszeit beträgt 30 h, die Bioverfügbarkeit > 90 %.

Dosierung

Oropharyngeale, oesophageale, bronchopulmonale Candidose bei Erwachsenen: 50–100 mg/Tag.
Systemmykosen, Kryptokokken, Meningitis bei Erwachsenen: 200–400 mg/Tag.
Kinder: Off-Label-Use – 1–2 mg/kg KG pro Tag bis 3–6 mg/kg KG.
Alternative: Diflunacol TS.

Fertigarzneimittel

Fertigarzneimittel®	Hersteller	Wirkstoff	Arzneiform	▲	Bemerkungen zur Sondengabe
Fluconazol Hexal 50/100/150/200 mg	Hexal	Fluconazol	KPS	-	Sondenapplikation möglich, Kapsel kann geöffnet werden
Fluconazol Hexal Derm 50 mg	Hexal	Fluconazol	KPS	-	Keine Angaben des Herstellers
Fluconazol Stada 50/100/150/200 mg	Stadapharm	Fluconazol	KPS	-	Sondenapplikation möglich
Fluconazol-GRY 50/100/150/200 mg	Gry	Fluconazol	KPS	-	Sondenapplikation möglich, Kapsel kann geöffnet werden
Fluconazol-ratiopharm 50/100/150/200	Ratiopharm	Fluconazol	KPS	-	Sondenapplikation möglich

▲ mörserbar: + ja; - nein; 0 keine Daten

Flunitrazepam

Hypnotikum

• Wechselwirkungen mit Sondenmaterial zu erwarten	nein
• Wechselwirkungen mit Sondenmaterial bekannt	nein
• Applikation über Gastralsonde möglich	ja
• Applikation über Duodenalsonde möglich	ja
• Applikation über Jejunalsonde möglich	ja

Mindestdurchmesser der Sonde

6,5 Charrière.

Spülen der Sonde

Vor der Applikation: mit mindestens 10 ml Flüssigkeit.
Nach der Applikation: mit mindestens 10 ml Flüssigkeit.

Arzneimittelvorbereitung

(Film-)Tablette mörsern, in 10 ml Wasser suspendieren und mit einer Spritze über die Sonde applizieren. Anschließend Spritze und Sonde mit Wasser spülen.

Information zur Sondengabe

Die Suspension ist licht-, oxidations- und hydrolyseempfindlich.
Der pH-Wert der Suspension ist ca. 7.
Die Bioverfügbarkeit beträgt ca. 85 %, die Plasmahalbwertszeit 15 h.

Dosierung

0,5–1 mg abends vor dem Schlafengehen. Die lange Halbwertszeit bewirkt einen Hangover am nächsten Tag.

Fertigarzneimittel

Fertigarzneimittel®	Hersteller	Wirkstoff	Arzneiform	▲	Bemerkungen zur Sondengabe
Fluninoc 1	Hexal	Flunitrazepam	TAB	+	Sondenapplikation möglich
Flunitrazepam-neuraxpharm 1	Neuraxpharm	Flunitrazepam	TAB	+	Keine Angaben des Herstellers
Flunitrazepam-ratiopharm 1	Ratiopharm	Flunitrazepam	TAB	+	Sondenapplikation möglich
Rohypnol	Roche	Flunitrazepam	FTA	+	Sondenapplikation möglich

▲ mörserbar: + ja; – nein; 0 keine Daten

Fluoxetin

Antidepressivum

• Wechselwirkung mit Sondenmaterial zu erwarten	nein
• Wechselwirkung mit Sondenmaterial bekannt	nein
• Applikation über Gastralsonde möglich	ja
• Applikation über Duodenalsonde möglich	ja
• Applikation über Jejunalsonde möglich	ja

Mindestdurchmesser der Sonde

6,5 Charrière.

Spülen der Sonde

Vor der Applikation: mit mindestens 15–30 ml Flüssigkeit.
Nach der Applikation: mit mindestens 15–30 ml Flüssigkeit.

Arzneimittelvorbereitung

Tablette mörsern, in 10 ml Wasser suspendieren und mit einer Spritze über die Sonde applizieren. Anschließend Spritze und Sonde mit Wasser spülen. Alternativ ist es auch möglich die Tablette in Wasser zerfallen zu lassen.
Tropfen mit 10 ml Wasser verdünnen und mit einer Spritze über die Sonde applizieren. Anschließend Spritze und Sonde mit Wasser spülen.
Kapsel öffnen, Inhalt in 10 ml Wasser suspendieren und mit einer Spritze über die Sonde applizieren. Anschließend Spritze und Sonde mit Wasser nachspülen. Pellets nicht mörsern.

Information zur Sondengabe

Die Plasmahalbwertszeit beträgt 4 Tage. Die Resorption wird nicht durch Nahrungsaufnahme beeinflusst. Die Suspension ist unmittelbar nach der Herstellung anzuwenden.

Dosierung

Initial: 20 mg pro Tag,
maximal: 60 mg.

Fertigarzneimittel

Fertigarzneimittel®	Hersteller	Wirkstoff	Arzneiform	▲	Bemerkungen zur Sondengabe
Fluoxetin Biomo 20 mg	Biomo	Fluoxetin	TAB	+	Keine Angaben des Herstellers
Fluoxetin Biomo 20 mg	Biomo	Fluoxetin	KPS	-	Keine Angaben des Herstellers
Fluoxetin Hexal 10/20/40 mg	Hexal	Fluoxetin	TAB	+	Sondenapplikation möglich
Fluoxetin Hexal Lösung	Hexal	Fluoxetin	TRO	-	Sondenapplikation möglich
Fluoxetin Hexal 10/20/40 mg	Hexal	Fluoxetin	KPS	-	Sondenapplikation möglich
Fluoxetin Stada 20 mg	Stadapharm	Fluoxetin	KPS	-	Sondenapplikation möglich
Fluoxetin-neuraxpharm 10	Neuraxpharm	Fluoxetin	TAB	+	Keine Angaben des Herstellers
Fluoxetin-Neuraxpharm 20 mg	Neuraxpharm	Fluoxetin	KPS	-	Sondenapplikation möglich
Fluoxetin-Neuraxpharm 20 T	Neuraxpharm	Fluoxetin	TAB	+	Keine Angaben des Herstellers
Fluoxetin-ratiopharm	Ratiopharm	Fluoxetin	KPS	-	Sondenapplikation möglich
Fluoxetin-ratiopharm 20 mg	Ratiopharm	Fluoxetin	TAB	+	Sondenapplikation möglich

▲ mörserbar: + ja; - nein; 0 keine Daten

Fluvoxamin

Antidepressivum

• Wechselwirkungen mit Sondenmaterial zu erwarten	nein
• Wechselwirkungen mit Sondenmaterial bekannt	nein
• Applikation über Gastralsonde möglich	ja
• Applikation über Duodenalsonde möglich	ja
• Applikation über Jejunalsonde möglich	ja

Mindestdurchmesser der Sonde

6,5 Charrière.

Spülen der Sonde

Vor der Applikation: mit mindestens 10 ml Flüssigkeit.
Nach der Applikation: mit mindestens 10 ml Flüssigkeit.

Arzneimittelvorbereitung

Filmtablette gut mörsern, um den Filmüberzug zu zerstören; dann in 10 ml Wasser suspendieren und mit einer Spritze über die Sonde applizieren. Anschließend Spritze und Sonde mit Wasser spülen.

Information zur Sondengabe

Die Bioverfügbarkeit beträgt ca. 60 %, die Plasmahalbwertszeit 15 h.

Dosierung

Initial: 50 mg/Tag,
Erhaltungsdosis: 100–200 mg/Tag,
maximal: 300 mg/Tag.

Fertigarzneimittel

Fertigarznei-mittel®	Hersteller	Wirkstoff	Arznei-form	▲	Bemerkungen zur Sondengabe
FluvoHexal 50/100 mg	Hexal	Fluvox-amin	FTA	+	Sondenapplikation möglich
Fluvoxamin Stada 50/100 mg	Stada	Fluvox-amin	FTA	+	Sondenapplikation möglich, ohne Zerkleinerung in Wasser suspendierbar
Fluvoxamin-ratiopharm 50/100 mg	Ratio-pharm	Fluvox-amin	FTA	+	Sondenapplikation möglich

▲ mörserbar: + ja; – nein; 0 keine Daten

Furosemid

Schleifendiuretikum

• Wechselwirkungen mit Sondenmaterial zu erwarten	nein
• Wechselwirkungen mit Sondenmaterial bekannt	nein
• Applikation über Gastralsonde möglich	ja
• Applikation über Duodenalsonde möglich	ja
• Applikation über Jejunalsonde möglich	ja

Mindestdurchmesser der Sonde

6,5 Charrière.

Spülen der Sonde

Vor der Applikation: mit mindestens 30 ml Flüssigkeit.
Nach der Applikation: mit mindestens 30 ml Flüssigkeit.

Arzneimittelvorbereitung

Retard-Pellets werden in 10–20 ml Wasser oder Apfelsaft suspendiert und über eine geeignete Sonde appliziert.
Tablette mörsern, in 10 ml Wasser suspendieren und mit einer Spritze über die Sonde applizieren. Anschließend Spritze und Sonde mit Wasser spülen.

Information zur Sondengabe

Falls Furosemid über eine Jejunalsonde appliziert wird, empfiehlt sich wegen der Resorptionsverhältnisse die Gabe als Bolus.
Furosemid ist lichtempfindlich. Keinen Apfelsaft bei nicht überzogenen Präparaten (z. B. Tabletten) verwenden, da sich der Wirkstoff im sauren Milieu zersetzt. Die Suspension sollte nach der Zubereitung sofort appliziert werden. Keine gleichzeitige Gabe mit Sondennahrung. Der pH-Wert der Suspension beträgt ca. 6.

Dosierung

30–60 mg/Tag,
maximal 120 mg/Tag (bezogen auf Retard-Pellets).
Alternative: Lasix liquidum (mit mindestens 50 ml Wasser verdünnen).

Fertigarzneimittel

Fertigarzneimittel®	Hersteller	Wirkstoff	Arzneiform	▲	Bemerkungen zur Sondengabe
Furorese 30/60/120 mg long	Hexal	Furosemid	REK	-	Sondenapplikation möglich, Sondendurchmesser 8–12 CH (30 mg), 9–12 CH (60 mg), 12 CH (120 mg), Magensonde am besten 14 CH, Pellets nicht in Wasser, sondern in saurer Flüssigkeit (z. B. Apfelsaft) suspendieren, Mörsern zerstört Retardierung der Pellets
Furorese 40/80/125/250/500 mg	Hexal	Furosemid	TAB	+	Sondenapplikation möglich
Furosemid Stada 30 mg retard	Stadapharm	Furosemid	KPS	-	Keine Sondenapplikation
Furosemid Stada 40/500 mg	Stadapharm	Furosemid	TAB	+	Sondenapplikation möglich, ohne Zerkleinerung in Wasser suspendierbar
Furosemid-ratiopharm 20/40/125/250/500 mg	Ratiopharm	Furosemid	TAB	+	Sondenapplikation möglich
Furosemid-ratiopharm 250	Ratiopharm	Furosemid	TAB	+	Sondenapplikation möglich
Furosemid-ratiopharm long	Ratiopharm	Furosemid	KPS	-	Sondenapplikation möglich
Fusid 40/50 mg	Gry	Furosemid	TAB	+	Sondenapplikation möglich
Lasix 40 mg	Sanofi-Aventis	Furosemid	TAB	+	Sondenapplikation möglich
Lasix 500 Tabs	Sanofi-Aventis	Furosemid	TAB	+	Sondenapplikation möglich
Lasix long	Sanofi-Aventis	Furosemid	REK	-	Sondenapplikation möglich, Pellets sind ohne Mörsern in H_2O suspendierbar

▲ mörserbar: + ja; - nein; 0 keine Daten

Gabapentin

Antiepileptikum, neuropathische Schmerzen

- Wechselwirkungen mit Sondenmaterial zu erwarten nein
- Wechselwirkungen mit Sondenmaterial bekannt nein
- Applikation über Gastralsonde möglich ja
- Applikation über Duodenalsonde möglich ja
- Applikation über Jejunalsonde möglich ja

Mindestdurchmesser der Sonde

6,5 Charrière.

Spülen der Sonde

Vor der Applikation: mit mindestens 10 ml Flüssigkeit.
Nach der Applikation: mit mindestens 10 ml Flüssigkeit.

Arzneimittelvorbereitung

Filmtablette mörsern, in 10 ml Wasser suspendieren und mit einer Spritze über die Sonde applizieren. Anschließend Spritze und Sonde mit Wasser spülen.
Kapsel öffnen, Inhalt in 10 ml Wasser suspendieren und mit einer Spritze über die Sonde applizieren. Anschließend Spritze und Sonde mit Wasser spülen. Pellets nicht mörsern.

Information zur Sondengabe

Die Bioverfügbarkeit beträgt ca.55 %, die Plasmahalbwertszeit 6 h.

Dosierung

Initial: 300 mg/Tag.
Steigerung: um je 300 mg pro Tag bis 1200 mg/Tag.
Maximal: 2400 mg/Tag.

Fertigarzneimittel

Fertigarzneimittel®	Hersteller	Wirkstoff	Arzneiform	▲	Bemerkungen zur Sondengabe
Gabapentin Hexal 100/300/400 mg	Hexal	Gabapentin	KPS	–	Sondenapplikation möglich
Gabapentin Hexal 600/800 mg	Hexal	Gabapentin	FTA	+	Sondenapplikation möglich
Gabapentin-neuraxpharm 100/300/400 mg Hartkapseln	Neuraxpharm	Gabapentin	KPS	–	Sondenapplikation möglich
Gabapentin Stada 100/300/400 mg	Stadapharm	Gabapentin	KPS	–	Sondenapplikation möglich
Gabapentin Stada 600/800 mg	Stadapharm	Gabapentin	FTA	+	Sondenapplikation möglich, ohne Zerkleinerung in Wasser suspendierbar
Gabapentin-neuraxpharm 600/800 mg	Neuraxpharm	Gabapentin	FTA	+	Keine Angaben des Herstellers
Gabapentin-ratiopharm 100/300/400	Ratiopharm	Gabapentin	KPS	–	Sondenapplikation möglich
Gabapentin-ratiopharm 600/800 mg	Ratiopharm	Gabapentin	FTA	+	Sondenapplikation möglich

▲ mörserbar: + ja; – nein; 0 keine Daten

Glibenclamid

Orales Antidiabetikum

• Wechselwirkungen mit Sondenmaterial zu erwarten	nein
• Wechselwirkungen mit Sondenmaterial bekannt	nein
• Applikation über Gastralsonde möglich	ja
• Applikation über Duodenalsonde möglich	ja
• Applikation über Jejunalsonde möglich	ja

Mindestdurchmesser der Sonde
6,5 Charrière.

Spülen der Sonde
Vor der Applikation: mit mindestens 10 ml Flüssigkeit.
Nach der Applikation: mit mindestens 10 ml Flüssigkeit.

Arzneimittelvorbereitung
Tablette mörsern, in 10 ml Wasser suspendieren und mit einer Spritze über die Sonde applizieren. Anschließend Spritze und Sonde mit Wasser spülen.

Information zur Sondengabe
Der pH-Wert der Suspension beträgt ca. 9.
Die Bioverfügbarkeit beträgt ca. 80 %, die Plasmahalbwertszeit 2–10 h.

Dosierung

Individuell: 1,75–7 mg/Tag,
maximal: 10,5 mg.

Fertigarzneimittel

Fertigarzneimittel®	Hersteller	Wirkstoff	Arzneiform	▲	Bemerkungen zur Sondengabe
Glibenhexal 3,5	Hexal	Glibenclamid	TAB	+	Sondenapplikation möglich
Glib-ratiopharm S 1,75/3,5	Ratiopharm	Glibenclamid	TAB	+	Sondenapplikation möglich

▲ mörserbar: + ja; – nein; 0 keine Daten

Glimepirid

Orales Antidiabetikum

• Wechselwirkungen mit Sondenmaterial zu erwarten	nein
• Wechselwirkungen mit Sondenmaterial bekannt	nein
• Applikation über Gastralsonde möglich	ja
• Applikation über Duodenalsonde möglich	ja
• Applikation über Jejunalsonde möglich	ja

Mindestdurchmesser der Sonde

6,5 Charrière.

Spülen der Sonde

Vor der Applikation: mit mindestens 10 ml Flüssigkeit.
Nach der Applikation: mit mindestens 30 ml Flüssigkeit.

Arzneimittelvorbereitung

Tablette mörsern, in 10 ml Wasser suspendieren und mit einer Spritze über die Sonde applizieren. Anschließend Spritze und Sonde mit Wasser spülen. Die Tabletten zerfallen in Wasser in ca. 10 Minuten.

Dosierung

Initial: 1 mg/Tag,
maximal: 6 mg/Tag.

Fertigarzneimittel

Fertigarzneimittel®	Hersteller	Wirkstoff	Arzneiform	▲	Bemerkungen zur Sondengabe
Amaryl 1/2/3/4 mg	Sanofi-Aventis	Glimepirid	TAB	+	Sondenapplikation möglich
Glimepirid Hexal 1/2/3/4/6 mg	Hexal	Glimepirid	TAB	+	Sondenapplikation möglich
Glimepirid-ratiopharm 1/2/3/4/6 mg	Ratiopharm	Glimepirid	TAB	+	Sondenapplikation möglich

▲ mörserbar: + ja; – nein; 0 keine Daten

Haloperidol

Neuroleptikum

• Wechselwirkungen mit Sondenmaterial zu erwarten	nein
• Wechselwirkungen mit Sondenmaterial bekannt	nein
• Applikation über Gastralsonde möglich	ja
• Applikation über Duodenalsonde möglich	ja
• Applikation über Jejunalsonde möglich	ja

Mindestdurchmesser der Sonde

6,5 Charrière.

Spülen der Sonde

Vor der Applikation: mit mindestens 10 ml Flüssigkeit.
Nach der Applikation: mit mindestens 10 ml Flüssigkeit.

Arzneimittelvorbereitung

Tropfen werden mit einer Spritze oder einer graduierten Pipette entnommen, mit 10 ml Wasser gemischt und über die Sonde appliziert. Die Sonde mit Wasser spülen.
Tablette mörsern, in 10 ml Wasser suspendieren und mit einer Spritze über die Sonde applizieren. Anschließend Spritze und Sonde mit Wasser spülen.

Information zur Sondengabe

Die Suspension ist lichtempfindlich. Der pH-Wert der Lösung beträgt ca. 7–8.
Die gleichzeitige Gabe mit Sondennahrung beeinträchtigt die Resorption und ist zu vermeiden.
Die Bioverfügbarkeit beträgt ca. 60 %, die Plasmahalbwertszeit 20 h.

Dosierung

Initial: 3 mg/Tag.
Dosissteigerung: bis 100 mg/Tag ist möglich.
Erhaltungsdosis: 5–10 mg/Tag.

Fertigarzneimittel

Fertigarzneimittel®	Hersteller	Wirkstoff	Arzneiform	▲	Bemerkungen zur Sondengabe
Haloperidol Hexal 2/5/10 mg	Hexal	Haloperidol	TAB	+	Sondenapplikation möglich
Haloperidol Hexal 2mg/ml// 10mg/ml Lösung	Hexal	Haloperidol	TRO	-	Sondenapplikation möglich
Haloperidol-neuraxpharm 1/4/5/12/ 20 mg	Neuraxpharm	Haloperidol	TAB	+	Keine Angaben des Herstellers
Haloperidol-ratiopharm 1/2/5/10 mg	Ratiopharm	Haloperidol	TAB	+	Sondenapplikation möglich

▲ mörserbar: + ja; - nein; 0 keine Daten

Hydrochlorothiazid

Diuretikum

- Wechselwirkungen mit Sondenmaterial zu erwarten — nein
- Wechselwirkungen mit Sondenmaterial bekannt — nein
- Applikation über Gastralsonde möglich — ja
- Applikation über Duodenalsonde möglich — ja
- Applikation über Jejunalsonde möglich — ja

Mindestdurchmesser der Sonde

6,5 Charrière.

Spülen der Sonde

Vor der Applikation: mit mindestens 10 ml Flüssigkeit.
Nach der Applikation: mit mindestens 10 ml Flüssigkeit.

Arzneimittelvorbereitung

Tablette mörsern, in 10 ml Wasser suspendieren und mit einer Spritze über die Sonde applizieren. Anschließend Spritze und Sonde mit Wasser spülen.

Information zur Sondengabe

Der pH-Wert der Suspension beträgt ca. 7.
Hydrochlorothiazid zersetzt sich in wässriger Lösung. Deshalb sollte die Suspension nach der Zubereitung sofort appliziert werden.
Die Bioverfügbarkeit beträgt ca. 70 %, die Plasmahalbwertszeit 11 h.

Dosierung

Diuretikum: 25–50 mg/Tag.
Antihypertensivum: 12,5 mg/Tag.

Fertigarzneimittel

Fertigarzneimittel®	Hersteller	Wirkstoff	Arzneiform	▲	Bemerkungen zur Sondengabe
Esidrix	Novartis	Hydrochlorothiazid	TAB	+	Sondenapplikation möglich
HCT Hexal 12,5/25 mg	Hexal	Hydrochlorothiazid	TAB	+	Sondenapplikation möglich
HCT-ratiopharm 25 mg	Ratiopharm	Hydrochlorothiazid	TAB	+	Sondenapplikation möglich

▲ mörserbar: + ja; – nein; 0 keine Daten

Hydrotalcit

Antacidum

• Wechselwirkungen mit Sondenmaterial zu erwarten	nein
• Wechselwirkungen mit Sondenmaterial bekannt	nein
• Applikation über Gastralsonde möglich	ja
• Applikation über Duodenalsonde möglich	ja
• Applikation über Jejunalsonde möglich	ja

Mindestdurchmesser der Sonde

6,5 Charrière.

Spülen der Sonde

Vor der Applikation: mit mindestens 10 ml Flüssigkeit.
Nach der Applikation: mit mindestens 10 ml Flüssigkeit.

Arzneimittelvorbereitung

Kautablette mörsern, in 10 ml Wasser suspendieren und mit einer Spritze über die Sonde applizieren. Anschließend Spritze und Sonde mit Wasser spülen.
Die Substanz ist unlöslich in Wasser.

Information zur Sondengabe

Die Suspension hat einen pH-Wert von ca. 10.
Applikation zwischen der Gabe von Nahrung.

Dosierung

500–1000 mg/Tag,
maximal: 6000 mg/Tag.

Fertigarzneimittel

Fertigarznei-mittel®	Hersteller	Wirkstoff	Arznei-form	▲	Bemerkungen zur Sondengabe
Ancid/ 1000 mg	Hexal	Hydro-talcit	KTA	+	Sondenapplikation möglich
Hydrotalcit-ratiopharm 500/1000	Ratio-pharm	Hydro-talcit	KTA	+	Sondenapplikation möglich

▲ mörserbar: + ja; – nein; 0 keine Daten

Ibuprofen

Analgetikum

- Wechselwirkungen mit Sondenmaterial zu erwarten — nein
- Wechselwirkungen mit Sondenmaterial bekannt — nein
- Applikation über Gastralsonde möglich — ja
- Applikation über Duodenalsonde möglich — ja
- Applikation über Jejunalsonde möglich — ja

Mindestdurchmesser der Sonde

6,5 Charrière.

Spülen der Sonde

Vor der Applikation: mit mindestens 20 ml Flüssigkeit.
Nach der Applikation: mit mindestens 30 ml Flüssigkeit.

Arzneimittelvorbereitung

(Film-)Tablette mörsern, in 10 ml Wasser suspendieren und mit einer Spritze über die Sonde applizieren. Anschließend Spritze und Sonde mit Wasser spülen. Die Tabletten zerfallen auch ohne Mörsern in Flüssigkeit, Dauer ca. 5–10 Minuten. Allerdings entstehen größere Aggregate, so dass mehr Flüssigkeit zum Spülen verwendet werden sollte.

Information zur Sondengabe

Die Suspension sollte nicht zusammen mit Sondennahrung gegeben werden. Die Bioverfügbarkeit beträgt ca. 80 %, die Plasmahalbwertszeit 2 h.

Dosierung

200–800 mg/Tag.
Kinder bis 12 Jahre: maximal 18 mg/kg KG pro Tag.
Alternative: ibuprofenhaltige Suppositorien.

Fertigarzneimittel

Fertigarzneimittel®	Hersteller	Wirkstoff	Arzneiform	▲	Bemerkungen zur Sondengabe
Advel gegen Schmerzen	Hexal	Ibuprofen	FTA	+	Sondenapplikation möglich
Dolgit 200/400/600	Dolorgiet	Ibuprofen	DRA	+	Sondenapplikation möglich

Fertigarzneimittel®	Hersteller	Wirkstoff	Arzneiform	▲	Bemerkungen zur Sondengabe
Dolgit 800	Dolorgiet	Ibuprofen	FTA	+	Sondenapplikation möglich
Esprenit 400/600 mg	Hennig	Ibuprofen	FTA	+	Sondenapplikation möglich
Esprenit 800 mg retard	Hennig	Ibuprofen	RET	(+)	Sondenapplikation – sofort nach Zerkleinerung – mit Einschränkung möglich, Retardeffekt beeinträchtigt
Ibudolor 200/400	Stada	Ibuprofen	FTA	+	Keine Sondenapplikation
IbuHexal 200/ 400/600/800	Hexal	Ibuprofen	FTA	+	Sondenapplikation möglich
IbuHexal akut 200/400	Hexal	Ibuprofen	FTA	+	Sondenapplikation möglich
IbuHexal retard	Hexal	Ibuprofen	RET	-	Keine Sondenapplikation, Retardierungsprinzip wird zerstört
Ibuprofen Klinge 400/600	Astellas Pharma	Ibuprofen	FTA	+	Sondenapplikation möglich
Ibuprofen Klinge 800	Astellas Pharma	Ibuprofen	RET	-	Keine Sondenapplikation, Verlust der Retardwirkung
Ibuprofen Stada 400/600 mg	Stada	Ibuprofen	FTA	+	Keine Sondenapplikation
Ibuprofen Stada 800 mg	Stada	Ibuprofen	RET	-	Keine Sondenapplikation, Verlust der Retardwirkung
Ibu-ratiopharm 200/ 400 akut, 400/ 600/800 mg	Ratiopharm	Ibuprofen	FTA	+	Sondenapplikation möglich
IBU-ratiopharm 500 Lysinat	Ratiopharm	Ibuprofen	TAB	+	Sondenapplikation möglich

▲ mörserbar: + ja; – nein; 0 keine Daten

Isosorbiddinitrat

Herzerkrankungen

- Wechselwirkungen* mit Sondenmaterial zu erwarten — ja
- Wechselwirkungen* mit Sondenmaterial bekannt — ja
- Applikation über Gastralsonde möglich — ja
- Applikation über Duodenalsonde möglich — ja
- Applikation über Jejunalsonde möglich — ja

Mindestdurchmesser der Sonde

6,5 Charrière bei Tabletten.
Für den Inhalt von Retardkapseln geeignete Sonde: mindestens 12, besser 14 Charrière.

Spülen der Sonde

Vor der Applikation: mit mindestens 30 ml Flüssigkeit.
Nach der Applikation: mit mindestens 30 ml Flüssigkeit.

Arzneimittelvorbereitung

Tablette mörsern, in 10 ml Wasser suspendieren und mit einer Spritze über die Sonde applizieren. Anschließend Spritze und Sonde mit Wasser spülen.
Die Tabletten zerfallen auch ohne Mörsern in Wasser, Dauer ca. 5 Minuten.
Kapsel öffnen, Pellets in ein Becherglas geben, mit 10 ml Wasser versetzen und die Suspension in einer Spritze aufziehen. Pellets nicht mörsern.

Information zur Sondengabe

Die Suspension sollte nicht zusammen mit Sondennahrung gegeben werden. Der pH-Wert der Suspension beträgt ca. 6–7.
Die Applikation mit sauer reagierenden Flüssigkeiten, z. B. Apfelsaft ist nicht empfehlenswert, da der Arzneistoff im sauren Milieu chemisch nicht stabil ist.

---

* Bekannt sind Kompatibilitätsprobleme mit PVC, Polyurethan und Silikon.

Die Suspension ist licht- und hydrolyseempfindlich und muss sofort appliziert werden. Eine Lichtabdeckung mit Aluminiumfolie ist sinnvoll. Die Bioverfügbarkeit beträgt bei unretardierten Präparaten ca. 25 %, die Plasmahalbwertszeit 2 h. Bei Retardpräparaten beträgt die Bioverfügbarkeit ca. 75 %, die Plasmahalbwertszeit 2 h.

Dosierung

2 × 20 mg/Tag, bei einer höheren Dosierung sollten die Pellets der Retardkapseln verwendet werden.

Fertigarzneimittel

Fertigarzneimittel®	Hersteller	Wirkstoff	Arzneiform	▲	Bemerkungen zur Sondengabe
ISDN Hexal 20/40/60/ 80 mg retard	Hexal	Isosorbiddinitrat	REK	-	Sondenapplikation möglich
ISDN Stada 20/40/80/ 120 mg retard	Stadapharm	Isosorbiddinitrat	REK	-	Keine Sondenapplikation
ISDN Stada 5/20/40 mg	Stadapharm	Isosorbiddinitrat	TAB	+	Sondenapplikation möglich, ohne Zerkleinerung in Wasser suspendierbar
ISDN-ratiopharm 20/40/60/80	Ratiopharm	Isosorbiddinitrat	REK	-	Sondenapplikation möglich, Pelletgröße: 0,5–1,25 mm
ISDN-ratiopharm 5 mg	Ratiopharm	Isosorbiddinitrat	TAB	+	Sondenapplikation möglich

▲ mörserbar: + ja; - nein; 0 keine Daten

Isosorbidmononitrat

Herzerkrankungen

• Wechselwirkungen mit Sondenmaterial zu erwarten	nein
• Wechselwirkungen mit Sondenmaterial bekannt	nein
• Applikation über Gastralsonde möglich	ja
• Applikation über Duodenalsonde möglich	ja
• Applikation über Jejunalsonde möglich	ja

Mindestdurchmesser der Sonde

6,5 Charrière.

Spülen der Sonde

Vor der Applikation: mit mindestens 30 ml Flüssigkeit.
Nach der Applikation: mit mindestens 30 ml Flüssigkeit.

Arzneimittelvorbereitung

Tablette mörsern, in 10 ml Wasser suspendieren und mit einer Spritze über die Sonde applizieren. Anschließend Spritze und Sonde mit Wasser spülen.
Die Tabletten zerfallen auch ohne Mörsern in ca. 20 ml Wasser, Dauer ca. 5–10 Minuten.
Kapsel öffnen, Pellets in ein Becherglas geben, mit 10 ml Wasser versetzen und die Suspension in einer Spritze aufziehen. Pellets nicht mörsern.

Information zur Sondengabe

Die Suspension sollte nicht zusammen mit Sondennahrung gegeben werden.

Der pH-Wert der Suspension beträgt ca. 6–8. Die Applikation mit sauer reagierenden Flüssigkeiten, wie z. B. Apfelsaft, ist nicht empfehlenswert, da der Arzneistoff im sauren Milieu chemisch nicht stabil ist. Die Suspension ist licht- und hydrolyseempfindlich und muss sofort appliziert werden. Eine Lichtabdeckung mit Aluminiumfolie ist sinnvoll.

Die Bioverfügbarkeit beträgt ca. > 90 %, die Plasmahalbwertszeit 4,5 h.

Dosierung

2–3 × 20–40 mg/Tag.

Fertigarzneimittel

Fertigarzneimittel®	Hersteller	Wirkstoff	Arzneiform	▲	Bemerkungen zur Sondengabe
Coleb-Duriles	Astra Zeneca	Isosorbidmononitrat	RET	-	Keine Sondengabe, Verlust der Retardwirkung
IS 5 mono retard-ratiopharm 40/60/100	Ratiopharm	Isosorbidmononitrat	RET	-	Keine Sondenapplikation
IS 5 mono retard-ratiopharm 50	Ratiopharm	Isosorbidmononitrat	REK	-	Sondenapplikation möglich, Pelletgröße: ≤ 1,07 mm
IS 5 mono-ratiopharm 20/40	Ratiopharm	Isosorbidmononitrat	TAB	+	Sondenapplikation möglich

Fertigarzneimittel®	Hersteller	Wirkstoff	Arzneiform	▲	Bemerkungen zur Sondengabe
ISMN Stada 100 mg retard	Stadapharm	Isosorbidmononitrat	RET	-	Keine Sondenapplikation
ISMN Stada 20/40 mg	Stadapharm	Isosorbidmononitrat	TAB	+	Sondenapplikation möglich, ohne Zerkleinerung in Wasser suspendierbar
ISMN Stada 40/50/60 mg retard	Stadapharm	Isosorbidmononitrat	REK	-	Keine Sondenapplikation
Isomonit 60/100 retard	Hexal	Isosorbidmononitrat	RET	-	Keine Sondenapplikation, Mörsern und Suspendieren zerstören das Retardprinzip
Isomonit 20/40	Hexal	Isosorbidmononitrat	TAB	+	Sondenapplikation möglich
Isomonit 40/50/ retard	Hexal	Isosorbidmononitrat	REK	-	Sondenapplikation möglich, Sondendurchmesser ≥ 9–12 CH
Monoclair 100 mg retard	Hennig	Isosorbidmononitrat	RET	(+)	Sondenapplikation – sofort nach Zerkleinerung – mit Einschränkung möglich, Retardeffekt wird beim Mörsern beeinträchtigt
Monoclair 20/40/ 60 mg	Hennig	Isosorbidmononitrat	TAB	+	Sondenapplikation möglich
Monoclair 40/50/ 60 mg retard	Hennig	Isosorbidmononitrat	REK	-	Sondenapplikation möglich, Kapsel kann geöffnet werden, Retardierungseffekt bleibt erhalten (Pellets sind einzeln retardiert)

Fertigarzneimittel®	Hersteller	Wirkstoff	Arzneiform	▲	Bemerkungen zur Sondengabe
Mono-corax 20/40 mg	Corax	Isosorbidmononitrat	TAB	+	Sondenapplikation möglich
Mono-corax retard 40/ retard 60 mg	Corax	Isosorbidmononitrat	REK	-	Sondenapplikation möglich, Retardierungseffekt bleibt erhalten, Kapsel erst kurz vor Applikation öffnen, sofort applizieren, Durchmesser der reinen Zuckerkugel: 710–1000 µm

▲ mörserbar: + ja; - nein; 0 keine Daten

Kalium/Magnesium

Mineralstoff

• Wechselwirkungen mit Sondenmaterial zu erwarten	nein
• Wechselwirkungen mit Sondenmaterial bekannt	nein
• Applikation über Gastralsonde möglich	ja
• Applikation über Duodenalsonde möglich	ja
• Applikation über Jejunalsonde möglich	ja

Mindestdurchmesser der Sonde

6,5 Charrière.

Spülen der Sonde

Vor der Applikation: mit mindestens 20 ml Flüssigkeit.
Nach der Applikation: mit mindestens 50 ml Flüssigkeit.

Arzneimittelvorbereitung

Brausetabletten können in Wasser aufgelöst und mit einer Spritze über die Sonde appliziert werden. Es ist darauf zu achten, dass sich kein Kohlendioxid mehr in der Lösung befindet. Gefäß einmal umschwenken, es dürfen sich keine Gasblasen mehr entwickeln.

Information zur Sondengabe

Ein großes Volumen an Wasser ist nötig, um eine geringe Konzentration der Wirkstoffe in der Suspension zu erreichen. Beide Wirkstoffe bewirken eine Reizung des Gewebes, wenn sie nicht verdünnt werden.

Dosierung

3 × täglich 1 Tablette.

Maximal: 1400/1400 mg Kalium-D,L-hydrogenaspartat.

Fertigarzneimittel

Fertigarzneimittel®	Hersteller	Wirkstoff	Arzneiform	▲	Bemerkungen zur Sondengabe
Kalitrans	Stada	Kalium	BTA	-	Sondenapplikation möglich
KCl-retard Zyma	Novartis	Kalium	RET	-	Keine Sondenapplikation, Retardierungseffekt wird beim Mörsern zerstört

▲ mörserbar: + ja; - nein; 0 keine Daten

Kaliumiodid

Strumaprophylaxe und -therapie

• Wechselwirkungen mit Sondenmaterial zu erwarten	nein
• Wechselwirkungen mit Sondenmaterial bekannt	nein
• Applikation über Gastralsonde möglich	ja
• Applikation über Duodenalsonde möglich	ja
• Applikation über Jejunalsonde möglich	ja

Mindestdurchmesser der Sonde

6,5 Charrière.

Spülen der Sonde

Vor der Applikation: mit mindestens 10 ml Flüssigkeit.
Nach der Applikation: mit mindestens 10 ml Flüssigkeit.

Arzneimittelvorbereitung

Tablette mörsern, in 10 ml Wasser suspendieren und mit einer Spritze über die Sonde applizieren. Anschließend Spritze und Sonde mit Wasser spülen.

Information zur Sondengabe

Kaliumiodid ist lichtempfindlich.

Dosierung

50–200 µg/Tag.

Fertigarzneimittel

Fertigarzneimittel®	Hersteller	Wirkstoff	Arzneiform	▲	Bemerkungen zur Sondengabe
Jodid 100/200/500 µg	Merck	Kaliumiodid	TAB	+	Keine Angaben des Herstellers
Jodid 100/200 Hexal	Hexal	Kaliumiodid	TAB	+	Sondenapplikation möglich
Jodid-ratiopharm 100/200 µg	Ratiopharm	Kaliumiodid	TAB	+	Sondenapplikation möglich

▲ mörserbar: + ja; – nein; 0 keine Daten

Ketotifen

Antihistaminikum

• Wechselwirkungen mit Sondenmaterial zu erwarten	nein
• Wechselwirkungen mit Sondenmaterial bekannt	nein
• Applikation über Gastralsonde möglich	ja
• Applikation über Duodenalsonde möglich	ja
• Applikation über Jejunalsonde möglich	ja

Mindestdurchmesser der Sonde

6,5 Charrière.

Spülen der Sonde

Vor der Applikation: mit mindestens 10 ml Flüssigkeit.
Nach der Applikation: mit mindestens 10 ml Flüssigkeit.

Arzneimittelvorbereitung

Kapsel öffnen, Inhalt in 10 ml Wasser suspendieren und mit einer Spritze über die Sonde applizieren. Anschließend Spritze und Sonde mit Wasser spülen.
Sirup mit einer Spritze oder einer Pipette entnehmen, mit 20 ml Wasser verdünnen und mit einer Spritze über die Sonde applizieren. Anschließend Spritze und Sonde mit Wasser spülen.

Information zur Sondengabe

Die Bioverfügbarkeit beträgt ca. 50 %, die Plasmahalbwertszeit 4 h.

Dosierung

Initial: 1 mg abends.
Erhaltungsdosis: 2 × 1 mg/Tag.

Fertigarzneimittel

Fertigarznei-mittel®	Hersteller	Wirkstoff	Arznei-form	▲	Bemerkungen zur Sondengabe
Ketof	Hexal	Ketotifen	KPS	–	Sondenapplikation möglich
Ketof Sirup	Hexal	Ketotifen	SIR	–	Sondenapplikation möglich
Ketotifen Stada	Stada	Ketotifen	KPS	–	Sondenapplikation möglich

▲ mörserbar: + ja; – nein; 0 keine Daten

Lactulose

Laxans

• Wechselwirkungen mit Sondenmaterial zu erwarten	nein
• Wechselwirkungen mit Sondenmaterial bekannt	nein
• Applikation über Gastralsonde möglich	ja
• Applikation über Duodenalsonde möglich	ja
• Applikation über Jejunalsonde möglich	ja

Mindestdurchmesser der Sonde

6,5 Charrière.

Spülen der Sonde

Vor der Applikation: mit mindestens 10 ml Flüssigkeit.
Nach der Applikation: mit mindestens 20 ml Flüssigkeit.

Arzneimittelvorbereitung

Sirup mit einer Spritze oder einer graduierten Pipette entnehmen, mit 20 ml Wasser verdünnen und über die Sonde applizieren.

Information zur Sondengabe

Die Resorption ist < 2 %.
Die laxierende Wirkung tritt nach 2–4 h (manchmal erst nach 8–10 h) auf.
Cave: Patienten mit Fructoseintoleranz dürfen keinen Lactulose-Sirup erhalten.

Dosierung

20–40 ml/Tag bei Obstipation, andere Indikationen – siehe Beipackzettel.

Fertigarzneimittel

Fertigarzneimittel®	Hersteller	Wirkstoff	Arzneiform	▲	Bemerkungen zur Sondengabe
Lactulose Hexal Sirup	Hexal	Lactulose	SIR	-	Sondenapplikation möglich
Tulotract Lösung	Ardeypharm	Lactulose	SAF	-	Keine Angaben des Herstellers
Lactulose Stada	Stada	Lactulose	GRA	-	Flüssige Formen bevorzugen

▲ mörserbar: + ja; - nein; 0 keine Daten

Lamotrigin

Antiepileptikum

- Wechselwirkung mit Sondenmaterial zu erwarten — nein
- Wechselwirkung mit Sondenmaterial bekannt — nein
- Applikation über Gastralsonde möglich — ja
- Applikation über Duodenalsonde möglich — ja
- Applikation über Jejunalsonde möglich — ja

Mindestdurchmesser der Sonde

6,5 Charrière.

Spülen der Sonde

Vor der Applikation: mit mindestens 10 ml Flüssigkeit.
Nach der Applikation: mit mindestens 10 ml Flüssigkeit.

Arzneimittelvorbereitung

Disperstablette in 10 ml Wasser suspendieren und mit einer Spritze über die Sonde applizieren. Anschließend Spritze und Sonde mit Wasser spülen.
Tablette mörsern oder suspendieren und mit einer Spritze über die Sonde applizieren. Anschließend Spritze und Sonde mit Wasser spülen.

Information zur Sondengabe

Die Bioverfügbarkeit von Lamotrigin beträgt ca. 98 %, die Plasmahalbwertszeit ca. 26 h.
Lamotrigin ist licht- und feuchtigkeitsempfindlich. Die Suspension ist unmittelbar nach der Herstellung anzuwenden (vor oder nach der Mahlzeit).

Dosierung

Monotherapie bei Erwachsenen und Jugendlichen
Initial:
in den ersten 2 Wochen 1-mal tgl. 25 mg, danach über einen Zeitraum von 2 Wochen 50 mg 1-mal tgl. Danach sollte die Dosis alle 1–2 Wochen

um max. 50–100 mg Lamotrigin erhöht werden, bis der optimale Therapieeffekt erreicht ist.
Erhaltungsdosis:
übliche Dosis 100–200 mg/Tag, 1-mal tgl. oder aufgeteilt in zwei Einzeldosen.

Fertigarzneimittel

Fertigarzneimittel®	Hersteller	Wirkstoff	Arzneiform	▲	Bemerkungen zur Sondengabe
Lamotrigin Destin 25/50/100/200 mg	Desitin	Lamotrigin	TAB	0	Keine Angabe des Herstellers
Lamotrigin Destin 5 mg	Desitin	Lamotrigin	TAB	-	Sondenapplikation möglich, Tabletten zur Herstellung einer Suspension
Lamotrigin Destin Quadro 100	Desitin	Lamotrigin	TAB	0	Keine Angaben des Herstellers
Lamotrigin Hexal 2/5/25/50/100/200 mg	Hexal	Lamotrigin	TAB	0	Sondenapplikation möglich, Tabletten zur Herstellung einer Suspension
Lamotrigin Stada 5/25/50/100/200 mg	Stadapharm	Lamotrigin	TAB	+	Sondenapplikation möglich, ohne Zerkleinerung in Wasser suspendierbar
Lamotrigin-neuraxpharm 25/50/100/200 mg	Neuraxpharm	Lamotrigin	TAB	-	Sondenapplikation möglich, Disperstabletten
Lamotrigin-ratiopharm 5/25/50/100/200	Ratiopharm	Lamotrigin	TAB	+	Sondenapplikation möglich, Disperstabletten

▲ mörserbar: + ja; - nein; 0 keine Daten

Lansoprazol

Ulkustherapeutikum

• Wechselwirkungen mit Sondenmaterial zu erwarten	nein
• Wechselwirkungen mit Sondenmaterial bekannt	nein
• Applikation über Gastralsonde möglich	nein
• Applikation über Duodenalsonde möglich	ja
• Applikation über Jejunalsonde möglich	ja

Mindestdurchmesser der Sonde

Gastral ≥ 9 Charrière.
Duodenal/jejunal ≥ 8 Charrière.

Spülen der Sonde

Vor der Applikation: mit mindestens 20 ml Flüssigkeit.
Nach der Applikation: mit mindestens 20 ml Flüssigkeit.

Arzneimittelvorbereitung

Retard-Pellets wie in Tabelle angegeben vorbereiten und mit einer Spritze über die Sonde applizieren. Anschließend Spritze und Sonde mit Wasser spülen.

Dosierung

15–30 mg/Tag, bei Ulkus 30 mg/Tag.

Fertigarzneimittel

Fertigarzneimittel®	Hersteller	Wirkstoff	Arzneiform	▲	Bemerkungen zur Sondengabe
Lansoprazol Hexal 15/ -30 mg	Hexal	Lansoprazol	KMR	+	Sondenapplikation möglich: **gastral:** Sondendurchmesser ≥ 9 CH, Pellets in 20 ml Wasser suspendieren **duodenal/jejunal:** Sondendurchmesser ≥ 8 CH, Kapsel-Pellets in 10 ml 8,4 % $NaHCO_3$ zerfallen lassen oder Pellets fein mörsern und in 10 ml Wasser suspendieren
Lansoprazol Stada 15/ 30 mg	Stadapharm	Lansoprazol	KMR	-	Keine Sondenapplikation

▲ mörserbar: + ja; - nein; 0 keine Daten

Levodopa/Benserazid

Parkinsonmittel

• Wechselwirkungen mit Sondenmaterial zu erwarten	nein
• Wechselwirkungen mit Sondenmaterial bekannt	nein
• Applikation über Gastralsonde möglich	ja
• Applikation über Duodenalsonde möglich	ja
• Applikation über Jejunalsonde möglich	ja

Mindestdurchmesser der Sonde

6,5 Charrière.

Spülen der Sonde

Vor der Applikation: mit mindestens 10 ml Flüssigkeit.
Nach der Applikation: mit mindestens 10 ml Flüssigkeit.

Arzneimittelvorbereitung

Tablette mörsern, in 10 ml Wasser suspendieren und mit einer Spritze über die Sonde applizieren. Anschließend Spritze und Sonde mit Wasser spülen.
Kapsel öffnen, Inhalt in 20 ml Wasser suspendieren und mit einer Spritze über die Sonde applizieren. Anschließend Spritze und Sonde mit Wasser spülen.

Information zur Sondengabe

Die Suspension ist licht-, oxidations- und hydrolyseempfindlich. Sie muss vor der Applikation frisch hergestellt werden.
Die Bioverfügbarkeit mit einem Decarboxylase-Hemmer liegt bei ca. 60 %. Die Plasmahalbwertszeit ist unabhängig von einem Decarboxylase-Hemmer und beträgt ca. 3 h.
Levodopa/Benserazid sollte 30 Minuten vor oder 90 Minuten nach der Nahrung durch die Sonde gegeben werden.

Dosierung

100–200 Levodopa mg/Tag.
Eine Dosissteigerung um 100 mg Levodopa/Tag ist möglich, maximal: 750 mg Levodopa/Tag.
Die Tagesdosis sollte auf 3–4 Einzelgaben verteilt werden.

Fertigarzneimittel

Fertigarzneimittel®	Hersteller	Wirkstoff	Arzneiform	▲	Bemerkungen zur Sondengabe
Levodopa comp. B Stada 50/12,5//100/25//200/50 mg	Stadapharm	Levodopa, Benserazid	KPS	-	Sondenapplikation möglich
Levopar 62,5/125/250 mg	Hexal	Levodopa, Benserazid	KPS	-	Sondenapplikation möglich
Madopar 62,5/125 mg	Roche	Levodopa, Benserazid	KPS	-	Kapselinhalt ist nicht stabilisiert, der Hersteller empfiehlt Madopar LT zu verwenden
Madopar Depot	Roche	Levodopa, Benserazid	KPS	-	Kapselinhalt ist nicht stabilisiert, der Hersteller empfiehlt Madopar LT zu verwenden Depoteffekt ist an die Kapselhülle gebunden
Madopar LT	Roche	Levodopa, Benserazid	TAB	+	Sondenapplikation möglich

▲ mörserbar: + ja; - nein; 0 keine Daten

Levodopa/Carbidopa

Parkinsonmittel

• Wechselwirkungen mit Sondenmaterial zu erwarten	nein
• Wechselwirkungen mit Sondenmaterial bekannt	nein
• Applikation über Gastralsonde möglich	ja
• Applikation über Duodenalsonde möglich	ja
• Applikation über Jejunalsonde möglich	ja

Mindestdurchmesser der Sonde

6,5 Charrière.

Spülen der Sonde

Vor der Applikation: mit mindestens 10 ml Flüssigkeit.
Nach der Applikation: mit mindestens 10 ml Flüssigkeit.

Arzneimittelvorbereitung

Tablette mörsern, in 10 ml Wasser suspendieren und mit einer Spritze über die Sonde applizieren. Anschließend Spritze und Sonde mit Wasser spülen.

Information zur Sondengabe

Die Suspension ist licht-, oxidations- und hydrolyseempfindlich. Sie muss vor der Applikation frisch hergestellt werden. Der pH-Wert der Lösung ist 7. Eine gleichzeitige Gabe mit Sondennahrung ist nicht zu empfehlen.
Die Bioverfügbarkeit mit einem Decarboxylase-Hemmer liegt bei ca. 60 %. Die Plasmahalbwertszeit ist unabhängig von einem Decarboxylase-Hemmer und beträgt ca. 3 h.

Dosierung

100–200 Levodopa mg/Tag mit 25–50 mg Carbidopa/Tag.
Eine Dosissteigerung um 100 mg Levodopa/Tag ist möglich.
Maximal: 750 mg Levodpa und 175 mg Carbidopa/Tag.
Die Tagesdosis sollte auf 3–4 Einzelgaben verteilt werden.

Fertigarzneimittel

Fertigarzneimittel®	Hersteller	Wirkstoff	Arzneiform	▲	Bemerkungen zur Sondengabe
Isicom 100/250 mg	Desitin	Levodopa, Carbidopa	TAB	+	Sondenapplikation möglich
Levocomp 100/25//200/50//250/25	Hexal	Levodopa, Carbidopa	TAB	+	Sondenapplikation möglich
Levocomp retard 100/25//200/50 mg	Hexal	Levodopa, Carbidopa	RET	-	Keine Sondenapplikation, Retardform (Hydrokolloidmatrix) wird durch Mörsern der Tablette zerstört
Levodopa-ratiopharm comp. 100/25//200/50	Ratiopharm	Levodopa, Carbidopa	TAB	+	Sondenapplikation möglich
Levodopa-ratiopharm comp. 100/25//200/50	Ratiopharm	Levodopa, Carbidopa	RET	-	Keine Sondenapplikation, Verlust der Retardierung

▲ mörserbar: + ja; – nein; 0 keine Daten

Levomepromazin

Neuroleptikum

- Wechselwirkungen mit Sondenmaterial zu erwarten — nein
- Wechselwirkungen mit Sondenmaterial bekannt — nein
- Applikation über Gastralsonde möglich — ja
- Applikation über Duodenalsonde möglich — nein
- Applikation über Jejunalsonde möglich — nein

Mindestdurchmesser der Sonde

6,5 Charrière.

Spülen der Sonde

Vor der Applikation: mit mindestens 10 ml Flüssigkeit.
Nach der Applikation: mit mindestens 10 ml Flüssigkeit.

Arzneimittelvorbereitung

Tablette mörsern, in 10 ml Wasser suspendieren und mit einer Spritze über die Sonde applizieren. Anschließend Spritze und Sonde mit Wasser spülen.

Information zur Sondengabe

Die Suspension ist licht- und oxidationsempfindlich und es empfiehlt sich, alle Gefäße mit Aluminiumfolie einzuwickeln.
Die Bioverfügbarkeit beträgt ca. 50 %, die Plasmahalbwertszeit 20 h (bis 30 h bekannt).

Dosierung

Sedierung: 25–50 mg/Tag.
Psychosen: 2–4 × 25–50 mg/Tag,

maximal: 500 mg/Tag,
Erhaltungsdosis: 75 mg/Tag.
Alternative: Neurocil Tropfen.

Fertigarzneimittel

Fertigarzneimittel®	Hersteller	Wirkstoff	Arzneiform	▲	Bemerkungen zur Sondengabe
Levium 25/100	Hexal	Levomepromazin	TAB	+	Sondenapplikation möglich
Levomepromazin-neuraxpharm 10/25/50/100	Neuraxpharm	Levomepromazin	TAB	0	Keine Angaben des Herstellers

▲ mörserbar: + ja; – nein; 0 keine Daten

Levothyroxin/Kaliumiodid

Schilddrüsenhormon

• Wechselwirkungen* mit Sondenmaterial zu erwarten	ja
• Wechselwirkungen* mit Sondenmaterial bekannt	ja
• Applikation über Gastralsonde möglich	ja
• Applikation über Duodenalsonde möglich	ja
• Applikation über Jejunalsonde möglich	ja

Mindestdurchmesser der Sonde

6,5 Charrière.

Spülen der Sonde

Vor der Applikation: mit mindestens 10 ml Flüssigkeit.
Nach der Applikation: mit mindestens 10 ml Flüssigkeit.

Arzneimittelvorbereitung

Tablette mörsern, in 10 ml Wasser suspendieren und mit einer Spritze über die Sonde applizieren. Anschließend Spritze und Sonde mit Wasser spülen.

Information zur Sondengabe

Die Suspension ist licht- und oxidationsempfindlich. Die Suspension soll direkt vor Gebrauch hergestellt und sofort appliziert werden. Mit Sondennahrung besteht eine Unverträglichkeit.
Die Bioverfügbarkeit beträgt ca. 80 %.

---

* Kompatibilitätsprobleme mit PVC bekannt.

Dosierung

Initial: 50/50 μg/Tag.
Steigerung: bis zu 100/100 μg/Tag.

Fertigarzneimittel

Fertigarzneimittel®	Hersteller	Wirkstoff	Arzneiform	▲	Bemerkungen zur Sondengabe
Jodthyrox	Merck	Levothyroxin, Kaliumiodid	TAB	0	Keine Angaben des Herstellers
L-Thyrox Jod Hexal (alle Dosierungen)	Hexal	Levothyroxin, Iodid	TAB	+	Sondenapplikation möglich

▲ mörserbar: + ja; – nein; 0 keine Daten

Levothyroxin

Schilddrüsenhormon

• Wechselwirkungen* mit Sondenmaterial zu erwarten	ja
• Wechselwirkungen* mit Sondenmaterial bekannt	ja
• Applikation über Gastralsonde möglich	ja
• Applikation über Duodenalsonde möglich	ja
• Applikation über Jejunalsonde möglich	ja

Mindestdurchmesser der Sonde

6,5 Charrière.

Spülen der Sonde

Vor der Applikation: mit mindestens 10 ml Flüssigkeit.
Nach der Applikation: mit mindestens 10 ml Flüssigkeit.

Arzneimittelvorbereitung

Tablette mörsern, in 10 ml Wasser suspendieren und mit einer Spritze über die Sonde applizieren. Anschließend Spritze und Sonde mit Wasser spülen.

Information zur Sondengabe

Die Suspension ist licht- und oxidationsempfindlich. Die Suspension erst direkt vor Gebrauch herstellen und sofort applizieren. Mit Sondennahrung besteht eine Unverträglichkeit.
Die Bioverfügbarkeit beträgt ca. 80 %.

Dosierung

Initial: 25 µg nüchtern.
Steigerung: bis zu 200 µg/Tag.
Mittlere Erhaltungsdosis: ca. 75–100 µg/Tag.

* Kompatibilitätsprobleme mit PVC bekannt.

Fertigarzneimittel

Fertigarzneimittel®	Hersteller	Wirkstoff	Arzneiform	▲	Bemerkungen zur Sondengabe
Euthyrox (alle Dosierungen)	Merck	Levothyroxin	TAB	+	Sondenapplikation möglich
L-Thyrox (alle Dosierungen)	Hexal	Levothyroxin	TAB	+	Sondenapplikation möglich
L-Thyroxin (alle Dosierungen)	Sanofi-Aventis	Levothyroxin	TAB	+	Sondenapplikation möglich

▲ mörserbar: + ja; – nein; 0 keine Daten

Lisinopril

Antihypertensivum, Herzinsuffizienz

- Wechselwirkungen mit Sondenmaterial zu erwarten nein
- Wechselwirkungen mit Sondenmaterial bekannt nein
- Applikation über Gastralsonde möglich ja
- Applikation über Duodenalsonde möglich ja
- Applikation über Jejunalsonde möglich ja

Mindestdurchmesser der Sonde

6,5 Charrière.

Spülen der Sonde

Vor der Applikation: mit mindestens 20 ml Flüssigkeit.
Nach der Applikation: mit mindestens 20 ml Flüssigkeit.

Arzneimittelvorbereitung

Tablette mörsern, in 10–20 ml Wasser suspendieren und mit einer Spritze über die Sonde applizieren. Anschließend Spritze und Sonde mit Wasser spülen.
Die Tabletten zerfallen in Wasser in ca. 15 Minuten.

Information zur Sondengabe

Der pH-Wert der Suspension liegt bei ca. 7–8.
Die Bioverfügbarkeit beträgt ca. 30 %, die Plasmahalbwertszeit 12 h.

Dosierung

Initial: 2,5–5 mg/Tag.
Erhaltungsdosis: 5–10 mg/Tag.

Fertigarzneimittel

Fertigarzneimittel®	Hersteller	Wirkstoff	Arzneiform	▲	Bemerkungen zur Sondengabe
Acerbon 2,5/ 5/10/20 mg	Astra Zeneca	Lisinopril	TAB	+	Sondenapplikation möglich
Acercomp/ mite	Astra Zeneca	Lisinopril, Hydrochlorothiazid	TAB	+	Sondenapplikation möglich
Lisi-Hennig 5/10/20 mg	Hennig	Lisinopril	TAB	+	Sondenapplikation möglich
LisiHexal 2,5/ 5/10/20 mg	Hexal	Lisinopril	TAB	+	Sondenapplikation möglich
LisiHexal comp 10/ 12,5//20/12,5	Hexal	Lisinopril, Hydrochlorothiazid	TAB	0	Keine Angaben des Herstellers
Lisinopril Stada 2,5/5// 10/20 mg	Stada	Lisinopril	TAB	+	Sondenapplikation möglich, ohne Zerkleinerung in Wasser suspendierbar
Lisinopril-ratiopharm 2,5/5//10/20 mg	Ratiopharm	Lisinopril	TAB	+	Sondenapplikation möglich
Lisinopril-ratiopharm comp. 10/12,5// 20/12,5 mg	Ratiopharm	Lisinopril	TAB	+	Sondenapplikation möglich
Lisiplus Stada 10/12,5// 20/12,5 mg	Stadapharm	Lisinopril, Hydrochlorthiazid	TAB	+	Sondenapplikation möglich, ohne Zerkleinerung in Wasser suspendierbar

▲ mörserbar: + ja; – nein; 0 keine Daten

Loperamid

Antidiarrhoikum

- Wechselwirkungen mit Sondenmaterial zu erwarten — nein
- Wechselwirkungen mit Sondenmaterial bekannt — nein
- Applikation über Gastralsonde möglich — ja
- Applikation über Duodenalsonde möglich — ja
- Applikation über Jejunalsonde möglich — ja

Mindestdurchmesser der Sonde

6,5 Charrière.

Spülen der Sonde

Vor der Applikation: mit mindestens 10 ml Flüssigkeit.
Nach der Applikation: mit mindestens 10 ml Flüssigkeit.

Arzneimittelvorbereitung

Brausetabletten können in Wasser aufgelöst und mit einer Spritze über die Sonde appliziert werden. Es ist darauf zu achten, dass sich kein Kohlendioxid mehr in der Lösung befindet. Gefäß einmal umschwenken, es dürfen sich keine Gasblasen mehr entwickeln.
Der Inhalt einer **Kapsel** wird in 10–20 ml Wasser suspendieren und mit einer Spritze über die Sonde applizieren. Die Sonde nach der Gabe zweimal spülen.
Die erforderliche Menge **Tropfen** wird mit einer Spritze oder einer graduierten Pipette entnommen, mit 5–10 ml Wasser gemischt und über die Sonde appliziert. Anschließend Spritze und Sonde mit Wasser spülen.
(Film-)Tablette mörsern, in 10 ml Wasser suspendieren und mit einer Spritze über die Sonde applizieren. Anschließend Spritze und Sonde mit Wasser spülen.
Die Tabletten zerfallen in Wasser in ca. 3–5 Minuten.

Information zur Sondengabe

Es ist darauf zu achten, dass die Lösung ausgegast ist, das bedeutet, dass sich kein Kohlendioxid mehr in der Lösung befinden sollte. Gefäß einmal umschwenken. Es dürfen sich keine Gasblasen mehr entwickeln. Zur Bioverfügbarkeit liegen keine Daten vor, die Plasmahalbwertszeit beträgt 10 h.

Dosierung

Initial: 4 mg/Tag,
Erhaltungsdosis: 2 mg/Tag.

Fertigarzneimittel

Fertigarzneimittel®	Hersteller	Wirkstoff	Arzneiform	▲	Bemerkungen zur Sondengabe
Lopedium	Hexal	Loperamid	KPS	-	Sondenapplikation möglich, flüssige Alternativen bevorzugen
Lopedium akut bei akutem Durchfall	Hexal	Loperamid	KPS	-	Sondenapplikation möglich, Kapsel kann geöffnet werden
Lopedium ISO/ akut ISO	Hexal	Loperamid	BTA	-	Sondenapplikation möglich
Lopedium Lösung	Hexal	Loperamid	TRO	-	Sondenapplikation möglich
Lopedium T	Hexal	Loperamid	TAB	+	Sondenapplikation möglich
Loperamid Stada/akut	Stada	Loperamid	KPS	-	Sondenapplikation möglich
Loperamid-ratiopharm/ akut	Ratiopharm	Loperamid	FTA	+	Sondenapplikation möglich

▲ mörserbar: + ja; - nein; 0 keine Daten

Loratadin

Antihistaminikum

• Wechselwirkungen mit Sondenmaterial zu erwarten	nein
• Wechselwirkungen mit Sondenmaterial bekannt	nein
• Applikation über Gastralsonde möglich	ja
• Applikation über Duodenalsonde möglich	ja
• Applikation über Jejunalsonde möglich	ja

Mindestdurchmesser der Sonde
6,5 Charrière.

Spülen der Sonde
Vor der Applikation: mit mindestens 10 ml Flüssigkeit.
Nach der Applikation: mit mindestens 10 ml Flüssigkeit.

Arzneimittelvorbereitung
Tablette mörsern, in 10 ml Wasser suspendieren und mit einer Spritze über die Sonde applizieren. Anschließend Spritze und Sonde mit Wasser spülen.

Information zur Sondengabe
Zur Bioverfügbarkeit liegen keine Daten vor, die Plasmahalbwertszeit beträgt 8 h.

Dosierung
1 × 10 mg/Tag.

Fertigarzneimittel

Fertigarzneimittel®	Hersteller	Wirkstoff	Arzneiform	▲	Bemerkungen zur Sondengabe
Lorano/akut	Hexal	Loratadin	TAB	+	Sondenapplikation möglich
Loratadin Stada 10 mg/ allerg	Stada	Loratadin	TAB	+	Sondenapplikation möglich, ohne Zerkleinerung in Wasser suspendierbar
Loratadin-ratiopharm bei Allergien	Ratiopharm	Loratadin	TAB	+	Sondenapplikation möglich

▲ mörserbar: + ja; – nein; 0 keine Daten

Lovastatin

Lipidsenker

• Wechselwirkungen mit Sondenmaterial zu erwarten	nein
• Wechselwirkungen mit Sondenmaterial bekannt	nein
• Applikation über Gastralsonde möglich	ja
• Applikation über Duodenalsonde möglich	ja
• Applikation über Jejunalsonde möglich	ja

Mindestdurchmesser der Sonde

6,5 Charrière.

Spülen der Sonde

Vor der Applikation: mit mindestens 10 ml Flüssigkeit.
Nach der Applikation: mit mindestens 10 ml Flüssigkeit.

Arzneimittelvorbereitung

Tablette mörsern, in 10 ml Wasser suspendieren und mit einer Spritze über die Sonde applizieren. Anschließend Spritze und Sonde mit Wasser spülen.

Information zur Sondengabe

Die Suspension ist licht- und oxidationsempfindlich. Die Suspension sollte vor Gebrauch frisch hergestellt werden. Keine gleichzeitige Gabe mit Sondennahrung.
Die Bioverfügbarkeit beträgt ca. 30 %. Zur Plasmahalbwertszeit liegen keine Daten vor.

Dosierung

20 mg/Tag,
maximal: 80 mg/Tag.

Fertigarzneimittel

Fertigarzneimittel®	Hersteller	Wirkstoff	Arzneiform	▲	Bemerkungen zur Sondengabe
Lovahexal 10/20/40	Hexal	Lovastatin	TAB	+	Sondenapplikation möglich
Lovastatin Stada 10/20/40 mg	Stadapharm	Lovastatin	TAB	+	Sondenapplikation möglich, ohne Zerkleinerung in Wasser suspendierbar
Lovastatin-ratiopharm 10/20/40	Ratiopharm	Lovastatin	TAB	+	Sondenapplikation möglich

▲ mörserbar: + ja; – nein; 0 keine Daten

Magnesium

Mineralstoff

• Wechselwirkungen mit Sondenmaterial zu erwarten	nein
• Wechselwirkungen mit Sondenmaterial bekannt	nein
• Applikation über Gastralsonde möglich	ja
• Applikation über Duodenalsonde möglich	ja
• Applikation über Jejunalsonde möglich	ja

Mindestdurchmesser der Sonde
6,5 Charrière.

Spülen der Sonde
Vor der Applikation: mit mindestens 10 ml Flüssigkeit.
Nach der Applikation: mit mindestens 10 ml Flüssigkeit.

Arzneimittelvorbereitung
Brausetablette in 30 ml Wasser lösen und mit einer Spritze über die Sonde applizieren. Anschließend Spritze und Sonde mit Wasser spülen. Es ist darauf zu achten, dass sich kein Kohlendioxid mehr in der Lösung befindet. Gefäß einmal umschwenken, es dürfen sich keine Gasblasen mehr entwickeln.

Information zur Sondengabe
Resorptionsbeeinflussung: Magnesium, Eisen, Fluoride.

Dosierung
2 × 1 Brausetablette täglich.

Fertigarzneimittel

Fertigarzneimittel®	Hersteller	Wirkstoff	Arzneiform	▲	Bemerkungen zur Sondengabe
Magium	Hexal	Magnesium	KTA	-	Keine Sondenapplikation, keine ausreichende Zerkleinerung durch Mörsern möglich, Brausetabletten bevorzugen
Magium Brause 5/10	Hexal	Magnesium	BTA	-	Sondenapplikation möglich
Magnesium-Diasporal 150	Protina	Magnesium	KPS	+	Kapsel kann geöffnet werden
Magnesium-Diasporal 300	Protina	Magnesium	GRA	-	Sondenapplikation möglich, mit 30 ml H_2O verdünnen
Magnesium-ratiopharm	Ratiopharm	Magnesium	KTA	+	Sondenapplikation möglich
Magnetrans extra 243 mg	Stada	Magnesium	KPS	-	Keine Sondenapplikation
Magnetrans forte 150 mg	Stada	Magnesium	KPS	-	Keine Sondenapplikation

▲ mörserbar: + ja; - nein; 0 keine Daten

Maprotilin

Antidepressivum

- Wechselwirkungen mit Sondenmaterial zu erwarten — nein
- Wechselwirkungen mit Sondenmaterial bekannt — nein
- Applikation über Gastralsonde möglich — ja
- Applikation über Duodenalsonde möglich — ja
- Applikation über Jejunalsonde möglich — ja

Mindestdurchmesser der Sonde

6,5 Charrière.

Spülen der Sonde

Vor der Applikation: mit mindestens 20 ml Flüssigkeit.
Nach der Applikation: mit mindestens 20 ml Flüssigkeit.

Arzneimittelvorbereitung

Filmtablette mörsern, in 10 ml Wasser suspendieren und mit einer Spritze über die Sonde applizieren. Anschließend Spritze und Sonde mit Wasser spülen. Der Filmüberzug muss beim Mörsern gut zerkleinert werden.
Die Filmtablette zerfällt in 20 ml Wasser in ca. 15 Min.

Information zur Sondengabe

Der pH-Wert der Suspension beträgt 8–9.
Die Bioverfügbarkeit ist unter 5 %, die Resorption beträgt nur ca. 30 % und es erfolgt eine enzymatische Veränderung zu unwirksamen Metaboliten.

Dosierung

Initial: 25–50 mg/Tag,
danach individuelle Dosierung.

Fertigarzneimittel

Fertigarzneimittel®	Hersteller	Wirkstoff	Arzneiform	▲	Bemerkungen zur Sondengabe
Ludiomil 25/50/75mg	Dolorgiet	Maprotilin	FTA	+	Sondenapplikation möglich
Maprolu 10/25/50/ 75 mg	Hexal	Maprotilin	FTA	+	Sondenapplikation möglich
Maprotilin-neuraxpharm 25/50/75	Neuraxpharm	Maprotilin	FTA	0	Keine Angaben des Herstellers
Maprotilin-ratiopharm 25/50/75	Ratiopharm	Maprotilin	FTA	+	Sondenapplikation möglich

▲ mörserbar: + ja; – nein; 0 keine Daten

Meloxicam

Nichtsteroidales Antirheumatikum (NSAR)

• Wechselwirkungen mit Sondenmaterial zu erwarten	nein
• Wechselwirkungen mit Sondenmaterial bekannt	nein
• Applikation über Gastralsonde möglich	ja
• Applikation über Duodenalsonde möglich	ja
• Applikation über Jejunalsonde möglich	ja

Mindestdurchmesser der Sonde

6,5 Charrière.

Spülen der Sonde

Vor der Applikation: mit mindestens 10 ml Flüssigkeit.
Nach der Applikation: mit mindestens 10 ml Flüssigkeit.

Arzneimittelvorbereitung

Tablette mörsern, in 10 ml Wasser suspendieren und mit einer Spritze über die Sonde applizieren. Anschließend Spritze und Sonde mit Wasser spülen. Die Tablette zerfällt auch in Wasser in ca. 20 Minuten.

Information zur Sondengabe

Die Bioverfügbarkeit beträgt ca. 90 %.

Dosierung

1 × 7,5 mg/Tag,
maximal: 15 mg/Tag.

Fertigarzneimittel

Fertigarzneimittel®	Hersteller	Wirkstoff	Arzneiform	▲	Bemerkungen zur Sondengabe
Meloxicam Hexal 7,5/15 mg	Hexal	Meloxicam	TAB	+	Sondenapplikation möglich
Meloxicam Stada 7,5/15 mg	Stadapharm	Meloxicam	TAB	+	Sondenapplikation möglich, ohne Zerkleinerung in Wasser suspendierbar
Meloxicam-ratiopharm 7,5/15 mg	Ratiopharm	Meloxicam	TAB	+	Sondenapplikation möglich, Sondendurchmesser ≥ 6,5 CH
Mobec	Boehringer Ingelheim	Meloxicam	TAB	0	Keine Angaben des Herstellers

▲ mörserbar: + ja; – nein; 0 keine Daten

Melperon

Neuroleptikum

• Wechselwirkungen mit Sondenmaterial zu erwarten	nein
• Wechselwirkungen mit Sondenmaterial bekannt	nein
• Applikation über Gastralsonde möglich	ja
• Applikation über Duodenalsonde möglich	ja
• Applikation über Jejunalsonde möglich	ja

Mindestdurchmesser der Sonde

6,5 Charrière.

Spülen der Sonde

Vor der Applikation: mit mindestens 10 ml Flüssigkeit.
Nach der Applikation: mit mindestens 10 ml Flüssigkeit.

Arzneimittelvorbereitung

Filmtablette mörsern, in 10 ml Wasser suspendieren und mit einer Spritze über die Sonde applizieren. Anschließend Spritze und Sonde mit Wasser spülen.
Tropfen: Für das gewünschte Volumen Lösung 1:1 mit Wasser verdünnen, mit einer Spritze über die Sonde applizieren. Anschließend Spritze und Sonde mit Wasser spülen.

Information zur Sondengabe

Die Bioverfügbarkeit beträgt ca. 60 %, die Plasmahalbwertszeit 4–7 h.

Dosierung

Anxiolytisch: 25–75 mg/Tag.
Antipsychotisch: 200–600 mg/Tag.

Fertigarzneimittel

Fertigarzneimittel®	Hersteller	Wirkstoff	Arzneiform	▲	Bemerkungen zur Sondengabe
Melperon-ratiopharm 25/50/100 mg	Ratiopharm	Melperon	FTA	+	Sondenapplikation möglich
Melperon Stada 10/25/100 mg	Stadapharm	Melperon	FTA	+	Sondenapplikation möglich, ohne Zerkleinerung in Wasser suspendierbar
Melneurin Lösung	Hexal	Melperon	TRO	-	Sondenapplikation möglich
Melperon-neuraxpharm 10/25/50/100	Neuraxpharm	Melperon	FTA	0	Keine Angaben des Herstellers
Melneurin 10/25/50/100	Hexal	Melperon	FTA	+	Sondenapplikation möglich

▲ mörserbar: + ja; - nein; 0 keine Daten

Metamizol

Analgetikum, Antipyretikum, Spasmolytikum

• Wechselwirkungen mit Sondenmaterial zu erwarten	nein
• Wechselwirkungen mit Sondenmaterial bekannt	nein
• Applikation über Gastralsonde möglich	ja
• Applikation über Duodenalsonde möglich	ja
• Applikation über Jejunalsonde möglich	ja

Mindestdurchmesser der Sonde

6,5 Charrière.

Spülen der Sonde

Vor der Applikation: mit mindestens 10 ml Flüssigkeit.
Nach der Applikation: mit mindestens 10 ml Flüssigkeit.

Arzneimittelvorbereitung

(Film-)Tablette mörsern, in 10 ml Wasser suspendieren und mit einer Spritze über die Sonde applizieren. Anschließend Spritze und Sonde mit Wasser spülen.
Tropfen werden mit einer Spritze oder einer graduierten Pipette entnommen, mit 10 ml Wasser gemischt und mit einer Spritze über die Sonde appliziert. Anschließend Spritze und Sonde mit Wasser spülen.

Information zur Sondengabe

Die Lösung ist oxidations-, licht- und hydrolyseempfindlich.
Die Bioverfügbarkeit beträgt ca. 100 %, die Plasmahalbwertszeit 3 h.

Dosierung

500–4000 mg/Tag in 2–3 Einzelgaben (für Erwachsene).
Alternative: metamizolhaltige Suppositorien.

Fertigarzneimittel

Fertigarzneimittel®	Hersteller	Wirkstoff	Arzneiform	▲	Bemerkungen zur Sondengabe
Metamizol Hexal	Hexal	Metamizol	FTA	+	Sondenapplikation möglich
Metamizol Hexal Lösung	Hexal	Metamizol	TRO	-	Sondenapplikation möglich
Novaminsulfon-ratiopharm	Ratiopharm	Metamizol	TAB	+	Sondenapplikation möglich

▲ mörserbar: + ja; - nein; 0 keine Daten

Metformin

Orales Antidiabetikum

• Wechselwirkungen mit Sondenmaterial zu erwarten	nein
• Wechselwirkungen mit Sondenmaterial bekannt	nein
• Applikation über Gastralsonde möglich	ja
• Applikation über Duodenalsonde möglich	ja
• Applikation über Jejunalsonde möglich	ja

Mindestdurchmesser der Sonde

6,5 Charrière.

Spülen der Sonde

Vor der Applikation: mit mindestens 10 ml Flüssigkeit.
Nach der Applikation: mit mindestens 10 ml Flüssigkeit.

Arzneimittelvorbereitung

(Film-)Tablette mörsern, in 10 ml Wasser suspendieren und mit einer Spritze über die Sonde applizieren. Anschließend Spritze und Sonde mit Wasser spülen.
Beim Mörsern ist der schlechte Geschmack wahrnehmbar.

Information zur Sondengabe

Der pH-Wert der Suspension beträgt ca. 7.
Die Bioverfügbarkeit beträgt ca. 50 %, die Plasmahalbwertszeit 1,5 h.
Relativ schlechte Magen-Darm-Verträglichkeit erfordert eventuell ein höheres Volumen und kann die Gabe über eine Ernährungssonde generell in Frage stellen.

Dosierung

500–2550 mg/Tag in 2–3 Einzelgaben.

Fertigarzneimittel

Fertigarzneimittel®	Hersteller	Wirkstoff	Arzneiform	▲	Bemerkungen zur Sondengabe
Espa-formin 500/1000 mg	Esparma	Metformin	FTA	0	Keine Angaben des Herstellers
Glucobon Biomo 500/850/1000 mg	Biomo	Metformin	TAB	-	Keine Angaben des Herstellers
Glucophage 500/850/1000 mg	Merck	Metformin	FTA	-	Sondenapplikation nicht empfehlenswert
Mediabet 500/850 mg	Medice	Metformin	FTA	+	Sondenapplikation möglich
Mescorit 500/850 mg	Roche	Metformin	FTA	(+)	Sondenapplikation möglich
Metformin 500/850/1000 biomo	Biomo	Metformin	TAB	-	Keine Angaben des Herstellers
Metformin Hexal 500/850/1000 mg	Hexal	Metformin	FTA	+	Sondenapplikation möglich
Metformin Stada 500/850	Stadapharm	Metformin	FTA	+	Sondenapplikation möglich, ohne Zerkleinerung in Wasser suspendierbar
Metformin-ratiopharm 1000 mg	Ratiopharm	Metformin	FTA	+	Sondenapplikation möglich
Metformin-ratiopharm 500/850/1000 mg	Ratiopharm	Metformin	FTA	+	Sondenapplikation möglich

▲ mörserbar: + ja; - nein; 0 keine Daten

Methionin

Zur Harnansäuerung

• Wechselwirkungen mit Sondenmaterial zu erwarten	nein
• Wechselwirkungen mit Sondenmaterial bekannt	nein
• Applikation über Gastralsonde möglich	ja
• Applikation über Duodenalsonde möglich	ja
• Applikation über Jejunalsonde möglich	ja

Mindestdurchmesser der Sonde

8 Charrière.

Spülen der Sonde

Vor der Applikation: mit mindestens 10 ml Flüssigkeit.
Nach der Applikation: mit mindestens 20 ml Flüssigkeit.

Arzneimittelvorbereitung

(Film-)Tablette gut mörsern, in 10 ml Wasser suspendieren und mit einer Spritze über die Sonde applizieren. Anschließend Spritze und Sonde mit Wasser spülen.

Information zur Sondengabe

Der pH-Wert der Suspension beträgt ca. 7. Die Suspension ist licht- und oxidationsempfindlich.

Dosierung

3 × 1–2 (Film-)Tabletten/Tag,
maximal 3 g.

Fertigarzneimittel

Fertigarzneimittel®	Hersteller	Wirkstoff	Arzneiform	▲	Bemerkungen zur Sondengabe
Acimethin	Gry	Methionin	FTA	+	Sondenapplikation möglich, Filmummantelung aufgrund schlechten Geruchs; kann gerade bei Duodenal-/Jejunalsonden Probleme bereiten; eventuell Abtrennen der Filmreste empfehlenswert
Methionin Stada 500 mg	Stadapharm	Methionin	FTA	+	Sondenapplikation möglich
Methionin-ratiopharm 500 mg	Ratiopharm	Methionin	TAB	+	Sondenapplikation möglich

▲ mörserbar: + ja; – nein; 0 keine Daten

Metoclopramid

Antiemetikum

• Wechselwirkungen mit Sondenmaterial zu erwarten	nein
• Wechselwirkungen mit Sondenmaterial bekannt	nein
• Applikation über Gastralsonde möglich	ja
• Applikation über Duodenalsonde möglich	ja
• Applikation über Jejunalsonde möglich	ja

Mindestdurchmesser der Sonde

6,5 Charrière.

Spülen der Sonde

Vor der Applikation: mit mindestens 10 ml Flüssigkeit.
Nach der Applikation: mit mindestens 10 ml Flüssigkeit.

Arzneimittelvorbereitung

Tablette mörsern, in 10 ml Wasser suspendieren und mit einer Spritze über die Sonde applizieren. Anschließend Spritze und Sonde mit Wasser spülen. Die Tabletten zerfallen auch in Wasser.
Tropfen werden mit einer Spritze oder einer graduierten Pipette entnommen, mit 10 ml Wasser gemischt und mit einer Spritze über die Sonde appliziert. Anschließend Spritze und Sonde mit Wasser spülen.
Kapseln öffnen, Pellets in 10 ml Wasser suspendieren und mit einer Spritze über die Sonde applizieren. Anschließend Spritze und Sonde mit Wasser spülen.

Information zur Sondengabe

Die Bioverfügbarkeit beträgt ca. 75 %, die Plasmahalbwertszeit 5 h.

Dosierung

Je nach Schwere der Erkrankung.
Alternative: metoclopramidhaltige Suppositorien.

Fertigarzneimittel

Fertigarzneimittel®	Hersteller	Wirkstoff	Arzneiform	▲	Bemerkungen zur Sondengabe
MCP Hexal Lösung	Hexal	Metoclopramid	TRO	-	Sondenapplikation möglich
MCP Hexal 10 mg	Hexal	Metoclopramid	TAB	0	Keine Angaben des Herstellers
MCP Stada	Stadapharm	Metoclopramid	TAB	+	Sondenapplikation möglich, ohne Zerkleinerung in Wasser suspendierbar
MCP-ratiopharm 10	Ratiopharm	Metoclopramid	TAB	+	Sondenapplikation möglich
MCP-ratiopharm 30	Ratiopharm	Metoclopramid	REK	-	Sondenapplikation möglich

▲ mörserbar: + ja; – nein; 0 keine Daten

Metoprolol

Antihypertensivum

- Wechselwirkungen mit Sondenmaterial zu erwarten — nein
- Wechselwirkungen mit Sondenmaterial bekannt — nein
- Applikation über Gastralsonde möglich — ja
- Applikation über Duodenalsonde möglich — ja
- Applikation über Jejunalsonde möglich — ja

Mindestdurchmesser der Sonde

6,5 Charrière.

Spülen der Sonde

Vor der Applikation: mit mindestens 10 ml Flüssigkeit.
Nach der Applikation: mit mindestens 10 ml Flüssigkeit.

Arzneimittelvorbereitung

Retardtabletten dürfen nicht gemörsert werden.
Tabletten mörsern, in 10 ml Wasser suspendieren und mit einer Spritze über die Sonde applizieren. Anschließend Spritze und Sonde mit Wasser spülen.

Information zur Sondengabe

Die Suspension ist lichtempfindlich und sollte deshalb sofort nach der Herstellung appliziert werden. Der pH-Wert der Suspension beträgt ca. 7.

Dosierung

Initial: 50 mg/Tag,
maximal: 200 mg/Tag.
1 Retardtablette/Tag, Dosissteigerung bis auf 190 mg/Tag möglich.

Fertigarzneimittel

Fertigarzneimittel®	Hersteller	Wirkstoff	Arzneiform	▲	Bemerkungen zur Sondengabe
Beloc Zok 95 mg forte/mite/Herz	Astra Zeneca	Metoprolol	RET	–	Wirkstoff liegt in Form von Mikroretardpellets vor, in Wasser zerfallenlassen, nicht mörsern
Lopresor/-mite	Novartis	Metoprolol	FTA	+	Sondenapplikation möglich

Fertigarzneimittel®	Hersteller	Wirkstoff	Arzneiform	▲	Bemerkungen zur Sondengabe
Meto-Hennig 200 mg retard	Hennig	Metoprolol	RET	(+)	Sondenapplikation – sofort nach Zerkleinerung – mit Einschränkung möglich, Retardeffekt beeinträchtigt
Meto-Hennig 50/100 mg	Hennig	Metoprolol	TAB	+	Sondenapplikation möglich
MetoHexal 100/200 retard	Hexal	Metoprolol	RET	-	Keine Sondenapplikation, Mörsern zerstört das Retardierungsprinzip
MetoHexal 50/100	Hexal	Metoprolol	TAB	+	Sondenapplikation möglich
MetoHexal Succ 23,75/ 47,5/95/142,5/ 190 mg	Hexal	Metoprolol	RET	-	Sondenapplikation möglich. Sondendurchmesser ≥ 14 CH, Tablette durch Brechen teilen und zuerst 1 Tablettenteil in ca. 15 ml Wasser zerfallen lassen, nicht mörsern – Retardierung!
Metohexal Z 50/100/200 mg	Hexal	Metoprolol	RET	-	Keine Sondenapplikation, Retardform wird durch Mörsern der Tablette zerstört
Metoprolol Stada 50/100 mg	Stadapharm	Metoprolol	TAB	+	Sondenapplikation möglich, ohne Zerkleinerung in Wasser suspendierbar
Metoprolol Stada ZOT 50/100/ 200 mg retard	Stadapharm	Metoprolol	RET	-	Keine Sondenapplikation
Metoprolol-corax 200 mg retard	Corax	Metoprolol	RET	-	Keine Sondenapplikation, Retardierungseffekt geht beim Mörsern verloren
Metoprolol-corax 50/ 100 mg	Corax	Metoprolol	TAB	+	Sondenapplikation möglich
Metoprolol-ratiopharm 50/100	Ratiopharm	Metoprolol	TAB	+	Sondenapplikation möglich

▲ mörserbar: + ja; – nein; 0 keine Daten

Metoprolol/Hydrochlorothiazid

Antihypertensivum

- Wechselwirkungen mit Sondenmaterial zu erwarten nein
- Wechselwirkungen mit Sondenmaterial bekannt nein
- Applikation über Gastralsonde möglich ja
- Applikation über Duodenalsonde möglich ja
- Applikation über Jejunalsonde möglich ja

Mindestdurchmesser der Sonde

6,5 Charrière.

Spülen der Sonde

Vor der Applikation: mit mindestens 20 ml Flüssigkeit.
Nach der Applikation: mit mindestens 20 ml Flüssigkeit.

Arzneimittelvorbereitung

Tablette mörsern, in 10 ml Wasser suspendieren und mit einer Spritze über die Sonde applizieren. Anschließend Spritze und Sonde mit Wasser spülen.

Information zur Sondengabe

Hydrochlorothiazid zersetzt sich in wässriger Lösung. Die Suspension ist licht- und hydrolyseempfindlich und sollte deshalb sofort nach der Herstellung appliziert werden. Der pH-Wert der Suspension beträgt ca. 7.
Die Bioverfügbarkeit für Metoprolol beträgt ca. 50 %, die Plasmahalbwertszeit 3,5 h.
Die Bioverfügbarkeit für Hydrochlorothiazid beträgt ca. 70 %, die Plasmahalbwertszeit 11 h.

Dosierung

1 × 1 Tablette/Tag.

Fertigarzneimittel

Fertigarzneimittel®	Hersteller	Wirkstoff	Arzneiform	▲	Bemerkungen zur Sondengabe
Metohexal Succ comp	Hexal	Metoprolol, Hydrochlorothiazid	RET	-	Sondenapplikation möglich, Sondendurchmesser ≥ 14 CH, Tablette in Wasser zerfallen lassen, nicht mörsern
Metoprolol-ratiopharm comp.	Ratiopharm	Metoprolol, Hydrochlorothiazid	TAB	+	Sondenapplikation möglich
Metostad comp.	Stadapharm	Metoprolol, Hydrochlorothiazid	TAB	+	Ohne Zerkleinerung in Wasser suspendierbar

▲ mörserbar: + ja; – nein; 0 keine Daten

Metronidazol

Antibiotikum

• Wechselwirkungen mit Sondenmaterial zu erwarten	nein
• Wechselwirkungen mit Sondenmaterial bekannt	nein
• Applikation über Gastralsonde möglich	ja
• Applikation über Duodenalsonde möglich	ja
• Applikation über Jejunalsonde möglich	ja

Mindestdurchmesser der Sonde

6,5 Charrière.

Spülen der Sonde

Vor der Applikation: mit mindestens 10 ml Flüssigkeit.
Nach der Applikation: mit mindestens 30 ml Flüssigkeit.

Arzneimittelvorbereitung

(Film-)Tablette mörsern, in 10 ml Wasser suspendieren und mit einer Spritze über die Sonde applizieren. Anschließend Spritze und Sonde mit Wasser spülen.

Information zur Sondengabe

Die Suspension ist lichtempfindlich, deshalb sollte sie direkt nach der Herstellung appliziert werden.
Die Bioverfügbarkeit beträgt 100 %, die Plasmahalbwertszeit 8 h.
Schutzmaßnahmen – insbesondere für Frauen im gebärfähigen Alter – beachten.

Dosierung

0,2–2 g/Tag, verteilt auf 2–3 Einzelgaben.
Kinder: 35–40 mg/kg KG pro Tag.

Fertigarzneimittel

Fertigarzneimittel®	Hersteller	Wirkstoff	Arzneiform	▲	Bemerkungen zur Sondengabe
Clont 250/ 400 mg	Infectopharm	Metronidazol	FTA	+	Sondenapplikation möglich, (evtl. vorhandene Filmreste mit Pinzette entfernen)
Flagyl 400	Sanofi-Aventis	Metronidazol	FTA	+	Sondenapplikation möglich
Metronidazol Hexal 400 mg	Hexal	Metronidazol	FTA	0	Sondenapplikation möglich
Metronidazol Stada	Stadapharm	Metronidazol	TAB	+	Sondenapplikation möglich, ohne Zerkleinerung in Wasser suspendierbar
Metronidazol-ratiopharm 400	Ratiopharm	Metronidazol	TAB	+	Sondenapplikation möglich

▲ mörserbar: + ja; – nein; 0 keine Daten

Mianserin

Antidepressivum

- Wechselwirkungen mit Sondenmaterial zu erwarten nein
- Wechselwirkungen mit Sondenmaterial bekannt nein
- Applikation über Gastralsonde möglich ja
- Applikation über Duodenalsonde möglich ja
- Applikation über Jejunalsonde möglich ja

Mindestdurchmesser der Sonde

6,5 Charrière.

Spülen der Sonde

Vor der Applikation: mit mindestens 10 ml Flüssigkeit.
Nach der Applikation: mit mindestens 10 ml Flüssigkeit.

Arzneimittelvorbereitung

Filmtablette in 10 ml Wasser zerfallen lassen und mit einer Spritze über die Sonde applizieren. Anschließend Spritze und Sonde mit Wasser spülen.

Information zur Sondengabe

Der pH-Wert der Suspension beträgt ca. 7. Die Suspension ist lichtempfindlich und sollte direkt vor der Anwendung frisch hergestellt werden. Die Bioverfügbarkeit beträgt ca. 25 %, die Plasmahalbwertszeit 6–40 h.

Dosierung

Initial: 10–30 mg/Tag,
Erhaltungsdosis: 30–90 mg/Tag.
Maximal: 200 mg/Tag.
Die Einnahme wird abends empfohlen.

Fertigarzneimittel

Fertigarznei-mittel®	Hersteller	Wirkstoff	Arznei-form	▲	Bemerkungen zur Sondengabe
Mianserin-ratiopharm 10/30 mg	Ratio-pharm	Mianse-rin	FTA	+	Sondenapplikation möglich
Mianeurin 10/30	Hexal	Mianse-rin	FTA	+	Sondenapplikation möglich
Mianserin-neuraxpharm 10/30/60 mg	Neurax-pharm	Mianse-rin	FTA	0	Keine Angaben des Her-stellers

▲ mörserbar: + ja; – nein; 0 keine Daten

Mirtazapin

Antidepressivum

- Wechselwirkungen mit Sondenmaterial zu erwarten — nein
- Wechselwirkungen mit Sondenmaterial bekannt — nein
- Applikation über Gastralsonde möglich — ja
- Applikation über Duodenalsonde möglich — ja
- Applikation über Jejunalsonde möglich — ja

Mindestdurchmesser der Sonde
6,5 Charrière.

Spülen der Sonde
Vor der Applikation: mit mindestens 10 ml Flüssigkeit.
Nach der Applikation: mit mindestens 10 ml Flüssigkeit.

Arzneimittelvorbereitung
Tablette mörsern, in 10 ml Wasser suspendieren und mit einer Spritze über die Sonde applizieren. Anschließend Spritze und Sonde mit Wasser spülen.
Die Tablette zerfällt auch in Wasser in ca. 10 Minuten.

Information zur Sondengabe
Der pH-Wert der Suspension beträgt ca. 7. Die Suspension ist licht- und hydrolyseempfindlich, daher unmittelbar nach Herstellung applizieren.

Dosierung
Initial: 15–30 mg/Tag,
Erhaltungsdosis: 15–45 mg/Tag.
Die Einnahme wird abends empfohlen.

Fertigarzneimittel

Fertigarzneimittel®	Hersteller	Wirkstoff	Arzneiform	▲	Bemerkungen zur Sondengabe
Mirtazapin Hexal 15/30/45 mg	Hexal	Mirtazapin	FTA	+	Sondenapplikation möglich
Mirtazapin 15/30/45 mg biomo	Biomo	Mirtazapin	TAB	0	Keine Angaben des Herstellers
Mirtazapin Stada 15/30/45 mg	Stadapharm	Mirtazapin	FTA	+	Sondenapplikation möglich, ohne Zerkleinerung in Wasser suspendierbar
Mirtazapin Stada 15/30/45 mg	Stadapharm	Mirtazapin	SMT	+	Sondenapplikation möglich
Mirtazapin-neuraxpharm 15/30/45 mg	Neuraxpharm	Mirtazapin	FTA	0	Keine Angaben des Herstellers
Mirtazapin-ratiopharm 15/30/45 mg	Ratiopharm	Mirtazapin	FTA	+	Sondenapplikation möglich

▲ mörserbar: + ja; – nein; 0 keine Daten

Moclobemid

Antidepressivum

• Wechselwirkung mit Sondenmaterial zu erwarten	nein
• Wechselwirkung mit Sondenmaterial bekannt	nein
• Applikation über Gastralsonde möglich	ja
• Applikation über Duodenalsonde möglich	ja
• Applikation über Jejunalsonde möglich	ja

Mindestdurchmesser der Sonde

6,5 Charrière.

Spülen der Sonde

Vor der Applikation: mit mindestens 15–30 ml Flüssigkeit.
Nach der Applikation: mit mindestens 15–30 ml Flüssigkeit.

Arzneimittelvorbereitung

Filmtablette mörsern, in 10 ml Wasser suspendieren und mit einer Spritze über die Sonde applizieren. Anschließend Spritze und Sonde mit Wasser spülen.

Information zur Sondengabe

Die Bioverfügbarkeit von Moclobemid beträgt ca. 60 %, die Plasmahalbwertszeit 1–2 h.
Da keine Daten zur Stabilität vorliegen sollte die Herstellung erst unmittelbar vor der Anwendung erfolgen.
Moclobemid sollte nach einer Mahlzeit gegeben werden.

Dosierung

Initial: 2 mal 150 mg,
maximal: 600 mg.
Erhaltungsdosis: abhängig vom Krankheitsbild.

Fertigarzneimittel

Fertigarzneimittel®	Hersteller	Wirkstoff	Arzneiform	▲	Bemerkungen zur Sondengabe
Aurorix 150/300	Roche	Moclobemid	FTA	+	Sondenapplikation möglich
Moclobemid Hexal 150/300 mg	Hexal	Moclobemid	FTA	+	Sondenapplikation möglich
Moclobemid real 150/300 mg	Dolorgiet	Moclobemid	FTA	+	Sondenapplikation möglich
Moclobemid Stada 150/300 mg	Stadapharm	Moclobemid	FTA	+	Sondenapplikation möglich, ohne Zerkleinerung in Wasser suspendierbar
Moclobemid-ratiopharm 150/300	Ratiopharm	Moclobemid	FTA	+	Sondenapplikation möglich

▲ mörserbar: + ja; – nein; 0 keine Daten

Molsidomin

Koronartherapeutikum, Vasodilatator

• Wechselwirkungen mit Sondenmaterial zu erwarten	nein
• Wechselwirkungen mit Sondenmaterial bekannt	nein
• Applikation über Gastralsonde möglich	ja
• Applikation über Duodenalsonde möglich	ja
• Applikation über Jejunalsonde möglich	ja

Mindestdurchmesser der Sonde

6,5 Charrière.

Spülen der Sonde

Vor der Applikation: mit mindestens 10 ml Flüssigkeit.
Nach der Applikation: mit mindestens 10 ml Flüssigkeit.

Arzneimittelvorbereitung

Tablette mörsern, in 10 ml Wasser suspendieren und mit einer Spritze über die Sonde applizieren. Anschließend Spritze und Sonde mit Wasser spülen.
Die Tablette zerfällt auch in Wasser in 5–10 Minuten.

Information zur Sondengabe

Die Suspension ist lichtempfindlich. Das Gefäß mit der Lösung muss daher mit Aluminiumfolie eingewickelt werden und die Applikation sollte sofort nach der Zubereitung erfolgen.
Der pH-Wert der Suspension liegt bei ca. 5–6.
Die Bioverfügbarkeit beträgt ca. 65 %, die Plasmahalbwertszeit 1,5 h.

Dosierung

Initial: 2–3 × 2 mg/Tag,
maximal: 16 mg/Tag.

Fertigarzneimittel

Fertigarzneimittel®	Hersteller	Wirkstoff	Arzneiform	▲	Bemerkungen zur Sondengabe
Corvaton 2 mg/ forte 4 mg	Sanofi-Aventis	Molsidomin	TAB	+	Sondenapplikation möglich
Corvaton retard 8 mg	Sanofi-Aventis	Molsidomin	RET	-	Keine Sondenapplikation wegen Retardierung
Molsidomin retard-ratiopharm 8	Ratiopharm	Molsidomin	RET	-	Keine Angaben des Herstellers
Molsidomin Stada 8 mg retard	Stadapharm	Molsidomin	RET	-	Keine Sondenapplikation
Molsidomin-ratiopharm 2/4 mg	Ratiopharm	Molsidomin	TAB	+	Sondenapplikation möglich
Molsihexal retard	Hexal	Molsidomin	RET	-	Keine Sondenapplikation Mörsern zerstört Retardierungsprinzip

▲ mörserbar: + ja; – nein; 0 keine Daten

Morphinsulfat

Opioid-Analgetikum

• Wechselwirkungen mit Sondenmaterial zu erwarten	nein
• Wechselwirkungen mit Sondenmaterial bekannt	nein
• Applikation über Gastralsonde möglich	ja
• Applikation über Duodenalsonde möglich	ja
• Applikation über Jejunalsonde möglich	ja

Mindestdurchmesser der Sonde

8 Charrière.

Spülen der Sonde

Vor der Applikation: mit mindestens 20 ml Flüssigkeit.
Nach der Applikation: mit mindestens 20 ml Flüssigkeit.

Arzneimittelvorbereitung

Retard-Pellets werden in ein Gefäß gegeben, in 20 ml Wasser suspendiert und mit einer Spritze über die Sonde appliziert. Anschließend Spritze und Sonde mit Wasser spülen.
Alternative: die Pellets werden in einer Spritze aufgezogen und direkt über eine Sonde von mindestens 9 Charrière appliziert, bei 60 mg und 100 mg Retardkapseln in mehreren Portionen. Anschließend Spritze und Sonde mehrfach mit Wasser spülen.

Information zur Sondengabe

Die Suspension ist licht- und oxidationsempfindlich. Die Bioverfügbarkeit beträgt ca. 25 %, die Plasmahalbwertszeit 2 h.

Dosierung

Individuelle Dosierung, Gabe alle 12 Stunden.
Alternative: morphinhaltige Suppositorien.

Fertigarzneimittel

Fertigarzneimittel®	Hersteller	Wirkstoff	Arzneiform	▲	Bemerkungen zur Sondengabe
MST 10/60/100/200 mg	Mundipharma	Morphin	RET	-	Keine Sondenapplikation, Verlust der Retardierung
MST 20/30/60/100/200	Mundipharma	Morphin	GRA	-	Dosierung und Wasserverhältnis beachten: 20–30 mg in 10 ml, 60 mg in 20 ml, 100 mg in 30 ml und 200 mg in 50 ml Wasser suspendierbar
MST Continus 30/60/100/200 mg	Mundipharma	Morphin	REK	-	Keine Sondenapplikation
Morphinsulfat-Gry 10/30/60/100 mg	Gry	Morphin	RET	-	Keine Sondenapplikation, Retardeffekt geht beim Mörsern verloren
Morphin Hexal 10/30/60/100 mg	Hexal	Morphin	REK	-	Sondenapplikation möglich
Morphin Hexal 10/30/60/100 mg	Hexal	Morphin	RET	-	Keine Sondenapplikation, Retardierungsprinzip (Hydrokolloidmatrix) wird durch Mörsern der Tablette zerstört
Morphin-ratiopharm 10/30/60/100 retard	Ratiopharm	Morphin	RET	-	Keine Angaben des Herstellers, Verlust der Retardierung
M-Stada 10/30/60/100/200 mg retard	Stadapharm	Morphin	RET	-	Keine Sondenapplikation
Sevredol 10/20 mg	Mundipharma	Morphin	FTA	0	Keine Angaben des Herstellers

▲ mörserbar: + ja; - nein; 0 keine Daten

Moxonidin

Antihypertensivum

• Wechselwirkungen mit Sondenmaterial zu erwarten	nein
• Wechselwirkungen mit Sondenmaterial bekannt	nein
• Applikation über Gastralsonde möglich	ja
• Applikation über Duodenalsonde möglich	ja
• Applikation über Jejunalsonde möglich	ja

Mindestdurchmesser der Sonde

6,5 Charrière.

Spülen der Sonde

Vor der Applikation: mit mindestens 10 ml Flüssigkeit.
Nach der Applikation: mit mindestens 10 ml Flüssigkeit.

Arzneimittelvorbereitung

Filmtablette mörsern, in 10 ml Wasser suspendieren und mit einer Spritze über die Sonde applizieren. Anschließend Spritze und Sonde mit Wasser spülen.
Die Filmtabletten zerfallen in ca. 5 Minuten auch vollständig in Wasser.

Information zur Sondengabe

Der pH-Wert der Suspension beträgt ca. 7. Die Bioverfügbarkeit beträgt ca. 90 %, die Plasmahalbwertszeit 2,5 h.

Dosierung

Initial: 0,2 mg/Tag morgens.
Steigerung auf 0,4 mg/Tag möglich.

Fertigarzneimittel

Fertigarzneimittel®	Hersteller	Wirkstoff	Arzneiform	▲	Bemerkungen zur Sondengabe
Moxonidin Hexal 0,2/0,3/0,4 mg	Hexal	Moxonidin	FTA	+	Sondenapplikation möglich
Moxonidin Stada 0,2/0,3/0,4 mg	Stadapharm	Moxonidin	FTA	+	Sondenapplikation möglich, ohne Zerkleinerung in Wasser suspendierbar
Moxonidin-corax 0,2/0,3/0,4 mg	Corax	Moxonidin	FTA	+	Sondenapplikation möglich
Moxonidin-ratiopharm 0,2/0,3/0,4 mg	Ratiopharm	Moxonidin	FTA	+	Sondenapplikation möglich

▲ mörserbar: + ja; – nein; 0 keine Daten

Naproxen

Analgetikum, nichtsteroidales Antirheumatikum (NSAR)

• Wechselwirkungen mit Sondenmaterial zu erwarten	nein
• Wechselwirkungen mit Sondenmaterial bekannt	nein
• Applikation über Gastralsonde möglich	ja
• Applikation über Duodenalsonde möglich	ja
• Applikation über Jejunalsonde möglich	ja

Mindestdurchmesser der Sonde

6,5 Charrière.

Spülen der Sonde

Vor der Applikation: mit mindestens 10 ml Flüssigkeit.
Nach der Applikation: mit mindestens 10 ml Flüssigkeit.

Arzneimittelvorbereitung

(Film-)Tablette mörsern, in 10 ml Wasser suspendieren und mit einer Spritze über die Sonde applizieren. Anschließend Spritze und Sonde mit Wasser spülen.

Information zur Sondengabe

Die Suspension sollte vor der Applikation frisch hergestellt werden, da Daten zur Stabilität nicht vorliegen.
Häufig treten bei peroraler Applikation gastrointestinale Störungen sowie lokale Blutungen auf. Die Gabe zu den Mahlzeiten verbessert möglicherweise die Verträglichkeit. Bei akuten Schmerzen kann die Gabe auf nüchternen Magen erfolgen.

Dosierung

500–1250 mg/Tag.

Fertigarzneimittel

Fertigarzneimittel®	Hersteller	Wirkstoff	Arzneiform	▲	Bemerkungen zur Sondengabe
Naproxen 250/500 Hexal	Hexal	Naproxen	TAB	+	Sondenapplikation möglich
Naproxen Stada 250/500/750 mg	Stadapharm	Naproxen	TAB	+	Sondenapplikation möglich, ohne Zerkleinerung in Wasser suspendierbar
Naproxen-ratiopharm Schmerztabletten	Ratiopharm	Naproxen	FTA	+	Sondenapplikation möglich
Proxen S 250/S 500	Roche	Naproxen	MRT	+	Sondenapplikation möglich, durch Mörsern geht der Magenschutz verloren

▲ mörserbar: + ja; – nein; 0 keine Daten

Nifedipin

Herzerkrankungen

• Wechselwirkungen mit Sondenmaterial zu erwarten	nein
• Wechselwirkungen mit Sondenmaterial bekannt	nein
• Applikation über Gastralsonde möglich	ja
• Applikation über Duodenalsonde möglich	ja
• Applikation über Jejunalsonde möglich	ja

Mindestdurchmesser der Sonde
6,5 Charrière.

Spülen der Sonde
Vor der Applikation: mit mindestens 15–30 ml Flüssigkeit.
Nach der Applikation: mit mindestens 15–30 ml Flüssigkeit.

Arzneimittelvorbereitung
Weichgelatinekapseln in 30–40 ml Wasser (30–35 °C) unter Lichtschutz 20 Minuten quellen lassen, dann die Kapsel an ihrer Längsnaht entlang öffnen und durch Umschwenken den Kapselinhalt im Wasser suspendieren. Es muss eine gleichmäßige Suspension entstehen, an der Kapselhülle dürfen keine öligen arzneistoffhaltigen Tröpfchen mehr haften.
Tropfen in ein mit Aluminiumfolie umwickeltes Glasgefäß tropfen, mit 10 ml Wasser verdünnen, Lösung in eine Spritze aufziehen und mit einer Spritze über die Sonde applizieren. Anschließend Spritze und Sonde mit Wasser spülen.

Information zur Sondengabe
Wegen der Lichtempfindlichkeit muss die entstandene Suspension sofort appliziert werden. Da eine vollständige Resorption nach Gabe über eine Jejunalsonde nicht gesichert ist, muss der klinische Effekt (Blutdruck) sorgfältig überprüft werden.

Dosierung
3 × 5 bis maximal 60 mg/Tag.

Fertigarzneimittel

Fertigarzneimittel®	Hersteller	Wirkstoff	Arzneiform	▲	Bemerkungen zur Sondengabe
Nifatenol 50	Hexal	Nifedipin, Atenolol	REK	-	Keine Sondenapplikation
Nifeclair 20 mg retard	Hennig	Nifedipin	RET	(+)	Sondenapplikation – sofort nach Zerkleinerung – mit Einschränkung möglich, Retardeffekt beeinträchtigt
Nifeclair 5/10 mg	Hennig	Nifedipin	KPS	-	Sondenapplikation möglich, Weichgelatinekapseln; Inhalt flüssig (Gel)
Nifedipin retard-ratiopharm 20 mg	Ratiopharm	Nifedipin	REK	-	Sondenapplikation möglich, Pellets: 0,85–1,18 mm
Nifedipin Stada 10 mg	Stadapharm	Nifedipin	DRA	+	Sondenapplikation möglich
Nifedipin Stada 20 mg	Stadapharm	Nifedipin	REK	-	Keine Sondenapplikation
Nifedipin Stada 5 mg	Stadapharm	Nifedipin	KPS	-	Keine Sondenapplikation
Nifedipin Stada K 10 mg	Stadapharm	Nifedipin	KPS	-	Keine Sondenapplikation, Weichgelatinekapsel mit flüssigem Inhalt
Nifedipin Stada T 20 mg	Stadapharm	Nifedipin	RET	-	Keine Sondenapplikation
Nifedipin-ratiopharm SL	Ratiopharm	Nifedipin	REK	-	Sondenapplikation möglich, 1 Minitabl. 3 mm, Rest: 0,85–1,18, als Retardgranulat
Nifehexal 10/40 retard	Hexal	Nifedipin	RET	-	Keine Angaben des Herstellers
Nifehexal 5/10/20	Hexal	Nifedipin	KPS	-	Sondenapplikation möglich, Weichgelatinekapseln
Nifehexal Lösung	Hexal	Nifedipin	TRO	-	Sondenapplikation möglich

▲ mörserbar: + ja; – nein; 0 keine Daten

Nimodipin

Antidementivum, durchblutungsförderndes Mittel/Nootropikum

• Wechselwirkungen mit Sondenmaterial zu erwarten	nein
• Wechselwirkungen mit Sondenmaterial bekannt	nein
• Applikation über Gastralsonde möglich	ja
• Applikation über Duodenalsonde möglich	ja
• Applikation über Jejunalsonde möglich	ja

Mindestdurchmesser der Sonde

6,5 Charrière.

Spülen der Sonde

Vor der Applikation: mit mindestens 10 ml Flüssigkeit.
Nach der Applikation: mit mindestens 10 ml Flüssigkeit.

Arzneimittelvorbereitung

Filmtablette rasch mörsern, in mindestens 10 ml Wasser suspendieren und unter Lichtschutz (z. B. kann die Spritze mit Aluminiumfolie umwickelt werden) sofort über die Sonde applizieren. Anschließend Spritze und Sonde mit Wasser spülen.

Information zur Sondengabe

Durch Oxidation wird Nimodipin fast vollständig zu unwirksamen Metaboliten abgebaut. Der Wirkstoff ist extrem lichtempfindlich. Schon in wenigen Minuten bilden sich photochemische Abbauprodukte. Deshalb muss auf ausreichenden Lichtschutz, eine zügige Arbeitsweise und möglichst unmittelbare Gabe der Suspension geachtet werden. Reste dürfen nicht aufbewahrt werden.

Dosierung

3 × 30 mg/Tag.

Fertigarzneimittel

Fertigarzneimittel®	Hersteller	Wirkstoff	Arzneiform	▲	Bemerkungen zur Sondengabe
Nimodipin Hexal 30 mg	Hexal	Nimodipin	FTA	+	Sondenapplikation möglich

▲ mörserbar: + ja; – nein; 0 keine Daten

Nitrendipin

Herzerkrankungen

- Wechselwirkungen mit Sondenmaterial zu erwarten nein
- Wechselwirkungen mit Sondenmaterial bekannt nein
- Applikation über Gastralsonde möglich ja
- Applikation über Duodenalsonde möglich ja
- Applikation über Jejunalsonde möglich ja

Mindestdurchmesser der Sonde
6,5 Charrière.

Spülen der Sonde
Vor der Applikation: mit mindestens 10 ml Flüssigkeit.
Nach der Applikation: mit mindestens 10 ml Flüssigkeit.

Arzneimittelvorbereitung
Tablette mörsern, in 10 ml Wasser suspendieren Wasser suspendieren und mit einer Spritze über die Sonde applizieren. Anschließend Spritze und Sonde mit Wasser spülen.

Information zur Sondengabe
Nitrendipin muss vor Licht geschützt gelagert und verabreicht werden. Die Einnahme von Nitrendipin sollte zu oder nach den Mahlzeiten erfolgen. Dabei sollte auf Grapefruitsaft verzichtet werden.

Dosierung
2 × tgl. 10–20 mg.

Fertigarzneimittel

Fertigarzneimittel®	Hersteller	Wirkstoff	Arzneiform	▲	Bemerkungen zur Sondengabe
Nitrendipin-corax 10 mg	Corax	Nitrendipin	TAB	+	Sondenapplikation möglich
Nitrendipin-corax 20 mg	Corax	Nitrendipin	TAB	+	Sondenapplikation möglich
Nitrepress 10/20 mg	Hexal	Nitrendipin	TAB	+	Sondenapplikation möglich
Nitrendipin Stada 10/20 mg	Stadapharm	Nitrendipin	TAB	+	Sondenapplikation möglich, ohne Zerkleinerung in Wasser suspendierbar
Nitrendipin-ratiopharm 10/20 mg	Ratiopharm	Nitrendipin	TAB	+	Sondenapplikation möglich

▲ mörserbar: + ja; – nein; 0 keine Daten

Norfloxacin

Antibiotikum

- Wechselwirkungen mit Sondenmaterial zu erwarten — nein
- Wechselwirkungen mit Sondenmaterial bekannt — nein
- Applikation über Gastralsonde möglich — ja
- Applikation über Duodenalsonde möglich — ja
- Applikation über Jejunalsonde möglich — ja

Mindestdurchmesser der Sonde

6,5 Charrière.

Spülen der Sonde

Vor der Applikation: mit mindestens 10 ml Flüssigkeit.
Nach der Applikation: mit mindestens 10 ml Flüssigkeit.

Arzneimittelvorbereitung

(Film-)Tablette gründlich mörsern (der Film ist sehr widerstandsfähig), in 10 ml Wasser suspendieren und mit einer Spritze über die Sonde applizieren. Anschließend Spritze und Sonde mit Wasser spülen.

Information zur Sondengabe

Der pH-Wert der Suspension beträgt 7. Norfloxacin ist sehr lichtempfindlich. Das Stabilitätsoptimum in wässriger Lösung liegt bei pH 5,5. Mit Zink-, Kupfer- und Magnesiumionen bilden sich leicht Metallkomplexe im Verhältnis 2:1.

Dosierung

2–3 x tgl. 400 mg.
Die Einnahme erfolgt auf nüchternen Magen oder zu den Mahlzeiten; morgens und/oder abends immer zur gleichen Zeit einnehmen.

Fertigarzneimittel

Fertigarzneimittel®	Hersteller	Wirkstoff	Arzneiform	▲	Bemerkungen zur Sondengabe
Bactracid	Apogepha	Norfloxacin	TAB	+	Sondenapplikation möglich
Norflohexal 400 mg	Hexal	Norfloxacin	FTA	+	Sondenapplikation möglich
Norfloxacin Stada 400 mg	Stadapharm	Norfloxacin	FTA	+	Sondenapplikation möglich, ohne Zerkleinerung in Wasser suspendierbar
Norfloxacin-ratiopharm 400 mg	Ratiopharm	Norfloxacin	FTA	+	Sondenapplikation möglich

▲ mörserbar: + ja; - nein; 0 keine Daten

Ofloxacin

Antibiotikum

• Wechselwirkungen mit Sondenmaterial zu erwarten	nein
• Wechselwirkungen mit Sondenmaterial bekannt	nein
• Applikation über Gastralsonde möglich	ja
• Applikation über Duodenalsonde möglich	ja
• Applikation über Jejunalsonde möglich	ja

Mindestdurchmesser der Sonde

6,5 Charrière.

Spülen der Sonde

Vor der Applikation: mit mindestens 10 ml Flüssigkeit.
Nach der Applikation: mit mindestens 10 ml Flüssigkeit.

Arzneimittelvorbereitung

Filmtablette mörsern. Dabei darauf achten, dass die Bruchstücke des Tablettenfilms gut zerkleinert werden. Das Pulver in 10 ml Wasser (bei 400 mg in 20 ml) suspendieren; dabei gut rühren. Der pH-Wert der Suspension beträgt 7. Die Suspension sofort mittels einer Spritze durch die Sonde geben. Alle Arbeitsmaterialien mit insgesamt 20 ml Wasser 2-mal spülen.

Information zur Sondengabe

Der Wirkstoff ist lichtempfindlich. Die Gabe von Ofloxacin kann unabhängig von den Mahlzeiten erfolgen, da Nahrung nur einen geringen Einfluss auf die Resorption hat. Die gleichzeitige Anwendung von Ofloxacin mit Antazida, Sucralfat und Metallionen wie Eisen, Aluminium, Magnesium und Zink verringert die Resorption. Ofloxacin sollte deshalb 2 Stunden vor diesen Präparaten eingenommen werden. Da Sondenkost ebenfalls mehrwertige Metallionen enthält, ist ein zeitlicher Abstand empfehlenswert.

Dosierung

2 × tgl. 100 bis maximal 600 mg.

Fertigarzneimittel

Fertigarzneimittel®	Hersteller	Wirkstoff	Arzneiform	▲	Bemerkungen zur Sondengabe
OfloHexal 100/200/ 400 mg	Hexal	Ofloxacin	FTA	+	Sondenapplikation möglich
Ofloxacin Stada 200/400 mg	Stadapharm	Ofloxacin	FTA	+	Sondenapplikation möglich, ohne Zerkleinerung in Wasser suspendierbar
Ofloxacin Stada uro 100 mg	Stadapharm	Ofloxacin	FTA	+	Sondenapplikation möglich, ohne Zerkleinerung in Wasser suspendierbar
Ofloxacin-ratiopharm 100/200/400	Ratiopharm	Ofloxacin	FTA	+	Sondenapplikation möglich
Tarivid 200/400	Sanofi-Aventis	Ofloxacin	FTA	+	Sondenapplikation möglich

▲ mörserbar: + ja; – nein; 0 keine Daten

Omeprazol

Anwendung
Ulkustherapeutikum

- Wechselwirkungen mit Sondenmaterial zu erwarten — nein
- Wechselwirkungen mit Sondenmaterial bekannt — nein
- Applikation über Gastralsonde möglich — nein
- Applikation über Duodenalsonde* möglich — ja
- Applikation über Jejunalsonde* möglich — ja

Mindestdurchmesser der Sonde
Jejunalsonde: 9 Charrière (ganze Pellets), 8 Charrière (Suspension).

Spülen der Sonde
Vor der Applikation: mit mindestens 15–30 ml Wasser Flüssigkeit.
Nach der Applikation: mit mindestens 15–30 ml Wasser Flüssigkeit.

Arzneimittelvorbereitung
Die **Kapsel** öffnen. Die darin enthaltenen Pellets mörsern, 10 ml Wasser in die Reibschale geben, in eine Spritze aufziehen. Reibschale mit 10 ml Wasser spülen und ebenfalls in die Spritze aufziehen und über die Sonde applizieren. Mit Wasser nachspülen.
Alternative: Pellets 10–15 Minuten in 10 ml $NaHCO_3$ (8,4 %) suspendieren, Suspension in eine Spritze füllen, Becherglas mit 10 ml Wasser spülen und ebenfalls in die Spritze aufziehen und durch die Sonde geben. Anschließend Spritze und Sonde mit Wasser spülen.
Applikation über Gastralsonde: Die Kapsel öffnen. Die darin enthaltenen Pellets in einem geeigneten Gefäß in 20 ml Wasser, Orangen- oder Apfelsaft suspendieren. Die entstandene Pellet-Suspension in die Spritze mit einem möglichst breiten Konus (z. B. Blasenspritze) aufziehen und über die gespülte Sonde applizieren. Spritze und Sonde gründlich spülen. Zur Vermeidung größerer Rückstände in der Spritze die Suspension sofort nach der Herstellung verabreichen. Sonden mit endständiger Öffnung sind zu bevorzugen. Bei Verabreichung der Pellet-Suspension über Sonden mit seitenständigen Öffnungen besteht die Gefahr von Ablagerungen von Pellets im Sondenende. Gegebenenfalls sollte dies vor Applikation an der individuellen Sonde überprüft werden.

---

* unterschiedliche Vorbereitung siehe unten

Applikation über Duodenal- bzw. Jejunalsonde: Die Kapsel öffnen. Die darin enthaltenen Pellets in einem geeigneten Gefäß in 10 ml 8,4 %iger $NaHCO_3$ zerfallen lassen (ca.15 Minuten) oder Pellets fein mörsern und in 10 ml Wasser suspendieren. Suspension in eine Spritze aufziehen und über die gespülte Sonde applizieren. Auch hier müssen Spritze und Sonde gründlich gespült werden.

Information zur Sondengabe

Eine Applikation ist nur möglich, wenn die Sonde duodenal oder jejunal liegt. Eine Applikation von nicht gemörserten oder suspendierten Pellets ist nicht möglich.

Die Pellets sollten, da sie hydrolyseempfindlich sind, nach Öffnen der Kapsel sofort weiter verarbeitet werden. Die Suspension sollte vor Applikation jedes Mal frisch hergestellt werden, da Daten zur Stabilität der Lösung und über den Einfluss von Licht nicht vorliegen.

Dosierung

Ulkus: 20 mg/Tag bzw. individuelle Dosierung.

Fertigarzneimittel

Fertigarzneimittel®	Hersteller	Wirkstoff	Arzneiform	▲	Bemerkungen zur Sondengabe
Omep 10/20/40 mg k 20 mg	Hexal	Omeprazol	KPS	(+)	Sondenapplikation nur über Duodenalsonde möglich, Sondendurchmesser ≥ 6,5, besser 8 CH
Omeprazol Stada 20/40 mg	Stadapharm	Omeprazol	MRT	-	Keine Sondenapplikation
Omeprazol-ratiopharm NT 10/20/40 mg	Ratiopharm	Omeprazol	KPS	-	Sondenapplikation möglich, Sondendurchmesser ≥ 8 CH, Größe der Mikrotabletten: ca. 2,5 mm
Antra mups 10/20/40 mg	Astra Zeneca	Omeprazol	MRT	-	In Wasser oder Apfelsaft suspendieren, nicht mörsern
Omeprazol Stada 10/20/40	Stadapharm	Omeprazol	KMR	-	Keine Sondenapplikation

▲ mörserbar: + ja; - nein; 0 keine Daten

Ondansetron

Antiemetikum

• Wechselwirkung mit Sondenmaterial zu erwarten	nein
• Wechselwirkung mit Sondenmaterial bekannt	nein
• Applikation über Gastralsonde möglich	ja
• Applikation über Duodenalsonde möglich	ja
• Applikation über Jejunalsonde möglich	ja

Mindestdurchmesser der Sonde
6,5 Charrière.

Spülen der Sonde
Vor der Applikation: mit mindestens 10 ml Flüssigkeit.
Nach der Applikation: mit mindestens 10 ml Flüssigkeit.

Arzneimittelvorbereitung
Filmtablette mörsern, in 10 ml Wasser suspendieren und mit einer Spritze über die Sonde applizieren. Anschließend Spritze und Sonde mit Wasser spülen. Alternativ ist es auch möglich die Tablette in Wasser zerfallen zu lassen.
Tropfen werden mit 10 ml Wasser verdünnt und mit einer Spritze über die Sonde applizieren. Anschließend Spritze und Sonde mit Wasser spülen.

Information zur Sondengabe
Die Bioverfügbarkeit von Ondansetron beträgt ca. 60 %, die Plasmahalbwertszeit 3 h.

Dosierung
8–32 mg/Tag.

Fertigarzneimittel

Fertigarzneimittel®	Hersteller	Wirkstoff	Arzneiform	▲	Bemerkungen zur Sondengabe
Ondansetron Stada 4/8 mg	Stada	Ondansetron	FTA	+	Sondenapplikation möglich, ohne Zerkleinerung in Wasser suspendierbar
Zofran Filmtablette 4/8 mg	GlaxoSmithKline	Ondansetron	FTA	-	Sondenapplikation möglich, ohne Zerkleinerung in Wasser suspendierbar
Zofran Lösung	GlaxoSmithKline	Ondansetron	TRO	-	Sondenapplikation möglich
Zofran 4/8 mg Zydis Lingualtablette	GlaxoSmithKline	Ondansetron	SMT	-	Sondenapplikation möglich, in Wasser zerfallen lassen

▲ mörserbar: + ja; - nein; 0 keine Daten

Opipramol

Antidepressivum

• Wechselwirkung mit Sondenmaterial zu erwarten	nein
• Wechselwirkung mit Sondenmaterial bekannt	nein
• Applikation über Gastralsonde möglich	ja
• Applikation über Duodenalsonde möglich	ja
• Applikation über Jejunalsonde möglich	ja

Mindestdurchmesser der Sonde

6,5 Charrière.

Spülen der Sonde

Vor der Applikation: mit mindestens 15–30 ml Flüssigkeit.
Nach der Applikation: mit mindestens 15–30 ml Flüssigkeit.

Arzneimittelvorbereitung

Filmtablette mörsern, in 10 ml Wasser suspendieren und mit einer Spritze über die Sonde applizieren. Anschließend Spritze und Sonde mit Wasser spülen. Alternativ ist es auch möglich die Tablette in Wasser zerfallen zu lassen.

Information zur Sondengabe

Die Bioverfügbarkeit von Opipramol beträgt ca. 97 %, die Plasmahalbwertszeit ca. 11h.
Opipramol sollte zu oder nach der Mahlzeit gegeben werden.

Dosierung

Initial: 50 mg morgens und mittags 100 mg abends,
maximal: 300 mg.

Fertigarzneimittel

Fertigarznei-mittel®	Her-steller	Wirkstoff	Arznei-form	▲	Bemerkungen zur Sondengabe
Insidon 100	Novartis Pharma	Opipra-mol	FTA	+	Sondenapplikation möglich, Insidon Tropfen bevorzugen
Insidon 50	Novartis Pharma	Opipra-mol	DRA	+	Sondenapplikation möglich, Insidon Tropfen bevorzugen
Opipramol Hexal 50/100 mg	Hexal	Opipra-mol	FTA	+	Sondenapplikation möglich
Opipramol Stada 50/100 mg	Stada-pharm	Opipra-mol	FTA	+	Sondenapplikation möglich, ohne Zerkleinerung in Wasser suspendierbar
Opipramol-neuraxpharm 50/100/150 mg	Neurax-pharm	Opipra-mol	FTA	+	Keine Angaben des Her-stellers

▲ mörserbar: + ja; – nein; 0 keine Daten

Oxazepam

Tranquilizer

• Wechselwirkungen mit Sondenmaterial zu erwarten	nein
• Wechselwirkungen mit Sondenmaterial bekannt	nein
• Applikation über Gastralsonde möglich	ja
• Applikation über Duodenalsonde möglich	ja
• Applikation über Jejunalsonde möglich	ja

Mindestdurchmesser der Sonde
6,5 Charrière.

Spülen der Sonde
Vor der Applikation: mit mindestens 10 ml Flüssigkeit.
Nach der Applikation: mit mindestens 10 ml Flüssigkeit.

Arzneimittelvorbereitung
Tablette mörsern, in 10 ml Wasser suspendieren und mit einer Spritze über die Sonde applizieren. Anschließend Spritze und Sonde mit Wasser spülen.

Information zur Sondengabe
Kalorienreduzierte Diät mit einem geringen Anteil an Kohlenhydraten und ausgewogenem Proteinanteil kann die Metabolisierung von Oxazepam verlangsamen. Alkohol verstärkt die Wirkung von Oxazepam.
Bei normaler Ernährung sind bisher keine Einschränkungen bekannt.

Dosierung
10 mg bis zu 3 × 20 mg/Tag.

Fertigarzneimittel

Fertigarzneimittel®	Hersteller	Wirkstoff	Arzneiform	▲	Bemerkungen zur Sondengabe
Adumbran	Boehringer Ingelheim	Oxazepam	TAB	+	Sondenapplikation möglich
Oxazepam Hexal	Hexal	Oxazepam	TAB	+	Sondenapplikation möglich
Oxazepam Stada 10 mg	Stadapharm	Oxazepam	TAB	+	Sondenapplikation möglich, ohne Zerkleinerung in Wasser suspendierbar
Oxazepam-neuraxpharm 10/50	neuraxpharm	Oxazepam	TAB	+	Sondenapplikation möglich
Oxazepam-ratiopharm 10/50	Ratiopharm	Oxazepam	TAB	+	Sondenapplikation möglich
Uskan 10/20	Desitin	Oxazepam	TAB	+	Sondenapplikation möglich

▲ mörserbar: + ja; – nein; 0 keine Daten

Oxybutynin

Anticholinergikum, urologisches Spasmolytikum

• Wechselwirkungen mit Sondenmaterial zu erwarten	nein
• Wechselwirkungen mit Sondenmaterial bekannt	nein
• Applikation über Gastralsonde möglich	ja
• Applikation über Duodenalsonde möglich	ja
• Applikation über Jejunalsonde möglich	ja

Mindestdurchmesser der Sonde

6,5 Charrière.

Spülen der Sonde

Vor der Applikation: mit mindestens 10 ml Flüssigkeit.
Nach der Applikation: mit mindestens 10 ml Flüssigkeit.

Arzneimittelvorbereitung

Tablette mörsern, in 10 Wasser suspendieren und mit einer Spritze über die Sonde applizieren. Anschließend Spritze und Sonde mit Wasser spülen.

Information zur Sondengabe

Das Arzneimittel wird am besten nüchtern gegeben. Bei Magenunverträglichkeit ist die Gabe zu den Mahlzeiten möglich.
Oxybutynin ist lichtempfindlich. Bei der Herstellung der Suspension ist Lichtschutz nötig.

Dosierung

3 × 2,5 mg/Tag,
maximal: 20 mg/Tag.

Fertigarzneimittel

Fertigarzneimittel®	Hersteller	Wirkstoff	Arzneiform	▲	Bemerkungen zur Sondengabe
Dridase	Sanofi-Aventis	Oxybutynin	TAB	+	Sondenapplikation möglich

▲ mörserbar: + ja; – nein; 0 keine Daten

Paracetamol

Analgetikum, Antipyretikum

• Wechselwirkung mit Sondenmaterial zu erwarten	nein
• Wechselwirkung mit Sondenmaterial bekannt	nein
• Applikation über Gastralsonde möglich	ja
• Applikation über Duodenalsonde möglich	ja
• Applikation über Jejunalsonde möglich	ja

Mindestdurchmesser der Sonde

6,5 Charrière.

Spülen der Sonde

Vor der Applikation: mit mindestens 10 ml Flüssigkeit.
Nach der Applikation: mit mindestens 10 ml Flüssigkeit.

Arzneimittelvorbereitung

(Film-)Tablette mörsern, in 10 ml Wasser suspendieren und mit einer Spritze über die Sonde applizieren. Anschließend Spritze und Sonde mit Wasser spülen. Alternativ ist es auch möglich die Tablette in Wasser zerfallen zu lassen.
Saft wird mit 10 ml Wasser verdünnt und mit einer Spritze über die Sonde appliziert. Spritze und Sonde mit Wasser spülen.
Kapsel öffnen, Inhalt in 10 ml Wasser suspendieren und mit einer Spritze über die Sonde applizieren. Spritze und Sonde mit Wasser nachspülen. Die Retardpellets nicht mörsern.
Brausetabletten werden in ca. 30–50 ml Wasser aufgelöst und mit einer Spritze über die Sonde appliziert. Es ist darauf zu achten, dass die Lösung kein Kohlendioxid mehr enthält. Gefäß einmal umschwenken, dabei dürfen keine Gasblasen mehr entweichen.

Information zur Sondengabe

Die Bioverfügbarkeit von Paracetamol beträgt oral ca. 88 %, rektal ca. 50 %, die Plasmahalbwertszeit 1–4 h.
Paracetamol kann unabhängig von den Mahlzeiten gegeben werden.

Dosierung

Abhängig vom Alter und vom Körpergewicht.
Initial: 500–1000 mg (ab 43 kg KG Kinder, Jugendliche und Erwachsene).

Maximal: 4000 mg täglich (ab 43 kg KG Kinder, Jugendliche und Erwachsene).
Gilt nur für die Monopräparate.

Fertigarzneimittel

Fertigarzneimittel®	Hersteller	Wirkstoff	Arzneiform	▲	Bemerkungen zur Sondengabe
Ben-u-ron Kapseln	Novartis	Paracetamol	KPS	-	Flüssige Alternative vorhanden
Ben-u-ron Saft	Novartis	Paracetamol	SAF	-	Sondenapplikation möglich
Ben-u-ron Tabletten	Novartis	Paracetamol	TAB	+	Sondenapplikation möglich
Enelfa	Dolorgiet	Paracetamol	TAB	+	Sondenapplikation möglich
Grippex	Hexal	Paracetamol	BTA	-	Sondenapplikation möglich
Migraeflux MCP	Hennig	Paracetamol, Metoclopramid	FTA	+	Sondenapplikation möglich
Migränerton	Dolorgiet	Paracetamol/ Metoclopramid	KPS	-	Sondenapplikation möglich
Paracetamol 500 Hexal	Hexal	Paracetamol	TAB	+	Sondenapplikation möglich
Paracetamol Saft Hexal	Hexal	Paracetamol	SAF	-	Sondenapplikation möglich
Paracetamol Stada	Stada	Paracetamol	TAB	+	Sondenapplikation möglich, ohne Zerkleinerung in Wasser suspendierbar
Paracetamol Stada comp.	Stada	Paracetamol/Codeinphosphat	TAB	+	Sondenapplikation möglich
Paracetamol-ratiopharm 500	Ratiopharm	Paracetamol	TAB	+	Sondenapplikation möglich

▲ mörserbar: + ja; – nein; 0 keine Daten

Paroxetin

Antidepressivum

• Wechselwirkungen mit Sondenmaterial zu erwarten	nein
• Wechselwirkungen mit Sondenmaterial bekannt	nein
• Applikation über Gastralsonde möglich	ja
• Applikation über Duodenalsonde möglich	ja
• Applikation über Jejunalsonde möglich	ja

Mindestdurchmesser der Sonde

6,5 Charrière.

Spülen der Sonde

Vor der Applikation: mit mindestens 10 ml Flüssigkeit.
Nach der Applikation: mit mindestens 10 ml Flüssigkeit.

Arzneimittelvorbereitung

Filmtablette mörsern, in 10 ml Wasser suspendieren und mit einer Spritze über die Sonde applizieren. Anschließend Spritze und Sonde mit Wasser spülen. Mehrmaliges Spülen der Spritze kann notwendig werden.

Information zur Sondengabe

Die Gabe des Arzneistoffs kann morgens zusammen mit der Nahrung erfolgen.

Dosierung

20 mg/Tag,
maximal: 50 mg/Tag.

Fertigarzneimittel

Fertigarzneimittel®	Hersteller	Wirkstoff	Arzneiform	▲	Bemerkungen zur Sondengabe
Euplix 20 mg	Desitin	Paroxetin	FTA	0	Keine Angaben des Herstellers
Paroxat 20 mg	Hexal	Paroxetin	FTA	+	Sondenapplikation möglich
Paroxetin Biomo 20 mg	Biomo	Paroxetin	FTA	-	Keine Angaben des Herstellers
Paroxetin real 20 mg	Dolorgiet	Paroxetin	FTA	+	Sondenapplikation möglich
Paroxetin Stada 20 mg	Stada-pharm	Paroxetin	FTA	+	Sondenapplikation möglich
Paroxetin-neurax-pharm 20 mg Filmtabletten	Neurax-pharm	Paroxetin	FTA	0	Keine Angaben des Herstellers
Paroxetin-ratio-pharm 20/30 mg	Ratio-pharm	Paroxetin	FTA	+	Sondenapplikation möglich
Seroxat Suspension	Glaxo-Smith-Kline	Paroxetin	SUS	-	Keine Gabe über Dünndarmsonden, Wirkstoff wird nur im sauren Milieu aus dem Trägergel freigesetzt

▲ mörserbar: + ja; - nein; 0 keine Daten

Pergolid

Parkinsonmittel

• Wechselwirkungen mit Sondenmaterial zu erwarten	nein
• Wechselwirkungen mit Sondenmaterial bekannt	nein
• Applikation über Gastralsonde möglich	ja
• Applikation über Duodenalsonde möglich	ja
• Applikation über Jejunalsonde möglich	ja

Mindestdurchmesser der Sonde

6,5 Charrière.

Spülen der Sonde

Vor der Applikation: mit mindestens 10 ml Flüssigkeit.
Nach der Applikation: mit mindestens 10 ml Flüssigkeit.

Arzneimittelvorbereitung

Tablette mörsern, in 10 ml Wasser suspendieren und mit einer Spritze über die Sonde applizieren. Anschließend Spritze und Sonde mit Wasser spülen.

Information zur Sondengabe

Der pH-Wert der Lösung liegt bei 7. Pergolid ist hitze- und lichtempfindlich und muss nach dem Mörsern schnell über die Sonde verabreicht werden.
Der Arzneistoff wird rasch (in ca. 15–30 Minuten), aber unvollständig aus dem Gastrointestinaltrakt resorbiert. Die Anwendung von Pergolid kann unabhängig von den Mahlzeiten erfolgen.

Dosierung

0,05–0,25 mg/Tag.

Fertigarzneimittel

Fertigarzneimittel®	Hersteller	Wirkstoff	Arzneiform	▲	Bemerkungen zur Sondengabe
Pergolid Hexal 0,05/0,25/1 mg	Hexal	Pergolid	TAB	+	Sondenapplikation möglich
Pergolid-ratiopharm 0,05/0,25/1 mg	Ratiopharm	Pergolid	TAB	+	Sondenapplikation möglich

▲ mörserbar: + ja; – nein; 0 keine Daten

Phenoxymethylpenicillin

Antibiotikum

- Wechselwirkung mit Sondenmaterial zu erwarten nein
- Wechselwirkung mit Sondenmaterial bekannt nein
- Applikation über Gastralsonde möglich ja
- Applikation über Duodenalsonde möglich ja
- Applikation über Jejunalsonde möglich ja

Mindestdurchmesser der Sonde

6,5 Charrière.

Spülen der Sonde

Vor der Applikation: mit mindestens 10 ml Flüssigkeit.
Nach der Applikation: mit mindestens 10 ml Flüssigkeit.

Arzneimittelvorbereitung

(Film-)Tablette mörsern, in 10 ml Wasser suspendieren und mit einer Spritze über die Sonde applizieren. Anschließend Spritze und Sonde mit Wasser spülen.
Alternativ ist es auch möglich die Tablette in Wasser zerfallen zu lassen.
Saft wird mit 10 ml Wasser verdünnt und mit einer Spritze über die Sonde appliziert. Spritze und Sonde mit Wasser spülen.

Information zur Sondengabe

Die Resorptionsquote beträgt ca. 60 %. Die Resorption wird durch Nahrung verschlechtert, deshalb in zweistündigem Abstand zur Mahlzeit geben.

Dosierung

Erwachsene und Kinder über 12 Jahre 3–4-mal tgl. 0,5 bis 1,5 Mio. IE; Kinder unter 12 Jahren werden nach Körpergewicht dosiert.

Fertigarzneimittel

Fertigarzneimittel®	Hersteller	Wirkstoff	Arzneiform	▲	Bemerkungen zur Sondengabe
Infectobicillin Saft 750	Infectopharm	Phenoxymethylpenicillin	SUS	–	Sondenapplikation möglich
Infectocillin 250/300/400/500 Saft	Infectopharm	Phenoxymethylpenicillin	TSA	–	Sondenapplikation möglich
Infectocillin/1,5 Mega	Infectopharm	Phenoxymethylpenicillin	FTA	+	Sondenapplikation möglich, eventuell vorhandene Filmreste mit Pinzette entfernen, Saft bevorzugen
Isocillin	Sanofi-Aventis	Phenoxymethylpenicilin	SAF	–	Sondenapplikation möglich
Isocillin 1,2 Mega	Sanofi-Aventis	Phenoxymethylpenicilin	FTA	+	Sondenapplikation möglich
Penhexal	Hexal	Phenoxymethylpenicillin	TSA	–	Sondenapplikation möglich
Penhexal 1,0/1,5 Mega	Hexal	Phenoxymethylpenicillin	FTA	+	Sondenapplikation möglich
Penicillin V Stada 1,2 Mega	Stadapharm	Phenoxymethylpenicillin	FTA	+	Sondenapplikation möglich, ohne Zerkleinerung in Wasser suspendierbar
Penicillin V Stada 1,5 Mega	Stadapharm	Phenoxymethylpenicillin	TAB	+	Sondenapplikation möglich, ohne Zerkleinerung in Wasser suspendierbar
Penicillin V-ratiopharm 1,5 Mega	Ratiopharm	Phenoxymethylpenicilin	FTA	+	Sondenapplikation möglich

▲ mörserbar: + ja; – nein; 0 keine Daten

Propafenon

Antiarrhythmikum

• Wechselwirkungen mit Sondenmaterial zu erwarten	nein
• Wechselwirkungen mit Sondenmaterial bekannt	nein
• Applikation über Gastralsonde möglich	ja
• Applikation über Duodenalsonde möglich	ja
• Applikation über Jejunalsonde möglich	ja

Mindestdurchmesser der Sonde

6,5 Charrière.

Spülen der Sonde

Vor der Applikation: mit mindestens 10 ml Flüssigkeit.
Nach der Applikation: mit mindestens 10 ml Flüssigkeit.

Arzneimittelvorbereitung

Filmtablette mörsern, in 10 ml Wasser suspendieren und mit einer Spritze über die Sonde applizieren. Anschließend Spritze und Sonde mit Wasser spülen.

Information zur Sondengabe

Nahrung kann die Bioverfügbarkeit bei sogenannten Schnell-Metabolisierern erhöhen, während bei Langsam-Metabolisierern keine Auswirkungen zu beobachten sind.

Dosierung

Aufgrund der unterschiedlichen Bioverfügbarkeit gibt es von Patient zu Patient große Schwankungen der Plasmaspiegel, sodass eine individuelle Dosisanpassung entsprechend der erwünschten Wirkung notwendig ist.

Fertigarzneimittel

Fertigarzneimittel®	Hersteller	Wirkstoff	Arzneiform	▲	Bemerkungen zur Sondengabe
Propafenon Hexal 150/300 mg	Hexal	Propafenon	FTA	+	Sondenapplikation möglich
Propafenon Stada 150/300 mg	Stadapharm	Propafenon	FTA	+	Sondenapplikation möglich, ohne Zerkleinerung in Wasser suspendierbar
Propafenon-ratiopharm 150/300	Ratiopharm	Propafenon	FTA	+	Sondenapplikation möglich

▲ mörserbar: + ja; – nein; 0 keine Daten

Propranolol

Blutdrucksenker

• Wechselwirkung mit Sondenmaterial zu erwarten	nein
• Wechselwirkung mit Sondenmaterial bekannt	nein
• Applikation über Gastralsonde möglich	ja
• Applikation über Duodenalsonde möglich	ja
• Applikation über Jejunalsonde möglich	ja

Mindestdurchmesser der Sonde

6,5 Charrière.

Spülen der Sonde

Vor der Applikation: mit mindestens 10 ml Flüssigkeit.
Nach der Applikation: mit mindestens 10 ml Flüssigkeit.

Arzneimittelvorbereitung

(Film-)Tablette mörsern, in 10 ml Wasser suspendieren und mit einer Spritze über die Sonde applizieren. Anschließend Spritze und Sonde mit Wasser spülen. Alternativ ist es auch möglich die Tablette in Wasser zerfallen zu lassen.
Kapsel öffnen, Inhalt in 10 ml Wasser suspendieren und mit einer Spritze über die Sonde applizieren. Spritze und Sonde mit Wasser nachspülen. Die Retardpellets nicht mörsern.

Information zur Sondengabe

Die Bioverfügbarkeit steigt bei Einnahme zur Mahlzeit und zusätzliche Blutspiegelschwankungen durch wechselnde Einnahmezeitpunkte entfallen.
Die Bioverfügbarkeit von Propranolol beträgt ca. 30–50 %, die Plasmahalbwertszeit 3–4 h.
Der Wirkstoff ist lichtempfindlich. Die Suspension soll unmittelbar vor der Anwendung frisch hergestellt werden.
Propranolol kann unabhängig von den Mahlzeiten, aber immer zum gleichen Zeitpunkt gegeben werden.

Dosierung

Individuell nach Behandlungserfolg.
Maximal: 320 mg, in Einzelfällen bis 640 mg.

Fertigarzneimittel

Fertigarzneimittel®	Hersteller	Wirkstoff	Arzneiform	▲	Bemerkungen zur Sondengabe
Prophylux	Hennig	Propranolol	TAB	+	Sondenapplikation möglich
Propra comp.-ratiopharm	Ratiopharm	Propranolol, Triamteren, Hydrochlorothiazid	FTA	+	Sondenapplikation möglich
Propra retard-ratiopharm 80/160	Ratiopharm	Propranolol	REK	-	Sondenapplikation möglich, Kapsel kann geöffnet werden, Größe der Pellets: 1,0–1,4 mm
Propranolol Stada 40/80 mg	Stadapharm	Propranolol	TAB	+	Sondenapplikation möglich, ohne Zerkleinerung in Wasser suspendierbar
Propra-ratiopham 10/40/80	Ratiopharm	Propranolol	FTA	+	Sondenapplikation möglich

▲ mörserbar: + ja; - nein; 0 keine Daten

Ramipril

Antihypertensivum, Mittel gegen Herzinsuffizienz

- Wechselwirkungen mit Sondenmaterial zu erwarten — nein
- Wechselwirkungen mit Sondenmaterial bekannt — nein
- Applikation über Gastralsonde möglich — ja
- Applikation über Duodenalsonde möglich — ja
- Applikation über Jejunalsonde möglich — ja

Mindestdurchmesser der Sonde

6,5 Charrière.

Spülen der Sonde

Vor der Applikation: mit mindestens 10 ml Flüssigkeit.
Nach der Applikation: mit mindestens 10 ml Flüssigkeit.

Arzneimittelvorbereitung

Tablette mörsern in 10 ml Wasser suspendieren und mit einer Spritze über die Sonde applizieren. Anschließend Spritze und Sonde mit Wasser spülen. Die Tabletten können auch in Apfelsaft aufgelöst werden.

Information zur Sondengabe

Die Gabe des Arzneistoffs erfolgt in der Regel morgens zusammen mit der Nahrung.

Dosierung

2,5–5 mg/Tag,
maximal: 10 mg/Tag.

Fertigarzneimittel

Fertigarzneimittel®	Hersteller	Wirkstoff	Arzneiform	▲	Bemerkungen zur Sondengabe
Delix 2,5 plus/ 5 plus	Sanofi-Aventis	Ramipril/Hydrochlorthiazid	TAB	+	Sondenapplikation möglich
Delix 2,5/5/ protect 10 mg	Sanofi-Aventis	Ramipril	TAB	+	Sondenapplikation möglich

Fertigarzneimittel®	Hersteller	Wirkstoff	Arzneiform	▲	Bemerkungen zur Sondengabe
Ramiclair 2,5/ 5/10 mg	Hennig	Ramipril	TAB	+	Sondenapplikation möglich
Ramiclair 2,5/12,5 mg plus 5/25 mg plus	Hennig	Ramipril/ Hydrochlorothiazid	TAB	+	Sondenapplikation möglich
Ramiplus Stada 2,5/12,5// 5/25 mg	Stadapharm	Ramipril/ Hydrochlorothiazid	TAB	+	Sondenapplikation möglich, ohne Zerkleinerung in Wasser suspendierbar
Ramipril Hexal 1,25/2,5/5/7,5/ 10 mg	Hexal	Ramipril	TAB	+	Sondenapplikation möglich
Ramipril Hexal comp 2,5/12,5// 5/25 mg	Hexal	Ramipril/ Hydrochlorothiazid	TAB	+	Sondenapplikation möglich
Ramipril Stada 2,5/5/10 mg	Stadapharm	Ramipril	TAB	+	Sondenapplikation möglich, ohne Zerkleinerung in Wasser suspendierbar
Ramipril-corax 2,5/5/10 mg	Corax	Ramipril	TAB	+	Sondenapplikation möglich
Ramipril-corax comp. 2,5/12,5//5/25 mg	Corax	Ramipril/ Hydrochlorothiazid	TAB	+	Sondenapplikation möglich
Ramipril-ratiopharm 2,5/5/10 mg	Ratiopharm	Ramipril	TAB	+	Sondenapplikation möglich
Ramipril-ratiopharm comp. 2,5/ 12,5//5/25 mg	Ratiopharm	Ramipril/ Hydrochlorothiazid	TAB	+	Sondenapplikation möglich
VESDIL 2,5/5/ protect 10 mg	Astra Zeneca	Ramipril	TAB	0	Keine Angaben des Herstellers
VESDIL 2,5 plus/ 5 plus	Astra Zeneca	Ramipril/ Hydrochlorothiazid	TAB	0	Keine Angaben des Herstellers

▲ mörserbar: + ja; – nein; 0 keine Daten

Ranitidin

Ulkusmittel

• Wechselwirkungen mit Sondenmaterial zu erwarten	nein
• Wechselwirkungen mit Sondenmaterial bekannt	nein
• Applikation über Gastralsonde möglich	ja
• Applikation über Duodenalsonde möglich	ja
• Applikation über Jejunalsonde möglich	ja

Mindestdurchmesser der Sonde
6,5 Charrière.

Spülen der Sonde
Vor der Applikation: mit mindestens 10 ml Flüssigkeit.
Nach der Applikation: mit mindestens 10 ml Flüssigkeit.

Arzneimittelvorbereitung
Filmtablette mörsern, in 10 ml Wasser suspendieren und über die Sonde applizieren. Anschließend Spritze und Sonde mit Wasser spülen.

Information zur Sondengabe
Der pH-Wert der Suspension beträgt ca. 7. Die Suspension ist licht- und oxidationsempfindlich. Eine Veränderung des pH in das alkalische Milieu (pH > 8) zerstört sofort den Arzneistoff. Sondennahrung beeinträchtigt die Resorption und ist zu vermeiden.

Dosierung
300 mg/Tag.

Fertigarzneimittel

Fertigarznei-mittel®	Hersteller	Wirkstoff	Arznei-form	▲	Bemerkungen zur Sondengabe
Raninerton 150/ 300 mg	Dolorgiet	Ranitidin	FTA	+	Sondenapplikation möglich
Ranitic 150/300	Hexal	Ranitidin	FTA	+	Sondenapplikation möglich
Ranitic 150/300 akut	Hexal	Ranitidin	FTA	+	Sondenapplikation möglich
Ranitic 75 akut bei Sodbrennen	Hexal	Ranitidin	FTA	+	Sondenapplikation möglich
Ranitidin-ratio-pharm 150/300 akut	Ratio-pharm	Ranitidin	FTA	+	Sondenapplikation möglich
Ranitidin Stada 150/300 mg	Stada-pharm	Ranitidin	FTA	+	Sondenapplikation möglich, ohne Zerkleinerung in Wasser suspendierbar
Ranitidin-ratio-pharm 75 mg Filmtabletten gegen Sodbrennen	Ratio-pharm	Ranitidin	FTA	+	Sondenapplikation möglich
Ranitidin-ratio-pharm 150/300	Ratio-pharm	Ranitidin	FTA	+	Sondenapplikation möglich

▲ mörserbar: + ja; – nein; 0 keine Daten

Roxithromycin

Antibiotikum

• Wechselwirkungen mit Sondenmaterial zu erwarten	nein
• Wechselwirkungen mit Sondenmaterial bekannt	nein
• Applikation über Gastralsonde möglich	ja
• Applikation über Duodenalsonde möglich	ja
• Applikation über Jejunalsonde möglich	ja

Mindestdurchmesser der Sonde
6,5 Charrière.

Spülen der Sonde
Vor der Applikation: mit mindestens 10 ml Flüssigkeit.
Nach der Applikation: mit mindestens 10 ml Flüssigkeit.

Arzneimittelvorbereitung
(Film-)Tablette mörsern, in 10 ml Wasser suspendieren und mit einer Spritze über die Sonde applizieren. Anschließend Spritze und Sonde mit Wasser spülen.

Information zur Sondengabe
In wässriger Lösung ist Roxithromycin hydrolyseempfindlich. Daher sollte die Suspension vor Applikation frisch hergestellt werden. Eine nüchterne Einnahme ist empfehlenswert. Die Aufnahme von Nahrung ca. 15 min nach der Roxithromycin-Gabe hat keinen Einfluss auf die Resorption.
Die Suspension hat einen sehr bitteren Geschmack.

Dosierung
300 mg/Tag.

Fertigarzneimittel

Fertigarzneimittel®	Hersteller	Wirkstoff	Arzneiform	▲	Bemerkungen zur Sondengabe
Infectoroxit 150 mg	Infectopharm	Roxithromycin	FTA	+	Sondenapplikation möglich, evtl. vorhandene Filmreste mit Pinzette entfernen, Trockensaft bevorzugen
Infectoroxit Kindertabletten zur Herstellung einer Suspension	Infectopharm	Roxithromycin	TAB	+	Sondenapplikation möglich, Suspension enthält kleine Wirkstoffpellets
Roxihexal 50/150/300 mg	Hexal	Roxithromycin	FTA	+	Sondenapplikation möglich
Roxithromycin Stada 150/300 mg	Stadapharm	Roxithromycin	FTA	+	Sondenapplikation möglich, ohne Zerkleinerung in Wasser suspendierbar
Roxithromycin-ratiopharm 150/300 mg	Ratiopharm	Roxithromycin	FTA	+	Sondenapplikation möglich
Rulid/Rulid 300	Sanofi-Aventis	Roxithromycin	FTA	+	Sondenapplikation möglich

▲ mörserbar: + ja; – nein; 0 keine Daten

Selegilin

Parkinsonmittel

• Wechselwirkung mit Sondenmaterial zu erwarten	nein
• Wechselwirkung mit Sondenmaterial bekannt	nein
• Applikation über Gastralsonde möglich	ja
• Applikation über Duodenalsonde möglich	ja
• Applikation über Jejunalsonde möglich	ja

Mindestdurchmesser der Sonde

6,5 Charrière.

Spülen der Sonde

Vor der Applikation: mit mindestens 10 ml Flüssigkeit.
Nach der Applikation: mit mindestens 10 ml Flüssigkeit.

Arzneimittelvorbereitung

Tablette mörsern, in 10 ml Wasser suspendieren und mit einer Spritze über die Sonde applizieren. Anschließend Spritze und Sonde mit Wasser spülen.
Alternativ ist es auch möglich die Tablette in Wasser zerfallen zu lassen.

Information zur Sondengabe

Die Plasmahalbwertszeit beträgt 39 h.

Dosierung

5–10 mg/Tag als Einzeldosis.

Fertigarzneimittel

Fertigarznei-mittel®	Hersteller	Wirkstoff	Arznei-form	▲	Bemerkungen zur Sondengabe
Movergan 5/10 mg	Orion	Selegilin	TAB	+	Applikation über eine Magensonde wurde nicht untersucht, sollte aber laut Hersteller kein Problem sein
Selegilin Hexal 5/10 mg	Hexal	Selegilin	TAB	+	Sondenapplikation möglich
Selegilin-neuraxpharm 5/10 mg	Neurax-pharm	Selegilin	TAB	0	Keine Angaben des Herstellers
Selegilin-ratiopharm 5/10 mg	Ratio-pharm	Selegilin	TAB	+	Sondenapplikation möglich
Seleglin Stada 5/10 mg	Stada-pharm	Selegilin	TAB	+	Sondenapplikation möglich, ohne Zerkleinerung in Wasser suspendierbar
Selgimed 5 mg	Hennig	Selegilin	TAB	+	Sondenapplikation möglich
Xilopar	Cephalon	Selegilin	SMT	0	Keine Angaben des Herstellers

▲ mörserbar: + ja; – nein; 0 keine Daten

Simvastatin

Lipidsenker

- Wechselwirkungen mit Sondenmaterial zu erwarten nein
- Wechselwirkungen mit Sondenmaterial bekannt nein
- Applikation über Gastralsonde möglich ja
- Applikation über Duodenalsonde möglich ja
- Applikation über Jejunalsonde möglich ja

Mindestdurchmesser der Sonde

6,5 Charrière.

Spülen der Sonde

Vor der Applikation: mit mindestens 10 ml Flüssigkeit.
Nach der Applikation: mit mindestens 10 ml Flüssigkeit.

Arzneimittelvorbereitung

(Film-)Tablette mörsern, in 10 ml Wasser suspendieren und mit einer Spritze über die Sonde applizieren. Anschließend Spritze und Sonde mit Wasser spülen.

Information zur Sondengabe

Die Suspension ist licht- und oxidationsempfindlich. Die Arzneistoffsuspension soll bei Bedarf frisch hergestellt werden und sofort gegeben werden. Die Sondengabe sollte zur Nacht, nüchtern erfolgen.

Dosierung

5–80 mg abends.
Filmtabletten sind teilbar.

Fertigarzneimittel

Fertigarznei-mittel®	Hersteller	Wirkstoff	Arznei-form	▲	Bemerkungen zur Sondengabe
Simva-Hennig 10/20/40 mg	Hennig	Sim-vastatin	FTA	+	Sondenapplikation möglich
Simvahexal 5/ 10/20/30/40/60/ 80 mg	Hexal	Sim-vastatin	FTA	+	Sondenapplikation möglich
Simvastatin ratiopharm 5/10/20/40 mg	Ratio-pharm	Sim-vastatin	FTA	+	Sondenapplikation möglich
Simvastatin real 10/20/40 mg	Dolorgiet	Sim-vastatin	FTA	+	Sondenapplikation möglich
Simvastatin Stada 5/10/ 20/40 mg	Stada-pharm	Sim-vastatin	FTA	-	Sondenapplikation möglich, ohne Zerkleinerung in Wasser suspendierbar
Simvastatin-corax 10/20/ 40 mg	Corax	Sim-vastatin	FTA	+	Sondenapplikation möglich
Zocor 5/10/20/ Forte 40/Forte XL 80 mg	MSD	Sim-vastatin	TAB	+	Laut Hersteller gibt es keine grundsätzlichen Einwände gegen Mörsern und Sondenapplikation
Zocor MSD 10/20/40 mg	MSD	Sim-vastatin	TAB	+	Laut Hersteller gibt es keine grundsätzlichen Einwände gegen Mörsern und Sondenapplikation

▲ mörserbar: + ja; – nein; 0 keine Daten

Sotalol

Antiarrythmikum

• Wechselwirkungen mit Sondenmaterial zu erwarten	nein
• Wechselwirkungen mit Sondenmaterial bekannt	nein
• Applikation über Gastralsonde möglich	ja
• Applikation über Duodenalsonde möglich	ja
• Applikation über Jejunalsonde möglich	ja

Mindestdurchmesser der Sonde

6,5 Charrière.

Spülen der Sonde

Vor der Applikation: mit mindestens 10 ml Flüssigkeit.
Nach der Applikation: mit mindestens 10 ml Flüssigkeit.

Arzneimittelvorbereitung

Tablette mörsern, in 10 ml Wasser suspendieren und mit einer Spritze über die Sonde applizieren. Anschließend Spritze und Sonde mit Wasser spülen.

Information zur Sondengabe

Sotalol sollte nicht zusammen mit der Sondennahrung verabreicht werden, da die Resorption bei gleichzeitiger Nahrungsaufnahme (insbesondere Milch und Milchprodukte) vermindert ist.

Dosierung

80–160 mg/Tag.

Fertigarzneimittel

Fertigarzneimittel®	Hersteller	Wirkstoff	Arzneiform	▲	Bemerkungen zur Sondengabe
Sotahexal 40/80/120/160/240	Hexal	Sotalol	TAB	+	Sondenapplikation möglich
Sotalol-corax 40/80/160 mg	Corax	Sotalol	TAB	+	Sondenapplikation möglich
Sotalol-ratiopharm 40/80/160	Ratiopharm	Sotalol	TAB	+	Sondenapplikation möglich

▲ mörserbar: + ja; – nein; 0 keine Daten

Spironolacton

Diuretikum

- Wechselwirkungen mit Sondenmaterial zu erwarten — nein
- Wechselwirkungen mit Sondenmaterial bekannt — nein
- Applikation über Gastralsonde möglich — ja
- Applikation über Duodenalsonde möglich — ja
- Applikation über Jejunalsonde möglich — ja

Mindestdurchmesser der Sonde

6,5 Charrière.

Spülen der Sonde

Vor der Applikation: mit mindestens 15–30 ml Flüssigkeit.
Nach der Applikation: mit mindestens 15–30 ml Flüssigkeit.

Arzneimittelvorbereitung

(Film-)Tablette mörsern, in 10 ml Wasser suspendieren und mit einer Spritze über die Sonde applizieren. Anschließend Spritze und Sonde mit Wasser spülen.
Kapsel öffnen, Pellets in 10 ml Wasser suspendieren und mit einer Spritze über die Sonde applizieren. Anschließend Spritze und Sonde mit Wasser spülen.

Dosierung

50–100 mg/Tag.

Fertigarzneimittel

Fertigarzneimittel®	Hersteller	Wirkstoff	Arzneiform	▲	Bemerkungen zur Sondengabe
Aldactone 100	Riemser	Spironolacton	KPS	–	Sondenapplikation möglich
Aldactone 25/50	Riemser	Spironolacton	DRA	+	Sondenapplikation möglich
Furorese comp. 20 mg/100 mg	Hexal	Furosemid, Spironolacton	FTA	+	Sondenapplikation möglich
Osyrol 50/100	Sanofi-Aventis	Spironolacton	FTA	+	Sondenapplikation möglich
Osyrol 50/100-Lasix	Sanofi-Aventis	Spironolacton/Furosemid	KPS	–	Sondenapplikation möglich
Spiro comp./comp. forte ratiopharm	Ratiopharm	Spironolacton/Furosemid	TAB	+	Sondenapplikation möglich
Spironolacton Hexal 50/100 mg	Hexal	Spironolacton	TAB	+	Sondenapplikation möglich
Spironolacton Stada 50/100 mg	Stadapharm	Spironolacton	TAB	+	Sondenapplikation möglich, ohne Zerkleinerung in Wasser suspendierbar

▲ mörserbar: + ja; – nein; 0 keine Daten

Sulpirid

Neuroleptikum

• Wechselwirkungen mit Sondenmaterial zu erwarten	nein
• Wechselwirkungen mit Sondenmaterial bekannt	nein
• Applikation über Gastralsonde möglich	ja
• Applikation über Duodenalsonde möglich	ja
• Applikation über Jejunalsonde möglich	ja

Mindestdurchmesser der Sonde

6,5 Charrière.

Spülen der Sonde

Vor der Applikation: mit mindestens 10 ml Flüssigkeit.
Nach der Applikation: mit mindestens 10 ml Flüssigkeit.

Arzneimittelvorbereitung

Kapsel öffnen, in 10 ml Wasser suspendieren und mit einer Spritze über die Sonde applizieren. Anschließend Spritze und Sonde mit Wasser spülen. Der Kapselinhalt kann auch mit Sondennahrung verabreicht werden.
Tablette mörsern in 10 ml Wasser suspendieren und mit einer Spritze über die Sonde applizieren. Anschließend Spritze und Sonde mit Wasser spülen.

Information zur Sondengabe

Bei Suspendierung des Kapselinhalts in Wasser schwimmt das Pulver auf der Wasseroberfläche, sodass sich das Aufziehen in die Spritze und die vollständige Gabe der Dosis schwierig gestalten.
Nach peroraler Gabe wird Sulpirid nur langsam resorbiert und unterliegt großen Schwankungen. Die Einnahme kann zu den Mahlzeiten erfolgen. Möglicherweise reduziert Nahrung die Bioverfügbarkeit.

Dosierung

50–200 mg/pro Tag
Die letzte Gabe sollte allerdings vor 16.00 Uhr erfolgen, um Schlafstörungen zu vermeiden.

Fertigarzneimittel

Fertigarzneimittel®	Hersteller	Wirkstoff	Arzneiform	▲	Bemerkungen zur Sondengabe
Dogmatil	Sanofi-Aventis	Sulpirid	KPS	-	Sondenapplikation möglich
Dogmatil forte	Sanofi-Aventis	Sulpirid	TAB	+	Sondenapplikation möglich
Meresa	Dolorgiet	Sulpirid	KPS	-	Keine Angaben des Herstellers
Meresa forte	Dolorgiet	Sulpirid	TAB	+	Sondenapplikation möglich
Sulpirid Hexal 100/200 mg	Hexal	Sulpirid	TAB	+	Sondenapplikation möglich
Sulpirid Hexal 50 mg	Hexal	Sulpirid	KPS	-	Sondenapplikation möglich
Sulpirid Stada 50/200 mg	Stadapharm	Sulpirid	TAB	+	Sondenapplikation möglich, ohne Zerkleinerung in Wasser suspendierbar
Sulpirid-neuraxpharm 50/100/200 mg	Neuraxpharm	Sulpirid	TAB	0	Keine Angaben des Herstellers
Sulpirid-ratiopharm/forte	Ratiopharm	Sulpirid	TAB	+	Sondenapplikation möglich
Sulpivert 50 mg	Hennig	Sulpirid	KPS	-	Sondenapplikation möglich
Vertigo-Meresa	Dolorgiet	Sulpirid	KPS	-	Keine Angaben des Herstellers
Vertigo-Meresa 200	Dolorgiet	Sulpirid	TAB	+	Sondenapplikation möglich

▲ mörserbar: + ja; – nein; 0 keine Daten

Tamsulosin

Prostatamittel

• Wechselwirkungen mit Sondenmaterial zu erwarten*	nein
• Wechselwirkungen mit Sondenmaterial bekannt*	nein
• Applikation über Gastralsonde möglich	ja
• Applikation über Duodenalsonde möglich	ja
• Applikation über Jejunalsonde möglich	ja

Mindestdurchmesser der Sonde

12 Charrière.

Spülen der Sonde

Vor der Applikation: mit mindestens 15–30 ml Flüssigkeit.
Nach der Applikation: mit mindestens 15–30 ml Flüssigkeit.

Arzneimittelvorbereitung

Kapsel öffnen und die enthaltenen Pellets in einem geeigneten Gefäß in 20 ml Früchtetee oder Apfel- bzw. Orangensaft suspendieren. Die Pellets sind mit einem magensaftresistenten Überzug versehen und dürfen nicht gemörsert werden!
Suspension in eine Spritze aufziehen und über die zuvor mit Früchtetee oder Apfel- bzw. Orangensaft gespülte Sonde applizieren. Anschließend Spritze und Sonde mit Wasser spülen.

Information zur Sondengabe

Zur Vermeidung größerer Rückstände in der Spritze die Suspension sofort nach der Herstellung verabreichen. Sonden mit endständiger Öffnung sind zu bevorzugen. Bei der Verabreichung der Pellet-Suspension über Sonden mit seitenständigen Öffnungen besteht die Gefahr der Ablagerung von Pellets im Sondenende. Gegebenenfalls sollte dies vor Applikation an der individuellen Sonde überprüft werden. Die Pellets

* Inkompatibilitäten mit Sondenmaterial sind bisher nicht bekannt. Die Pellets haben mitunter hohe Adhäsionstendenzen an verschiedenen Plastikmaterialien.

haben in wässrigem Medium hohe Adhäsionstendenzen untereinander und an verschiedenen Kunststoffmaterialien. Daher ist die Sondenapplikation nach Suspension in Trinkwasser nur eingeschränkt möglich bzw. es kann unter Umständen zum Verstopfen der Sonde kommen. In schwach saurem Medium ist die Tendenz zur Adhäsion weit weniger ausgeprägt und die Sondenapplikation sehr gut möglich.
Die Resorption wird durch eine zuvor eingenommene Mahlzeit verlangsamt. Eine gleichmäßige Resorption kann sichergestellt werden, wenn Tamsulosin stets nach dem Frühstück eingenommen wird.

Dosierung

0,4 mg/Tag.

Fertigarzneimittel

Fertigarzneimittel®	Hersteller	Wirkstoff	Arzneiform	▲	Bemerkungen zur Sondengabe
Omnic Ocas 0,4	Astellas Pharma	Tamsulosin	RUT	–	Keine Angaben des Herstellers
Tamsulosin Hexal 0,4 mg retard	Hexal	Tamsulosin	REK	–	Sondenapplikation möglich
Tamsulosin Stada 0,4 mg	Stada	Tamsulosin	KPS	–	Keine Sondenapplikation

▲ mörserbar: + ja; – nein; 0 keine Daten

Terazosin

Antihypertensivum, Prostatamittel

• Wechselwirkungen mit Sondenmaterial zu erwarten	nein
• Wechselwirkungen mit Sondenmaterial bekannt	nein
• Applikation über Gastralsonde möglich	ja
• Applikation über Duodenalsonde möglich	ja
• Applikation über Jejunalsonde möglich	ja

Mindestdurchmesser der Sonde

6,5 Charrière.

Spülen der Sonde

Vor der Applikation: mit mindestens 10 ml Flüssigkeit.
Nach der Applikation: mit mindestens 10 ml Flüssigkeit.

Arzneimittelvorbereitung

Tablette mörsern, in 10 ml Wasser suspendieren und mit einer Spritze über die Sonde applizieren. Anschließend Spritze und Sonde mit Wasser spülen.

Information zur Sondengabe

Terazosin wird schnell und vollständig resorbiert. Die Bioverfügbarkeit beträgt 78–96 %. Durch Nahrungsaufnahme wird die Bioverfügbarkeit nicht wesentlich beeinflusst, jedoch können die maximalen Plasmaspiegel um ca. 40 Minuten verschoben werden.
Der pH-Wert der Suspension beträgt 7. Die Suspension vor der Applikation frisch zubereiten, da keine Daten zur Stabilität vorliegen.

Dosierung

Initial: 1mg/Tag, 2–5 mg/Tag.
Die Einnahme der ersten Dosis sollte vor dem Zubettgehen erfolgen. Alle folgenden Dosen sollten jeweils morgens oder abends eingenommen werden.

Fertigarzneimittel

Fertigarzneimittel®	Hersteller	Wirkstoff	Arzneiform	▲	Bemerkungen zur Sondengabe
Terazoflo 1/2/5/10 mg	Gry	Terazosin	TAB	0	Keine Angaben des Herstellers
Terazosin-ratiopharm 5 mg	Ratiopharm	Terazosin	TAB	+	Sondenapplikation möglich
Teranar init / 2/5 mg	Apogepha	Terazosin	TAB	0	Keine Angaben des Herstellers
Terazosin Hexal 2/5 mg	Hexal	Terazosin	TAB	+	Sondenapplikation möglich
Terazosin Stada 2/5/10 mg	Stadapharm	Terazosin	TAB	+	Sondenapplikation möglich, ohne Zerkleinerung in Wasser suspendierbar

▲ mörserbar: + ja; – nein; 0 keine Daten

Tetrazepam

Muskelrelaxans

• Wechselwirkung mit Sondenmaterial zu erwarten	nein
• Wechselwirkung mit Sondenmaterial bekannt	nein
• Applikation über Gastralsonde möglich	ja
• Applikation über Duodenalsonde möglich	ja
• Applikation über Jejunalsonde möglich	ja

Mindestdurchmesser der Sonde

6,5 Charrière.

Spülen der Sonde

Vor der Applikation: mit mindestens 10 ml Flüssigkeit.
Nach der Appliaktion: mit mindestens 10 ml Flüssigkeit.

Arzneimittelvorbereitung

(Film-)Tablette mörsern, in 10 ml Wasser suspendieren und mit einer Spritze über die Sonde applizieren. Anschließend Spritze und Sonde mit Wasser spülen. Alternativ ist es auch möglich die Tablette in Wasser zerfallen zu lassen.

Information zur Sondengabe

Da der Wirkstoff Tetrazepam auf der Haut und beim Einatmen Allergien auslösen kann, sollten beim Zerreiben Handschuhe und Mundschutz getragen werden.
Die Bioverfügbarkeit von Tetrazepam beträgt ca. 90–100 %, die Plasmahalbwertszeit 12–18 h.
Tetrazepam neigt zur Autoxidation. Die Suspension ist unmittelbar nach der Herstellung anzuwenden.
Tetrazepam kann unabhängig von den Mahlzeiten gegeben werden.

Dosierung

Initial: 25–50 mg,
maximal: 400 mg.
Erhaltungsdosis: 50–200 mg.

Dauerbehandlungen sollten nur bei spastischen Syndromen durchgeführt werden, wobei durch engmaschige ärztliche Kontrollen das Nutzen-Risiko-Verhältnis abgewogen werden muss.

Fertigarzneimittel

Fertigarzneimittel®	Hersteller	Wirkstoff	Arzneiform	▲	Bemerkungen zur Sondengabe
Musaril	Sanofi-Aventis	Tetrazepam	TAB	+	Sondenapplikation möglich
Tetrazepam Hexal	Hexal	Tetrazepam	TAB	+	Sondenapplikation möglich
Tetrazepam Stada	Stadapharm	Tetrazepam	FTA	+	Sondenapplikation möglich, ohne Zerkleinerung in Wasser suspendierbar
Tetrazepam-neuraxpharm 50/100	Neuraxpharm	Tetrazepam	TAB	0	Keine Angaben des Herstellers
Tetrazepam-ratiopharm	Ratiopharm	Tetrazepam	FTA	+	Sondenapplikation möglich

▲ mörserbar: + ja; – nein; 0 keine Daten

Theophyllin

Antiasthmatikum

- Wechselwirkung mit Sondenmaterial zu erwarten nein
- Wechselwirkung mit Sondenmaterial bekannt nein
- Applikation über Gastralsonde möglich ja
- Applikation über Duodenalsonde möglich ja
- Applikation über Jejunalsonde möglich ja

Mindestdurchmesser der Sonde

12 Charrière.

Spülen der Sonde

Vor der Applikation: mit mindestens 10 ml Flüssigkeit
Nach der Applikation: mit mindestens 20 ml Flüssigkeit.

Arzneimittelvorbereitung

Kapsel öffnen, in 10 ml Wasser suspendieren und mit einer Spritze über die Sonde applizieren. Spritze und Sonde mit Wasser nachspülen. Pellets wegen der Retardierung nicht mörsern!
Nach Gabe über die Sonde muss mit Wasser gründlich und mehrfach nachgespült werden.

Information zur Sondengabe

Die Bioverfügbarkeit von Theophyllin beträgt ca. 60–100 %, die Plasmahalbwertszeit 3–12 h.
Die Suspension ist unmittelbar nach der Herstellung anzuwenden.
Anwendung nach den Mahlzeiten.

Dosierung

Individuelle Dosistitration.
Alternative: Solosin Tropfen (mit 30 ml Wasser verdünnen).

Fertigarzneimittel

Fertigarzneimittel®	Hersteller	Wirkstoff	Arzneiform	▲	Bemerkungen zur Sondengabe
Bronchoretar 100 junior/ 200 mite/350/ 500 forte	Astellas Pharma	Theophyllin	KPS	-	Pelletgröße: 0,8–1,2 mm; die Pellets dürfen weder aufgelöst noch zerkleinert oder zermörsert werden. Dies hätte einen Verlust der Retardierung zur Folge. Um ein Verstopfen der Sonde zu vermeiden Sonden von mindestens 12 CH Durchmesser verwenden. Die Pellets werden aus den Kapseln in eine visköse Flüssigkeit geschüttetet und durch Umrühren suspendiert. Die Lösung sollte die Konsistenz einer Puddingsoße, Sondennahrung oder ähnlichem haben. Tee oder Wasser sind nicht geeignet, da die Pellets dazu neigen sich zusammenzuballen, aufzuquellen und zu verkleben. Der Ansatz ist umgehend zu verbrauchen, da die Wirkstofffreigabe beginnt, sobald die Pellets suspendiert werden und die Pellets mit der Zeit aufquellen. Das Gemisch kann in einer Spritze aufgezogen werden. Nach Gabe über die Sonde muss mit stillem Mineralwasser gründlich und mehrfach nachgespült werden.
Theophyllin - retard-ratiopharm 125/250/ 375/500 mg	Ratiopharm	Theophyllin	REK	-	Keine Sondenapplikation
Theophyllin Hexal 200/ 300/400 mg	Hexal	Theophyllin	KPS	-	Sondenapplikation möglich
Theophyllin Stada 200/300/ 400 mg retard	Stadapharm	Theophyllin	REK	-	Keine Sondenapplikation
Uniphyllin 300/400/ 600 mg	Mundipharma	Theophyllin	RET	-	Keine Sondenapplikation, Verlust der Retardwirkung

▲ mörserbar: + ja; – nein; 0 keine Daten

Thiamazol

Thyreostatikum

- Wechselwirkungen mit Sondenmaterial zu erwarten nein
- Wechselwirkungen mit Sondenmaterial bekannt nein
- Applikation über Gastralsonde möglich ja
- Applikation über Duodenalsonde möglich ja
- Applikation über Jejunalsonde möglich ja

Mindestdurchmesser der Sonde

6,5 Charrière.

Spülen der Sonde

Vor der Applikation: mit mindestens 10 ml Flüssigkeit.
Nach der Applikation: mit mindestens 10 ml Flüssigkeit.

Arzneimittelvorbereitung

(Film-)Tablette mörsern, in 10 ml Wasser suspendieren und mit einer Spritze über die Sonde applizieren. Anschließend Spritze und Sonde mit Wasser spülen. Beim Mörsern Staub nicht einatmen (Mund- und Nasenschutz) und Berührung mit den Augen und der Haut vermeiden, Handschuhe tragen (CMR).

Information zur Sondengabe

Die Suspension hat einen pH-Wert von 7. Thiamazol ist lichtempfindlich. Es empfiehlt sich, die Suspension vor der Applikation frisch herzustellen und sofort zu arbeiten.

Dosierung

Initial 20–40 mg/Tag.

Fertigarzneimittel

Fertigarzneimittel®	Hersteller	Wirkstoff	Arzneiform	▲	Bemerkungen zur Sondengabe
Thiamazol 5/10/20 mg	Hexal	Thiamazol	TAB	+	Sondenapplikation möglich
Thyrozol 5/10/20 mg	Merck	Thiamazol	FTA	0	Keine Angaben des Herstellers

▲ mörserbar: + ja; – nein; 0 keine Daten

Ticlopidin

Thrombozytenaggregationshemmer

• Wechselwirkungen mit Sondenmaterial zu erwarten	nein
• Wechselwirkungen mit Sondenmaterial bekannt	nein
• Applikation über Gastralsonde möglich	ja
• Applikation über Duodenalsonde möglich	ja
• Applikation über Jejunalsonde möglich	ja

Mindestdurchmesser der Sonde

6,5 Charrière.

Spülen der Sonde

Vor der Applikation: mit mindestens 10 ml Flüssigkeit.
Nach der Applikation: mit mindestens 10 ml Flüssigkeit.

Arzneimittelvorbereitung

Filmtablette mörsern, in 10 ml Wasser suspendieren und mit einer Spritze über die Sonde applizieren. Anschließend Spritze und Sonde mit Wasser spülen.

Information zur Sondengabe

Aufgrund der Lichtempfindlichkeit von Ticlopidin, ist die Suspension erst unmittelbar vor der Anwendung herzustellen.
Die Resorption von Ticlopidin wird durch gleichzeitige Nahrungsaufnahme erhöht und die Gefahr gastrointestinaler Nebenwirkungen wird verringert. Ticlopidin unterliegt einem enterohepatischen Kreislauf.

Dosierung

500 mg/Tag.

Fertigarzneimittel

Fertigarznei-mittel®	Hersteller	Wirkstoff	Arznei-form	▲	Bemerkungen zur Sondengabe
Ticlopidin Hexal	Hexal	Ticlopi-din	FTA	+	Sondenapplikation möglich
Ticlopidin Stada 250 mg	Stada	Ticlopi-din	FTA	+	Sondenapplikation möglich, ohne Zerkleinerung in Wasser suspendierbar
Ticlopidin-neuraxpharm 250 mg	Neurax-pharm	Ticlodi-pin	FTA	0	Keine Angaben des Her-stellers
Ticlopidin-ratiopharm	Ratio-pharm	Ticlopi-din	FTA	+	Sondenapplikation möglich
Tiklyd	Sanofi-Aventis	Ticlopi-din	FTA	0	Keine Angaben des Her-stellers

▲ mörserbar: + ja; – nein; 0 keine Daten

Tilidin/Naloxon

Opioid-Analgetikum

• Wechselwirkungen mit Sondenmaterial zu erwarten	nein
• Wechselwirkungen mit Sondenmaterial bekannt	nein
• Applikation über Gastralsonde möglich	ja
• Applikation über Duodenalsonde möglich	ja
• Applikation über Jejunalsonde möglich	ja

Mindestdurchmesser der Sonde
6 Charrière.

Spülen der Sonde
Vor der Applikation: mit mindestens 15–30 ml Flüssigkeit.
Nach der Applikation: mit mindestens 15–30 ml Flüssigkeit.

Arzneimittelvorbereitung
Tropfen in ein Gefäß geben in 10 ml Wasser suspendieren und mit einer Spritze über die Sonde applizieren. Anschließend Spritze und Sonde mit Wasser spülen.

Information zur Sondengabe
Die Applikation über eine Jejunalsonde ist nicht möglich, da hierbei eine ausreichende Wirkstoffaufnahme nicht gewährleistet ist. Tilidin wird hauptsächlich im Duodenum resorbiert.

Dosierung
50–100 mg, maximal 4 Dosen am Tag.

Fertigarzneimittel

Fertigarzneimittel®	Hersteller	Wirkstoff	Arzneiform	▲	Bemerkungen zur Sondengabe
Tilidin Hexal comp.	Hexal	Tilidin/ Naloxon	KPS	-	Keine Sondenapplikation
Tilidin Hexal comp 50/4// 100/8//150/ 12//200/16 mg	Hexal	Tilidin/ Naloxon	RET	-	Keine Sondenapplikation, Zerstörung des Retardprinzips
Tilidin Hexal comp. Lösung	Hexal	Tilidin/ Naloxon	TRO	-	Sondenapplikation möglich
Tilidin comp Stada 50/4// 100/8//150/12// 200/16 mg	Stadapharm	Tilidin/ Naloxon	RET	-	Keine Sondenapplikation

▲ mörserbar: + ja; - nein; 0 keine Daten

Torasemid

Schleifendiuretikum

- Wechselwirkungen mit Sondenmaterial zu erwarten — nein
- Wechselwirkungen mit Sondenmaterial bekannt — nein
- Applikation über Gastralsonde möglich — ja
- Applikation über Duodenalsonde möglich — ja
- Applikation über Jejunalsonde möglich — ja

Mindestdurchmesser der Sonde

6,5 Charrière.

Spülen der Sonde

Vor der Applikation: mit mindestens 10 ml Flüssigkeit.
Nach der Applikation: mit mindestens 10 ml Flüssigkeit.

Arzneimittelvorbereitung

Tablette mörsern, in 10 ml Wasser suspendieren und mit einer Spritze über die Sonde applizieren. Anschließend Spritze und Sonde mit Wasser spülen.

Information zur Sondengabe

Torasemid ist in wässriger Lösung 24 Stunden stabil. Die Einnahme kann unabhängig von den Mahlzeiten, am besten morgens, erfolgen.

Dosierung

2,5–20 mg/Tag.

Fertigarzneimittel

Fertigarznei-mittel®	Hersteller	Wirkstoff	Arznei-form	▲	Bemerkungen zur Sondengabe
Torasemid AbZ 10 mg	AbZ-Pharma	Torase-mid	TAB	0	Keine Angaben des Her-stellers
Torasemid Hexal 2,5/5/ 10/20/100/ 200 mg	Hexal	Torase-mid	TAB	+	Sondenapplikation möglich
Torasemid Stada 5/10 mg	Stada-pharm	Torase-mid	TAB	+	Sondenapplikation möglich, ohne Zerkleinerung in Wasser suspendierbar
Torasemid-ratiopharm 5/10 mg	Ratio-pharm	Torase-mid	TAB	+	Sondenapplikation möglich
Torasid-Gry 2,5/5/10 mg	Gry	Torase-mid	TAB	0	Keine Angaben des Her-stellers
Unat 10/Cor 5 mg	Meda Pharma	Torase-mid	TAB	+	Sondenapplikation möglich
Unat 200	Meda Pharma	Torase-mid	TAB		Sondenapplikation möglich

▲ mörserbar: + ja; – nein; 0 keine Daten

Tramadol

Analgetikum

• Wechselwirkungen mit Sondenmaterial zu erwarten	nein
• Wechselwirkungen mit Sondenmaterial bekannt	nein
• Applikation über Gastralsonde möglich	ja
• Applikation über Duodenalsonde möglich	ja
• Applikation über Jejunalsonde möglich	ja

Mindestdurchmesser der Sonde
Mindestens 12 Charrière.

Spülen der Sonde
Vor der Applikation: mit mindestens 15–30 ml Flüssigkeit.
Nach der Applikation: mit mindestens 15–30 ml Flüssigkeit.

Arzneimittelvorbereitung
Kapsel öffnen, in 10 ml Wasser suspendieren. Suspension in Spritze aufziehen, Becherglas mit ca. 10 ml Wasser spülen und ebenfalls in Spritze aufziehen. Spritze mit Wasser spülen und ebenfalls über die Sonde verabreichen. Mit Wasser nachspülen.
Tablette in 10 ml, **Brausetablette** und **Tabs** in 15–30 ml Wasser zerfallen lassen. Es ist darauf zu achten, dass sich kein Kohlendioxid mehr in der Lösung befindet. Gefäß einmal umschwenken, es dürfen sich keine Gasblasen entwickeln. Die Suspension in eine Spritze aufziehen. **Tropfen** können direkt in eine Spritze aufgezogen werden. In 10 ml Wasser suspendieren und mit einer Spritze über die Sonde applizieren. Anschließend Spritze und Sonde mit Wasser spülen.

Information zur Sondengabe
Retardierte Tabletten, die Tramadol enthalten, eignen sich in der Regel nicht zur Gabe über die Sonde. Alternativen sind Zäpfchen oder Injektionslösungen.

Dosierung
50–200 mg,
maximal: 400 mg/Tag.
Alternative: tramadolhaltige Suppositorien.

Fertigarzneimittel

Fertigarzneimittel®	Hersteller	Wirkstoff	Arzneiform	▲	Bemerkungen zur Sondengabe
Tramadol Stada 50 mg Tabs	Stada	Tramadol	TAB	+	Sondenapplikation möglich, ohne Zerkleinerung in Wasser suspendierbar
Tramadol Stada 100/150/200 mg	Stada	Tramadol	RET	-	Keine Sondenapplikation
Tramadol Stada 50 mg	Stadapharm	Tramadol	KPS	-	Sondenapplikation möglich
Tramadol-Dolgit Tabs	Dolorgiet	Tramadol	TAB	+	Sondenapplikation möglich
Tramadolor 100/150/200 ID	Hexal	Tramadol	RET	-	Verlust der Retardwirkung
Tramadolor 50/100 Brause	Hexal	Tramadol	BTA	+	Sondenapplikation möglich
Tramadolor einmal täglich 100/200/300 mg	Hexal	Tramadol	RET	-	Keine Sondenapplikation
Tramadolor long 50/100/150/200	Hexal	Tramadol	REK	-	Sondenapplikation möglich, Sondendurchmesser ≥ 8–12 CH
Tramadolor Lösung	Hexal	Tramadol	TRO	-	Sondenapplikation möglich
Tramadolor tabs	Hexal	Tramadol	TAB	+	Sondenapplikation möglich, Sondendurchmesser ≥ 6,5/8 CH
Tramadol-ratiopharm 50	Ratiopharm	Tramadol	KPS	-	Sondenapplikation möglich
Tramadol-ratiopharm 50/150/200 mg	Ratiopharm	Tramadol	REK	-	Sondenapplikation möglich, Sondendurchmesser ≥ 8–12 CH
Tramadol-ratiopharm 50 mg Tabs	Ratiopharm	Tramadol	TAB	+	Sondenapplikation möglich
Tramundin 50 mg	Mundipharma	Tramadol	FTA	0	Keine Angaben des Herstellers
Tramundin retard 100/150/200 mg	Mundipharma	Tramadol	RET	-	Verlust der Retardwirkung

▲ mörserbar: + ja; - nein; 0 keine Daten

Triamteren/Hydrochlorothiazid

Diuretikum

- Wechselwirkungen mit Sondenmaterial zu erwarten — nein
- Wechselwirkungen mit Sondenmaterial bekannt — nein
- Applikation über Gastralsonde möglich — ja
- Applikation über Duodenalsonde möglich — ja
- Applikation über Jejunalsonde möglich — ja

Mindestdurchmesser der Sonde

6,5 Charrière.

Spülen der Sonde

Vor der Applikation: mit mindestens 10 ml Flüssigkeit.
Nach der Applikation: mit mindestens 10 ml Flüssigkeit.

Arzneimittelvorbereitung

(Film-)Tablette mörsern, in 10 ml Wasser suspendieren und sofort mit einer Spritze über die Sonde applizieren (lichtempflindlich). Anschließend Spritze und Sonde mit Wasser spülen.

Information zur Sondengabe

Hydrochlorothiazid zersetzt sich in wässriger Lösung u. a. zu Formaldehyd, wobei die Geschwindigkeit pH-abhängig ist. Triamteren ist lichtempfindlich. Die Suspension sollte sofort verwendet werden.
Triamteren plus Hydrochlorothiazid Tabletten werden nach den Mahlzeiten appliziert (bei Einmalgabe morgens, ansonsten morgens und mittags). Die Wirkung tritt innerhalb von 1–2 Stunden ein. Eine ausreichende Flüssigkeitszufuhr sollte gewährleistet sein.

Dosierung

25–100 mg/Tag.

Fertigarzneimittel

Fertigarzneimittel®	Hersteller	Wirkstoff	Arzneiform	▲	Bemerkungen zur Sondengabe
Triamteren comp.-ratiopharm	Ratiopharm	Triamteren/ Hydrochlorothiazid	FTA	+	Sondenapplikation möglich
Triarese	Hexal	Triamteren/ Hydrochlorothiazid	TAB	+	Sondenapplikation möglich
Tri-Thiazid Stada	Stadapharm	Triamteren/ Hydrochlorothiazid	TAB	+	Sondenapplikation möglich, ohne Zerkleinerung in Wasser suspendierbar

▲ mörserbar: + ja; – nein; 0 keine Daten

Trihexyphenidyl

Parkinsonmittel

• Wechselwirkungen mit Sondenmaterial zu erwarten	nein
• Wechselwirkungen mit Sondenmaterial bekannt	nein
• Applikation über Gastralsonde möglich	ja
• Applikation über Duodenalsonde möglich	ja
• Applikation über Jejunalsonde möglich	ja

Mindestdurchmesser der Sonde

6,5 Charrière.

Spülen der Sonde

Vor der Applikation: mit mindestens 10 ml Flüssigkeit.
Nach der Applikation: mit mindestens 10 ml Flüssigkeit.

Arzneimittelvorbereitung

Tablette in 10 ml Wasser suspendieren und mit einer Spritze über die Sonde applizieren. Anschließend Spritze und Sonde mit Wasser spülen.
Zerfall der Tablette nach ca. 12 Minuten, ab und zu die Flüssigkeit im Glas leicht umschwenken, um den Zerfall zu erleichtern. Die Suspension mit einer Spritze über die Sonde applizieren. Anschließend Spritze und Sonde mit Wasser spülen. Wenn erforderlich, Rückstand im Glas erneut mit etwas Wasser suspendieren und aufziehen.

Information zur Sondengabe

Die Suspension sollte bei Bedarf frisch hergestellt werden, da zur Haltbarkeit nach auflösen keine Daten vorliegen. Die Gabe kann zu oder unabhängig von den Mahlzeiten erfolgen.

Dosierung

Initial: 1 mg/Tag,
maximal: 6–16 mg/Tag.

Fertigarzneimittel

Fertigarzneimittel®	Hersteller	Wirkstoff	Arzneiform	▲	Bemerkungen zur Sondengabe
Parkopan 2/5 mg	Hexal	Trihexyphenidyl	TAB	-	Sondenapplikation möglich, Tablette in Wasser zerfallen lassen

▲ mörserbar: + ja; - nein; 0 keine Daten

Trimipramin

Antidepressivum

• Wechselwirkungen mit Sondenmaterial zu erwarten	nein
• Wechselwirkungen mit Sondenmaterial bekannt	nein
• Applikation über Gastralsonde möglich	ja
• Applikation über Duodenalsonde möglich	ja
• Applikation über Jejunalsonde möglich	ja

Mindestdurchmesser der Sonde

6,5 Charrière.

Spülen der Sonde

Vor der Applikation: mit mindestens 10 ml Flüssigkeit.
Nach der Applikation: mit 2 × 5 ml Wasser.

Arzneimittelvorbereitung

(Film-)Tablette mörsern, in 10 ml Wasser suspendieren und mit einer Spritze über die Sonde applizieren. Anschließend Spritze und Sonde mit Wasser spülen.

Information zur Sondengabe

Trimipramin ist stark licht- und hydrolyseempfindlich. Es bilden sich gelblich gefärbte Abbauprodukte. Die Suspension deshalb sofort mittels einer Spritze durch die Sonde geben. Reste dürfen nicht aufbewahrt werden.

Dosierung

Initial: 50 mg/Tag,
maximal: 400 mg/Tag.
Alternative: Stangyl Tropfen.

Fertigarzneimittel

Fertigarzneimittel®	Hersteller	Wirkstoff	Arzneiform	▲	Bemerkungen zur Sondengabe
Stangyl 100 mg Tabs	Sanofi-Aventis	Trimipramin	TAB	+	Sondenapplikation möglich, besser Alternative: Stangyl Tropfen
Trimineurin 100 mg	Hexal	Trimipramin	FTA	+	Sondenapplikation möglich
Trimineurin 25/50 mg	Hexal	Trimipramin	TAB	+	Sondenapplikation möglich
Trimipramin-neuraxpharm 25/50/75/100	Neuraxpharm	Trimipramin	TAB	0	Keine Angaben des Herstellers
Trimipramin Stada 100 mg	Stadapharm	Trimipramin	FTA	+	Sondenapplikation möglich, ohne Zerkleinerung in Wasser suspendierbar

▲ mörserbar: + ja; – nein; 0 keine Daten

Ursodeoxycholsäure

Zum Auflösen von Gallensteinen

- Wechselwirkungen mit Sondenmaterial zu erwarten nein
- Wechselwirkungen mit Sondenmaterial bekannt nein
- Applikation über Gastralsonde möglich ja
- Applikation über Duodenalsonde möglich ja
- Applikation über Jejunalsonde möglich ja

Mindestdurchmesser der Sonde

6,5 Charrière.

Spülen der Sonde

Vor der Applikation: mit mindestens 10 ml Flüssigkeit.
Nach der Applikation: mit mindestens 10 ml Flüssigkeit.

Arzneimittelvorbereitung

Filmtablette mörsern in 10 ml Wasser suspendieren und mit einer Spritze über die Sonde applizieren. Anschließend Spritze und Sonde mit Wasser spülen.

Information zur Sondengabe

Die Suspension ist lichtempfindlich. Lichtschutz (z. B. Aluminiumfolie) ist notwendig.

Dosierung

10 mg/kg KG/Tag.

Der Arzneistoff soll vor dem Schlafengehen zu appliziert werden, um den nächtlich erhöhten biliären Cholesterolgehalt zu senken.

Alternative: Ursofalk Suspension.

Fertigarzneimittel

Fertigarzneimittel®	Hersteller	Wirkstoff	Arzneiform	▲	Bemerkungen zur Sondengabe
UDC 250/400 Hexal	Hexal	Ursodeoxycholsäure	FTA	+	Sondenapplikation möglich

▲ mörserbar: + ja; – nein; 0 keine Daten

Valproinsäure

Antiepileptikum

• Wechselwirkungen mit Sondenmaterial zu erwarten	nein
• Wechselwirkungen mit Sondenmaterial bekannt	nein
• Applikation über Gastralsonde möglich	ja
• Applikation über Duodenalsonde möglich	ja
• Applikation über Jejunalsonde möglich	ja

Mindestdurchmesser der Sonde

6,5 Charrière.

Spülen der Sonde

Vor der Applikation: mit mindestens 20 ml Flüssigkeit.
Nach der Applikation: mit mindestens 20 ml Flüssigkeit.

Arzneimittelvorbereitung

Nur **Saft** ist für die Sondenapplikation geeignet. Den Saft mit 10 ml Wasser verdünnen und mit einer Spritze über die Sonde applizieren. Spritze und Sonde mit Wasser spülen.

Information zur Sondengabe

Bei Gabe über Gastralsonde sollte die schlechte Verträglichkeit von Valproinsäure berücksichtigt werden; empfehlenswert ist daher die Applikation jeweils nach Gabe der Sondenkost. Um einen zuverlässigen Serumspiegel zu erhalten, sollte die Gabe der Tagesdosis in mindestens drei Einzeldosen erfolgen.

Magensaftresistente Dragees und Retardformen sind nicht für die Sondengabe geeignet.
Die Bioverfügbarkeit von Valproinsäure beträgt ca. 100 %, die Plasmahalbwertszeit 12–16 h.

Dosierung

Mittlere Tagesdosis: Kinder 30 mg/kg KG, Jugendliche 25 mg/kg KG, Erwachsene 20 mg/kg KG.
Die Tagesdosis kann auf 2–4 Einzeldosen verteilt werden.

Fertigarzneimittel

Fertigarznei-mittel®	Hersteller	Wirkstoff	Arznei-form	▲	Bemerkungen zur Sondengabe
Ergenyl 150/300/500	Sanofi-Synthe-labo	Val-proin-säure	MRT	-	Keine Sondenapplikation, hygroskopischer Wirkstoff; als Alternative kann die Gabe von Ergenyl Tropfen überlegt werden
Ergenyl chrono 300/500	Sanofi-Synthe-labo	Val-proin-säure	RET	-	Keine Sondenapplikation
Leptilan 150/300/600	Dolorgiet	Val-proin-säure	MRT	-	Keine Sondenapplikation, durch Zermörsern der Tabletten wird die Magen-saftresistenz zerstört, Nahrung verzögert die Resorption
Orfiril	Desitin	Val-proin-säure	SAF	-	Sondenapplikation möglich
Orfiril 150/300/600 mg	Desitin	Val-proin-säure	DRA	-	Keine Sondenapplikation, beim Zermörsern wird der magensaftresistente Überzug zerstört

Fertigarzneimittel®	Hersteller	Wirkstoff	Arzneiform	▲	Bemerkungen zur Sondengabe
Orfiril long 150/300 mg	Desitin	Valproinsäure	REK	-	Keine Sondenapplikation, da Retard-Minitabletten quellen und die Sonde verkleben
Valproat AbZ 300/500 mg	AbZ	Valproinsäure	RET	-	Keine Angaben des Herstellers
Valproat Hexal 150/300/600 mg	Hexal	Natriumvalproat	FTA	0	Keine Angaben des Herstellers
Valproat Hexal chrono 300/500 mg retard	Hexal	Natriumvalproat	RET	0	Keine Angaben des Herstellers
Valproat Hexal Lösung 300mg/ml	Hexal	Valproinsäure	TRO	-	Keine Angaben des Herstellers
Valproat-neuraxpharm 150/300/600	Neuraxpharm	Valproinsäure	MRFTA	-	Keine Sondenapplikation, auf keinen Fall mörsern, Retardierung!
Valproat-neuraxpharm chrono 300 mg/ chrono 500 mg	Neuraxpharm	Valproinsäure	RET	-	Keine Sondenapplikation, auf keinen Fall mörsern, Retardierung!
Valproat Stada 300/500 mg	Stada	Valproinsäure	RET	-	Keine Sondenapplikation

Fertigarzneimittel®	Hersteller	Wirkstoff	Arzneiform	▲	Bemerkungen zur Sondengabe
Valproinsäure-ratiopharm 150/300/600	Ratiopharm	Valproinsäure	MRT	-	Keine Angaben des Herstellers
Valproinsäure-ratiopharm chrono 300/500	Ratiopharm	Valproinsäure	RET	-	Keine Angaben des Herstellers

▲ mörserbar: + ja; – nein; 0 keine Daten

Verapamil

Herzerkrankungen

- Wechselwirkungen mit Sondenmaterial zu erwarten nein
- Wechselwirkungen mit Sondenmaterial bekannt nein
- Applikation über Gastralsonde möglich ja
- Applikation über Duodenalsonde möglich ja
- Applikation über Jejunalsonde möglich ja

Mindestdurchmesser der Sonde

6,5 Charrière.

Spülen der Sonde

Vor der Applikation: mit mindestens 15–30 ml Flüssigkeit.
Nach der Applikation: mit mindestens 15–30 ml Flüssigkeit.

Arzneimittelvorbereitung

(Film-)Tablette mörsern, in 10 ml Wasser suspendieren und mit einer Spritze über die Sonde applizieren. Anschließend Spritze und Sonde mit Wasser spülen.

Information zur Sondengabe

Verapamil ist lichtempfindlich. Die Suspension sollte deshalb nicht direktem Sonnenlicht ausgesetzt und sofort verabreicht werden. Die Resorption wird durch Nahrung nicht beeinflusst. Kein Grapefruitsaft während der Therapie.

Dosierung

120–480 mg/Tag.

Fertigarzneimittel

Fertigarzneimittel®	Hersteller	Wirkstoff	Arzneiform	▲	Bemerkungen zur Sondengabe
Veramex 40/80/120	Sanofi-Aventis	Verapamil	FTA	0	Keine Angaben des Herstellers
Veramex 240	Sanofi-Aventis	Verapamil	RET	-	Keine Sondenapplikation
Verapamil Hennig 40/80/120 mg	Hennig	Verapamil	FTA	+	Sondenapplikation möglich
Verapamil Hennig 120/240 mg retard	Hennig	Verapamil	RET	(+)	Sondenapplikation – sofort nach Zerkleinerung – mit Einschränkung möglich, Retardeffekt wird beim Mörsern beeinträchtigt
Verapamil retard-ratiopharm 240	Ratiopharm	Verapamil	RET	0	Keine Angaben des Herstellers
Verapamil-ratiopharm N 40/80/120	Ratiopharm	Verapamil	FTA	+	Sondenapplikation möglich
Verahexal 120/180/240 retard	Hexal	Verapamil	REK	-	Sondenapplikation möglich, Sondendurchmesser ≥ 9–14 CH
Verahexal 40/80/120	Hexal	Verapamil	FTA	+	Sondenapplikation möglich
Verahexal KHK 120 retard	Hexal	Verapamil	RET	-	Keine Sondenapplikation, Mörsern und Suspendieren zerstört das Retardierungsprinzip
Verahexal RR 240 retard	Hexal	Verapamil	RET	-	Keine Sondenapplikation, Mörsern und Suspendieren zerstört das Retardierungsprinzip
Veroptinstada 240 mg retard	Stadapharm	Verapamil	RET	-	Keine Sondenapplikation
Veroptinstada 40/80/120 mg	Stadapharm	Verapamil	FTA	+	Sondenapplikation möglich, ohne Zerkleinerung in Wasser suspendierbar

▲ mörserbar: + ja; – nein; 0 keine Daten

Weißdorn

Kardiaka

• Wechselwirkungen mit Sondenmaterial zu erwarten	nein
• Wechselwirkungen mit Sondenmaterial bekannt	nein
• Applikation über Gastralsonde möglich	ja
• Applikation über Duodenalsonde möglich	ja
• Applikation über Jejunalsonde möglich	ja

Mindestdurchmesser der Sonde

6,5 Charrière.

Spülen der Sonde

Vor der Applikation: mit mindestens 10 ml Flüssigkeit.
Nach der Applikation: mit mindestens 10 ml Flüssigkeit.

Arzneimittelvorbereitung

Filmtablette oder **Dragee** mörsern, dabei bleiben größere Stücke des Tablettenüberzugs übrig; diese mit einer Pinzette entfernen. In 10 ml Wasser suspendieren und mit einer Spritze über die Sonde applizieren. Anschließend Spritze und Sonde mit Wasser spülen.

Information zur Sondengabe

Es liegen keine ausreichenden Daten zur Stabilität der Suspension vor. Es empfiehlt sich daher, die Suspension vor der Applikation frisch herzustellen.
Die Einnahme sollte zu den Mahlzeiten erfolgen.

Dosierung

Siehe Beipackzettel, Dosierungsempfehlungen je nach Art der Herstellung.

Fertigarzneimittel

Fertigarzneimittel®	Hersteller	Wirkstoff	Arzneiform	▲	Bemerkungen zur Sondengabe
Ardeycordal Mono	Ardeypharm	Weißdorn	DRA	+	Sondenapplikation möglich
Craegium novo 450 mg	Hexal	Weißdorn	FTA	+	Sondenapplikation möglich
Crataegus Stada 450 mg	Stadapharm	Weißdorn	FTA	+	Sondenapplikation möglich, ohne Zerkleinerung in Wasser suspendierbar
Regulacor-POS	Ursapharm	Weißdorn	KPS	0	Keine Angaben des Herstellers
Weißdorn-ratiopharm	Ratiopharm	Weißdorn	DRA	+	Sondenapplikation möglich

▲ mörserbar: + ja; – nein; 0 keine Daten

Xipamid

Diuretikum

• Wechselwirkungen mit Sondenmaterial zu erwarten	nein
• Wechselwirkungen mit Sondenmaterial bekannt	nein
• Applikation über Gastralsonde möglich	ja
• Applikation über Duodenalsonde möglich	ja
• Applikation über Jejunalsonde möglich	ja

Mindestdurchmesser der Sonde
6,5 Charrière.

Spülen der Sonde
Vor der Applikation: mit mindestens 10 ml Flüssigkeit.
Nach der Applikation: mit mindestens 10 ml Flüssigkeit.

Arzneimittelvorbereitung
Tablette kann in 10 ml Wasser suspendiert werden. Mit einer Spritze über die Sonde applizieren. Anschließend Spritze und Sonde mit Wasser spülen.

Information zur Sondengabe
Die Suspension ist lichtempfindlich. Daher empfiehlt es sich, die Suspension vor Applikation frisch herzustellen und unverzüglich zu applizieren. Die Applikation soll morgens nach der ersten Mahlzeit erfolgen. Die orale Resorption erfolgt vollständig. Die absolute Bioverfügbarkeit beträgt ca. 100 %.

Dosierung
Initial: 10 mg/Tag,
maximal: 80 mg/Tag.

Fertigarzneimittel

Fertigarzneimittel®	Hersteller	Wirkstoff	Arzneiform	▲	Bemerkungen zur Sondengabe
Xipamid Hexal 10/20/40 mg	Hexal	Xipamid	TAB	-	Sondenapplikation möglich
Xipamid AbZ 10/20/40 mg	AbZ	Xipamid	TAB	0	Keine Angaben des Herstellers
Xipamid Stada 10/20/40 mg	Stadapharm	Xipamid	TAB	+	Sondenapplikation möglich, ohne Zerkleinerung in Wasser suspendierbar
Xipamid-ratiopharm 10/20/40 mg	Ratiopharm	Xipamid	TAB	0	Keine Angaben des Herstellers
Aquex 10/20/40 mg	Gry	Xipamid	TAB	+	Sondenapplikation möglich

▲ mörserbar: + ja; - nein; 0 keine Daten

Zolpidem

Hypnotikum, Sedativum

• Wechselwirkungen mit Sondenmaterial zu erwarten	nein
• Wechselwirkungen mit Sondenmaterial bekannt	nein
• Applikation über Gastralsonde möglich	ja
• Applikation über Duodenalsonde möglich	ja
• Applikation über Jejunalsonde möglich	ja

Mindestdurchmesser der Sonde
6,5 Charrière.

Spülen der Sonde
Vor der Applikation: mit mindestens 10 ml Flüssigkeit.
Nach der Applikation: mit mindestens 10 ml Flüssigkeit.

Arzneimittelvorbereitung
(Film-)Tablette mörsern, in 10 ml Wasser suspendieren und mit einer Spritze über die Sonde applizieren. Anschließend Spritze und Sonde mit Wasser spülen.

Information zur Sondengabe
Die Suspension ist lichtempfindlich und unmittelbar nach der Herstellung zu applizieren.

Dosierung
5–10 mg pro Tag.

Fertigarzneimittel

Fertigarzneimittel®	Hersteller	Wirkstoff	Arzneiform	▲	Bemerkungen zur Sondengabe
Stilnox	Sanofi-Aventis	Zolpidem	TAB	+	Sondenapplikation möglich
Zoldem 10	Hexal	Zolpidem	FTA	+	Sondenapplikation möglich
Zolpidem AbZ 10 mg	AbZ	Zolpidem	TAB	0	Keine Angaben des Herstellers
Zolpidem real 10 mg	Dolorgiet	Zolpidem	FTA	+	Sondenapplikation möglich
Zolpidem Stada 5/10 mg	Stadapharm	Zolpidem	FTA	+	Sondenapplikation möglich, ohne Zerkleinerung in Wasser suspendierbar
Zolpidem-neuraxpharm 5/10 mg	Neuraxpharm	Zolpidem	FTA	0	Keine Angaben des Herstellers
Zolpidem-ratiopharm 5/10 mg	Ratiopharm	Zolpidem	FTA	+	Sondenapplikation möglich

▲ mörserbar: + ja; – nein; 0 keine Daten

Zopiclon

Hypnotikum, Sedativum

- Wechselwirkungen mit Sondenmaterial zu erwarten nein
- Wechselwirkungen mit Sondenmaterial bekannt nein
- Applikation über Gastralsonde möglich ja
- Applikation über Duodenalsonde möglich ja
- Applikation über Jejunalsonde möglich ja

Mindestdurchmesser der Sonde

6,5 Charrière.

Spülen der Sonde

Vor der Applikation: mit mindestens 10 ml Flüssigkeit.
Nach der Applikation: mit mindestens 10 ml Flüssigkeit.

Arzneimittelvorbereitung

(Film-)Tablette mörsern, in 10 ml Wasser suspendieren und mit einer Spritze über die Sonde applizieren. Anschließend Spritze und Sonde mit Wasser spülen.

Information zur Sondengabe

Zopiclon zersetzt sich bei Temperaturen oberhalb 25 °C und durch Licht. Eine frische Zubereitung der Applikation ist zu empfehlen.
Zur Vermeidung von Resorptionsstörungen ist die Einnahme auf nüchternen Magen zu empfehlen.

Dosierung

3,75–7,5 mg/Tag.

Fertigarzneimittel

Fertigarzneimittel®	Hersteller	Wirkstoff	Arzneiform	▲	Bemerkungen zur Sondengabe
Espa-dorm	Esparma	Zopiclon	FTA	0	Keine Angaben des Herstellers
Optidorm 3,75/7,5 mg	Dolorgiet	Zopiclon	FTA	+	Sondenapplikation möglich
Ximovan	Sanofi-Aventis	Zopiclon	FTA	+	Sondenapplikation möglich
Zop	Hexal	Zopiclon	FTA	+	Sondenapplikation möglich
Zopiclon AbZ 7,5 mg	AbZ	Zopiclon	TAB	0	Keine Angaben des Herstellers
Zopiclon Stada 7,5	Stadapharm	Zopiclon	FTA	+	Ohne Zerkleinerung in Wasser suspendierbar
Zopiclon-neuraxpharm 3,75/7,5	Neuraxpharm	Zopiclon	FTA	0	Keine Angaben des Herstellers
Zopiclon-ratiopharm 3,75/7,5 mg	Ratiopharm	Zopiclon	FTA	+	Sondenapplikation möglich

▲ mörserbar: + ja; – nein; 0 keine Daten

Anhang

Liste der Fertigarzneimittel ohne eigene Monographie

Fertigarz-neimittel®	Her-steller	Wirkstoff	Arznei-form	▲	Bemerkungen zur Sondengabe
Adiclair	Ardey-pharm	Nystatin	SUS	-	Sondenapplikation nach starker Verdünnung möglich, andere Antimykotika bevorzugen
Aerius	Essex Pharma	Desloratadin	SIR	-	Sondenapplikation möglich
Amisulprid Hexal 400 mg	Hexal	Amisulprid	FTA	+	Sondenapplikation möglich, Sondendurchmesser ≥ 6,5 CH, Zerfall der Filmtablette dauert relativ lange, daher Mörsern der Filmtablette bevorzugen
Amisulprid Hexal 50/100/200 mg	Hexal	Amisulprid	TAB	+	Sondenapplikation möglich, Sondendurchmesser ≥ 6,5 CH
Antelepsin 0,5/2 mg	Desitin	Clonazepam	TAB	+	Sondenapplikation möglich, die Suspendierung kann einige Minuten in Anspruch nehmen, wegen geringer Dosis ausreichend nachspülen
Aprovel 75/150/300 mg	Sanofi-Aventis	Irbesartan	FTA	+	Sondenapplikation möglich, Sondendurchmesser ≥ 6,5 CH
Arcoxia 30/60/90/120 mg	MSD	Etoricoxib	FTA	0	Laut Hersteller gibt es keine grundsätzlichen Einwände gegen Mörsern und Sondenapplikation

▲ mörserbar: + ja; - nein; 0 keine Daten

Fertigarzneimittel®	Hersteller	Wirkstoff	Arzneiform	▲	Bemerkungen zur Sondengabe
Ardeycholan Artischocke	Ardeypharm	Artischocke	KPS	-	Kapsel kann geöffnet werden, flüssige Alternativen bevorzugen
Ardeydorm	Ardeypharm	L-Tryptophan	TAB	+	Sondenapplikation möglich, Sondendurchmesser ≥ 6,5 CH
Ardeyhepan	Ardeypharm	Mariendistel	DRA	+	Sondenapplikation möglich, Sondendurchmesser ≥ 6,5 CH.
Ardeysedon/Ardeysedon Nacht	Ardeypharm	Baldrian, Hopfen	DRA	+	Sondenapplikation möglich, Sondendurchmesser ≥ 6,5 CH
Ardeytropin	Ardeypharm	L-Tryptophan	TAB	+	Sondenapplikation möglich, Sondendurchmesser ≥ 6,5 CH
Arelix 6 RR	Sanofi-Aventis	Piretanid	REK	-	Sondenapplikation möglich, Sondendurchmesser beachten
Arelix 6/mite 3	Sanofi-Aventis	Piretanid	TAB	+	Sondenapplikation möglich, Sondendurchmesser ≥ 6,5 CH
Arelix ACE	Sanofi-Aventis	Piretanid, Ramipril	TAB	+	Sondenapplikation möglich, Sondendurchmesser ≥ 6,5 CH
Arimidex	Astra Zeneca	Anstrozol	FTA	+	Sondenapplikation möglich, Sondendurchmesser ≥ 6,5 CH
Arlevert	Hennig	Cinnarizin, Dimenhydrinat	TAB	+	Sondenapplikation möglich
Aromasin	Pfizer Pharma	Exemestan	TAB	-	Sondengabe nicht möglich, Zytostatikum, Schutzmaßnahmen – insbesondere für Frauen im gebärfähigen Alter – beachten, toxisch

▲ mörserbar: + ja; - nein; 0 keine Daten

Fertigarzneimittel®	Hersteller	Wirkstoff	Arzneiform	▲	Bemerkungen zur Sondengabe
Ascotop 2,5/5 mg	Astra Zeneca	Zolmitriptan	FTA	+	Sondenapplikation möglich, Sondendurchmesser ≥ 6,5 CH
Astonin H	Merck	Fludrocortison	TAB	+	Sondenapplikation möglich
AT 10	Bayer Vital	Dihydrotachystol	TRO	-	Sondenapplikation möglich, mit 30 ml Wasser verdünnen
Atacand 4/8/16 mg	Astra Zeneca	Candesartan	TAB	+	Sondenapplikation möglich, Sondendurchmesser ≥ 6,5 CH
Atacand plus 16/12,5// 8/12,5mg	Astra Zeneca	Candesartan, Hydrochlorothiazid	TAB	+	Sondenapplikation möglich, Sondendurchmesser ≥ 6,5 CH
Atarax	UCB	Hydroxin	TAB	+	Sondenapplikation möglich, Lösung bevorzugen
Atarax	UCB	Hydroxin	TRO	-	Sondenapplikation möglich
Attempta-ratiopharm 35 2 mg/ 0,035 mg	Ratiopharm	Cyproteron, Ethinylestradiol	FTA	+	Sondenapplikation möglich, Sondendurchmesser ≥ 6,5 CH Schutzmaßnahmen – insbesondere für Frauen im gebärfähigen Alter – beachten
Azathioprin Hexal 25/50 mg	Hexal	Azathioprin	FTA	+	Sondenapplikation möglich, Schutzmaßnahmen beachten (Handschuhe und Mundschutz, keine Zubereitung durch Schwangere), in neutralen und schwach sauren, wässrigen Medien suspendieren, lichtempfindlich
B6-Vicotrat 300 mg	Heyl	Pyridoxin	FTA	+	Sondenapplikation möglich, lichtempfindlich

▲ mörserbar: + ja; – nein; 0 keine Daten

Fertigarzneimittel®	Hersteller	Wirkstoff	Arzneiform	▲	Bemerkungen zur Sondengabe
Bambec	Astra Zeneca	Bambuterol	TAB	+	Sondenapplikation möglich, Sondendurchmesser ≥ 6,5 CH
Befibrat 200 mg	Hennig	Bezafibrat	FTA	+	Sondenapplikation möglich
Befibrat 400 mg retard	Hennig	Bezafibrat	FTA	(+)	Sondenapplikation – sofort nach Zerkleinerung – mit Einschränkung möglich, Retardeffekt wird beim Mörsern beeinträchtigt, Befibrat 200 mg Tabletten bevorzugen
Betabion 100 mg	Merck	Thiamin-HCl (Vit. B_1)	TAB	+	Sondenapplikation möglich, Sondendurchmesser ≥ 6,5 CH
Betavert 6/12 mg	Hennig	Betahistin	TAB	+	Sondenapplikation möglich
Bezafibrat Hexal 400 mg retard	Hexal	Bezafibrat	RET	–	Keine Sondenapplikation, Retardierungsprinzip (Matrixtablette) wird beim Mörsern zerstört, Gefahr der Überdosierung, durch schnelle Freisetzung des Wirkstoffs
Biocarn	Medice	Levocarnitin	SIR	–	Sondenapplikation möglich
Bricanyl Duriles	Astra Zeneca	Terbutalin	RET	–	Keine Sondenapplikation, Retardarzneimittel
Briserin N/mite	Novartis Pharma	Clopamid, Reserpin	DRA	+	Sondenapplikation möglich

▲ mörserbar: + ja; – nein; 0 keine Daten

Fertigarzneimittel®	Hersteller	Wirkstoff	Arzneiform	▲	Bemerkungen zur Sondengabe
Bromelain POS	Ursapharm	Bromelain (500 F.I.P.-Einheiten)	MRT	+	Enzym in gelöstem Zustand teilweise instabil, Dosis um etwa ein Drittel erhöhen, nicht zusammen mit sehr sauren Lösungen verabreichen
Calciumfolinat-Gry 15	Gry	Calciumfolinat	TAB	+	Sondenapplikation möglich
Carbimazol 10 mg Hennig	Sanofi-Aventis	Carbimazol	FTA	-	Sondenapplikation möglich, Sondendurchmesser ≥ 6,5 CH, Mörsern nicht empfehlenswert, da der Wirkstoff Hautrötungen hervorrufen kann, besser die Tabletten in Wasser zerfallen lassen
Carbimazol 5 mg Hennig	Sanofi-Aventis	Carbimazol	TAB	-	Sondenapplikation möglich, Sondendurchmesser ≥ 6,5 CH, Mörsern nicht empfehlenswert, da der Wirkstoff Hautrötungen hervorrufen kann, besser die Tabletten in Wasser zerfallen lassen
Carbimazol Hexal 5/10 mg	Hexal	Carbimazol	TAB	0	Sondenapplikation möglich, Sondendurchmesser ≥ 6,5 CH, in Wasser zerfallen lassen!
Casodex	Astra Zeneca	Bicalutamid	FTA	+	Sondenapplikation möglich, Sondendurchmesser ≥ 6,5 CH, Zytostatikum/CMR, Schutzmaßnahmen für Frauen im gebärfähigen Alter beachten

▲ mörserbar: + ja; - nein; 0 keine Daten

Fertigarzneimittel®	Hersteller	Wirkstoff	Arzneiform	▲	Bemerkungen zur Sondengabe
Catapresan 75/150/300 mg	Boehringer Ingelheim	Clonidin	TAB	+	Sondenapplikation möglich, Sondendurchmesser ≥ 6,5 CH
Cefadroxil Hexal 1 g Tabs	Hexal	Cefadroxil	TAB	-	Sondenapplikation möglich, Tabs in Wasser zerfallen lassen
Cefadroxil Hexal 250 mg/5ml//forte 500 mg/5 ml	Hexal	Cefadroxil	TSA	-	Sondenapplikation möglich
Celiprolol-ratiopharm 200 mg	Ratiopharm	Celiprolol	FTA	+	Sondenapplikation möglich, Sondendurchmesser ≥ 6,5 CH
Cellcept	Roche	Mycophenolat	PUL	-	Sondenapplikation möglich, Sondendurchmesser ≥ 6,5 CH, Pulver zur Herstellung einer Suspension
Cellcept 250	Roche	Mycophenolat	KPS	-	Sondenapplikation möglich, Sondendurchmesser ≥ 6,5 CH, Sicherheitsvorkehrungen für teratogene Substanzen einhalten – CMR, Schutzmaßnahmen – insbesondere für Frauen im gebärfähigen Alter – beachten
Cellcept 500	Roche	Mycophenolat	TAB	-	Keine Sondenapplikation, wegen Teratogenität Pulver bevorzugen, Tabletten nicht mörsern.
Cellmustin 140/280	Cell Pharma	Estramustin	KPS	0	Keine Sondengabe, Zytostatikum

▲ mörserbar: + ja; - nein; 0 keine Daten

Fertigarzneimittel®	Hersteller	Wirkstoff	Arzneiform	▲	Bemerkungen zur Sondengabe
Cephalex-CT 500 mg 1000 mg CT	CT	Cefalexin	TAB	+	Sondenapplikation möglich
Cephalexin-ratiopharm 500/1000	Ratiopharm	Cephalexin	FTA	+	Sondenapplikation möglich, Sondendurchmesser ≥ 6,5 CH
Cerazette	Essex Pharma	Desogestrel	FTA	-	Sondengabe nicht sinnvoll, orales Kontrazeptivum
Certican 0,1/0,25 mg Tabletten	Novartis Pharma	Everolimus	TAB	+	Sondenapplikation möglich, Schutzmaßnahmen – insbesondere für Frauen im gebährfähigen Alter – beachten, Tabletten zur Herstellung einer Suspension
Certican 0,25/0,5/ 0,75 mg	Novartis Pharma	Everolimus	TAB	-	Keine Sondenapplikation, Tabletten dürfen nicht in ihrer Form verändert werden, Certican 0,1/–0,25 mg Tabletten zur Herstellung einer Suspension bevorzugen
Cesol	Merck	Praziquantel	FTA	+	Sondenapplikation möglich, Sondendurchmesser ≥ 6,5 CH
Chenofalk	sigma-tau	Chenodeoxycholsäure	KPS	-	Sondenapplikation möglich, Kapsel kann geöffnet werden
Cholspas Pipenzolat	Dolorgiet	Pipenzolat	TAB	+	Sondenapplikation möglich
Cholspasmin forte 400 mg	Dolorgiet	Hymecromon	TAB	+	Sondenapplikation möglich, Nach dem Mörsern die Suspension sofort applizieren

▲ mörserbar: + ja; - nein; 0 keine Daten

Fertigarzneimittel®	Hersteller	Wirkstoff	Arzneiform	▲	Bemerkungen zur Sondengabe
Chol-Spasmoletten	Dolorgiet	Hymecromon	TAB	+	Sondenapplikation möglich
Cimicifuga-ratiopharm	Ratiopharm	Cimicifuga	FTA	+	Sondenapplikation möglich, Sondendurchmesser ≥ 6,5 CH
Cipralex	Lundbeck	Escitalopram	TRO	-	Sondengabe möglich
Cipralex	Lundbeck	Escitalopram	FTA	+	Sondengabe möglich
Claversal 250 mg/ 500 mg	Merckle Recordati	Mesalazin	MRT	-	Keine Sondengabe
Climodien 2/2 mg	Bayer Vital	Dienogest	DRA	-	Sondengabe nicht sinnvoll, orales Kontrazeptivum
Clomhexal 50 mg	Hexal	Clomifen	TAB	0	Keine Angaben des Herstellers
Clomifen-ratiopharm	Ratiopharm	Clomifen	TAB	+	Sondenapplikation möglich, Sondendurchmesser ≥ 6,5 CH
Clonistada 0,15/0,3 mg	Stadapharm	Clonidin	TAB	+	Ohne Zerkleinerung in Wasser suspendierbar, Sondenapplikation möglich
Clonistada retard	Stadapharm	Clonidin	REK	-	Keine Sondenapplikation
Codicaps Kindersaft Neo	UCB	Codein	SAF	-	Sondenapplikation möglich
Codicaps Mono	UCB	Codein	KPS	-	Keine Sondenapplikation

▲ mörserbar: + ja; – nein; 0 keine Daten

Fertigarzneimittel®	Hersteller	Wirkstoff	Arzneiform	▲	Bemerkungen zur Sondengabe
CoDiovan	Novartis Pharma	Valsartan, Hydrochlorothiazid	FTA	+	Sondenapplikation möglich, Sondendurchmesser ≥ 6,5 CH
CoDiovan 80/12,5 mg// 160/12,5// 160/25 mg	Novartis Pharma	Valsartan, Hydrochlorothiazid	FTA	+	Sondenapplikation möglich, Sondendurchmesser ≥ 6,5 CH
Colestyramin Hexal 4 g Beutel	Hexal	Colestyramin	GRA	-	Keine Sondenapplikation, Colestyramin quillt bei Kontakt mit Wasser sehr stark, dadurch wird die Sonde verstopft
Colestyramin Stada	Stadapharm	Colestyramin	GRA	-	Keine Sondenapplikation möglich Colestyramin quillt bei Kontakt mit Wasser sehr stark, dadurch wird die Sonde verstopft
Colo Pleon	Sanofi-Aventis	Sulfasalazin	RUT	-	Keine Sondenapplikation
Comtess 200 mg	Orion Pharma	Entacapon	FTA	+	Gemörserte Tablette färbt stark, deshalb sofort einzunehmen, in 10 – 100 ml Wasser suspendieren, vor der Einnahme gut umrühren, Applikation über eine PEG-Sonde wurde nicht untersucht, sollte aber kein Problem sein

▲ mörserbar: + ja; - nein; 0 keine Daten

Fertigarzneimittel®	Hersteller	Wirkstoff	Arzneiform	▲	Bemerkungen zur Sondengabe
Corifeo 10 mg/ 20 mg	Merckle Recordati	Lercanidipin	FTA	+	Sondenapplikation möglich, Sondendurchmesser ≥ 6,5 CH
Cotazym 10000/ 20000/ 30000/ 40000	UCB	Pankreasenzyme	KMR	-	Keine Angaben des Herstellers
Coversum 4 mg	Servier Deutschland	Perindopril	TAB	+	Sondenapplikation möglich, Sondendurchmesser ≥ 6,5 CH, suspendierbar in H_2O und viskosen Flüssigkeiten
CPS-Pulver	Gry	Calcium-Polystyrol	PUL	-	Sondenapplikation eingeschränkt möglich, zügig arbeiten, da Verstopfungsgefahr > 12 CH
Cyproteronacetat -Gry 50 mg	Gry	Cyproteron	TAB	+	Sondenapplikation möglich, Schutzmaßnahmen – insbesondere für Frauen im gebärfähigen Alter – beachten
Cystagon 50/100 mg Kapseln	Oprhan Europe	Mercaptamin	KPS	-	Sondenapplikation möglich, Sondendurchmesser ≥ 6,5 CH
Cysticide	Merck	Praziquantel	TAB	+	Keine Angaben des Herstellers
Dapson-Fatol 50 mg	Fatol	Dapson	TAB	+	Sondenapplikation möglich, Sondendurchmesser ≥ 6,5 CH
Decortin 1 mg/5 mg// 20 mg/ 50 mg	Merck	Prednison	TAB	+	Sondenapplikation möglich, Sondendurchmesser ≥ 6,5 CH

▲ mörserbar: + ja; - nein; 0 keine Daten

Fertigarzneimittel®	Hersteller	Wirkstoff	Arzneiform	▲	Bemerkungen zur Sondengabe
Decortin H 1 mg/5 mg/ 10 mg/ 20 mg/ 50 mg	Merck	Prednisolon	TAB	+	Sondenapplikation möglich, Sondendurchmesser ≥ 6,5 CH
Delmuno	Sanofi-Aventis	Felodipin, Ramipril	RET	-	Keine Sondenapplikation wegen Retardierung
Depressan	Nycomed Deutschland	Dihydralazin	TAB	+	Sondenapplikation möglich, Sondendurchmesser ≥ 6,5 CH
Dexamethason-ratiopharm 4/8 mg	Ratiopharm	Dexamethason	TAB	+	Sondenapplikation möglich, Sondendurchmesser ≥ 6,5 CH
Dexium	Sanofi-Aventis	Calciumdobesilat	KPS	-	Sondenapplikation möglich, Sondendurchmesser ≥ 6,5 CH
DHC 60/90/ 120 mg	Mundipharma	Dihydrocodein	RET	-	Keine Sondenapplikation, Verlust der Retardierung, Überdosierungsrisiko
DHE-ratiopharm 2,5/ 5,0	Ratiopharm	Dihydroergotamin	RET	-	Sondenapplikation möglich, Sondendurchmesser ≥ 6,5 CH, Pelletgröße 0,7–1,0 mm
Diastabol 50/100	Sanofi-Aventis	Miglitol	TAB	+	Sondenapplikation möglich, Sondendurchmesser ≥ 6,5 CH
Digimed 0,07/0,1 mg	Corax	Digitoxin	TAB	+	Sondenapplikation möglich

▲ mörserbar: + ja; - nein; 0 keine Daten

Fertigarzneimittel®	Hersteller	Wirkstoff	Arzneiform	▲	Bemerkungen zur Sondengabe
Digimerck 0,1 mg/ pico 0,05 mg/ minor 0,07 mg	Merck	Digitoxin	TAB	+	Sondenapplikation möglich
Digostada 0,2 mg/ mite	Stadapharm	β-Acetyldigoxin	TAB	+	Ohne Zerkleinerung in Wasser suspendierbar
Dimaval 100 mg	Heyl	Dimercaptopropansulfonsäure (DMPS-Natrium)	KPS	-	Sondenapplikation möglich, Kapsel öffnen, entleeren und als Suspension applizieren
Diovan 40/80/ 160 mg	Novartis Pharma	Valsartan	FTA	+	Sondenapplikation möglich, Sondendurchmesser ≥ 6,5 CH
Distraneurin	Astra Zeneca	Clomethiazol	KPS	-	Weichgelatinekapseln mit Flüssigkeit, Distraneurin Mixtur bevorzugen
Dormicum	Roche	Midazolam	AMP	-	Injektionslösung ist problemlos über eine Sonde applizierbar
Dreisafol 5 mg	Gry	Folsäure	TAB	+	Sondenapplikation möglich, lichtempfindlich

▲ mörserbar: + ja; - nein; 0 keine Daten

Fertigarzneimittel®	Hersteller	Wirkstoff	Arzneiform	▲	Bemerkungen zur Sondengabe
Dreisavit N	Gry	Vitamine: B_1, B_2, B_6, Biotin, Folsäure, Vit. C, Nicotinamid, Calciumpantothenat	FTA	+	Sondenapplikation möglich, sofort applizieren, da Arzneistoff oxidations- und lichtempfindlich, sorgfältig mörsern, um Verstopfen der Sonde zu vermeiden
Dusodril forte	Merck	Naftidrofuryl	FTA	-	Keine Sondenapplikation, Dusodril Kapseln bevorzugen
Dusodril Kapseln	Merck	Naftidrofuryl	KPS	-	Sondenapplikation möglich, Sondendurchmesser ≥ 10 CH
Dusodril retard	Merck	Naftidrofuryl	DRA	-	Keine Sondenapplikation, Dusodril Kapseln bevorzugen
Dynorm 0,5/1,0/2,5/5,0	Roche	Cilazepril	FTA	+	Sondenapplikation möglich, Sondendurchmesser ≥ 6,5 CH
Dynorm plus	Roche	Cilazepril, Hydrochlorothiazid	FTA	+	Sondenapplikation möglich, Sondendurchmesser ≥ 6,5 CH
Eatan N	Desitin	Nitrazepam	TAB	0	Keine Angaben des Herstellers
Echinacea Stada	Stada	Purpursonnenhut	LTA	+	Sondenapplikation möglich, Sondendurchmesser ≥ 6,5 CH, zerkleinerte Tabletten sind suspendierbar in H_2O
Echinacea-ratiopharm 100	Ratiopharm	Purpursonnenhut	TAB	+	Sondenapplikation möglich, Sondendurchmesser ≥ 6,5 CH

▲ mörserbar: + ja; - nein; 0 keine Daten

Fertigarzneimittel®	Hersteller	Wirkstoff	Arzneiform	▲	Bemerkungen zur Sondengabe
Elotrans	Stada	D-Glucose 4 g, Natriumchlorid 0,7 g, Natriumcitrat 2 H_2O 0,59 g, Kaliumchlorid 0,3 g	PUL	-	Sondenapplikation möglich
Endoxan	Baxter Oncology	Cyclophosphamid	DRA	-	Keine Sondenapplikation, Wirkstoff mit CMR-Eigenschaften
Entocort	Astra Zeneca	Budesonid	KPS	-	Sondenapplikation möglich, Sondendurchmesser ≥ 6,5 CH, Pellets nicht weiter zerkleinern
Equasym 5/10/20 mg	UCB	Methylphenidat	TAB	+	Keine Angaben des Herstellers
Esberitox mono 100	Schaper & Brümmer	Purpursonnenhut	TAB	+	Sondengabe nicht sinnvoll, vorbeugende Anwendung
Estramustin Hexal 140/280 mg	Hexal	Estramustin	KPS	-	Sondenapplikation vermeiden, Zytostatikum
Exelon 1,5/3/4,5/6 mg	Novartis Pharma	Rivastigmin	KPS	-	Sondenapplikation möglich, Exelon Lösung bevorzugen
Exelon Lösung	Novartis Pharma	Rivastigmin	TRO	-	Sondenapplikation möglich

▲ mörserbar: + ja; – nein; 0 keine Daten

Fertigarzneimittel®	Hersteller	Wirkstoff	Arzneiform	▲	Bemerkungen zur Sondengabe
Ezetrol 10 mg	MSD	Ezetimib	TAB	-	Laut Hersteller gibt es keine grundsätzlichen Einwände gegen Mörsern und Sondenapplikation
Falithrom/ mite	Hexal	Phenprocoumon	FTA	+	Sondenapplikation möglich, Sondendurchmesser $\geq$ 6,5 CH, Filmtabletten zerfallen in 5–7 Minuten in 10 ml Wasser
Famvir 125/250 mg	Novartis Pharma	Famciclovir	FTA	+	Sondenapplikation möglich, Virustatikum, Schutzmaßnahmen beachten, nicht anwenden während der Schwangerschaft und Stillzeit
Felocor 2,5/ 5/10 mg	Hexal	Felodipin	RET	-	Keine Sondenapplikation, Retardform (Hydrokolloidmatrix) wird durch Mörsern der Tablette zerstört (Freisetzung großer Wirkstoffmengen)
Felodipin Stada 2,5/5/10 mg retard	Stada	Felodipin	RET	-	Keine Sondenapplikation wegen Retardierung
Felodipin-ratiopharm 2,5/5/10 mg	Ratiopharm	Felodipin	RET	-	Keine Sondenapplikation wegen Retardierung

▲ mörserbar: + ja; - nein; 0 keine Daten

Fertigarzneimittel®	Hersteller	Wirkstoff	Arzneiform	▲	Bemerkungen zur Sondengabe
Femara 2,5 mg	Novartis Pharma	Letrozol	FTA	+	Sondenapplikation möglich, Zytostatikum, Schutzmaßnahmen beachten, Mörsern der Filmtablette sollte unter Laminar-Flow durchgeführt werden; aufgrund des Wirkprinzips sollte es nicht von Frauen im gebärfähigen Alter durchgeführt werden
Fenistil 24 h	Novartis Pharma	Dimetinden	REK	-	flüssige Darreichungsform (Tropfen) bevorzugen
Fenistil Tropfen	Novartis Pharma	Dimetinden	TRO	-	Sondenapplikation möglich
Fluanxol 0,5 mg/ 2 mg/5 mg	Bayer Vital	Flupentixol	DRA	+	Sondenapplikation möglich
Flumid	Hexal	Flutamid	TAB	0	Keine Angaben des Herstellers
Flunarizin-ratiopharm	Ratiopharm	Flunarizin	KPS	-	Sondenapplikation möglich, Sondendurchmesser ≥ 6,5 CH
Flunavert 5/10 mg	Hennig	Flunarizin	KPS	-	Sondenapplikation möglich, Kapsel kann geöffnet werden
Flutacell	Cell Pharma	Flutamid	TAB	0	Keine Angaben des Herstellers
Fluta-Gry	Gry	Flutamid	TAB	+	Sondenapplikation möglich, Schutzmaßnahmen – insbesondere für Frauen im gebärfähigen Alter – beachten
Flutamid Stada	Stada	Flutamid	TAB	+	Ohne Zerkleinerung in Wasser suspendierbar

▲ mörserbar: + ja; - nein; 0 keine Daten

Fertigarzneimittel®	Hersteller	Wirkstoff	Arzneiform	▲	Bemerkungen zur Sondengabe
Flutamid-ratiopharm	Ratiopharm	Flutamid	TAB	+	Sondenapplikation möglich, Sondendurchmesser ≥ 6,5 CH
Folsäure Stada 5 mg	Stada	Folsäure	TAB	+	Sondenapplikation möglich, ohne Zerkleinerung in Wasser suspendierbar
Folsäure-ratiopharm 5 mg	Ratiopharm	Folsäure	TAB	+	Sondenapplikation möglich, Sondendurchmesser ≥ 6,5 CH
Fortecortin 0,5/2/4/8 mg	Merck	Dexamethason	TAB	+	Sondenapplikation möglich, Tablette zerfällt in Wasser
Gastrozepin	Boehringer Ingelheim	Pirenzepin	TAB	+	Sondenapplikation möglich
Gladem 50/100 mg	Boehringer Ingelheim	Sertralin	TAB	+	Sondenapplikation möglich, Sondendurchmesser ≥ 6,5 CH
Glivec 100/400 mg	Novartis Pharma	Imatinib	FTA	+	Sondenapplikation möglich Zytostatikum/CMR Schutzmaßnahmen – insbesondere für Frauen im gebärfähigen Alter – beachten
Glurenorm	Astellas Pharma	Gliquidon	FTA	+	Von einer Gabe über Sonde wird abgeraten, Tabletten enthalten Maisstärke, durch Aufquellen Verstopfung der Sonde möglich
Granisetron Hexal	Hexal	Granisetron	FTA	+	Sondenapplikation möglich, Sondendurchmesser ≥ 6,5 CH

▲ mörserbar: + ja; – nein; 0 keine Daten

Fertigarzneimittel®	Hersteller	Wirkstoff	Arzneiform	▲	Bemerkungen zur Sondengabe
Griseo-ct 500 mg	CT	Griseofulvin	TAB	+	Sondenapplikation möglich
Helmex	Infectopharm	Pyrantel	KTA	+	Sondenapplikation möglich, sofort applizieren, Tabletten sind feuchtigkeitsempfindlich, Helmex Suspension bevorzugen
Helmex	Infectopharm	Pyrantel	SUS	-	Sondenapplikation möglich, aufgrund der Viskosität mit mindestens 30 ml Wasser (bei Kindern 15 ml) pro Einzeldosis verdünnen, nach Verdünnung ist bei gastraler Gabe aus physiologischer Sicht nicht mit Problemen aufgrund der Osmolarität bzw. des pH-Werts zu rechnen
Hoggar Balance	Stada	Passionsblumenkraut	FTA	+	Sondenapplikation möglich, ohne Zerkleinerung in Wasser suspendierbar
Hoggar night	Stada	Doxylamin	TAB	+	Sondenapplikation möglich, ohne Zerkleinerung in Wasser suspendierbar
Hustenstiller-ratiopharm	Ratiopharm	Dextromethorphan	KPS	-	Sondenapplikation möglich, Sondendurchmesser $\geq$ 6,5 CH
Hydergin forte	Novartis Pharma	Dihydroergotoxin	TAB	+	Sondenapplikation möglich, Hydergin forte Tropfen bevorzugen
Hydergin forte Tropflösung	Novartis Pharma	Dihydroergotoxin	TRO	-	Sondenapplikation möglich

▲ mörserbar: + ja; - nein; 0 keine Daten

Fertigarzneimittel®	Hersteller	Wirkstoff	Arzneiform	▲	Bemerkungen zur Sondengabe
Hydergin spezial	Novartis Pharma	Dihydroergotoxin	FTA	–	Keine Sondenapplikation, magensaftresistenter Überzug wird beim Mörsern zerstört, Hydergin forte Tropfen bevorzugen, Änderung der Dosierungsintervalle beachten
Hydro-Cebral-ratiopharm 2,5/5,0	Ratiopharm	Dihydroergotoxin	REK	–	Sondenapplikation möglich, Pellets nicht mörsern, Pelletgröße 0,71–1,0 mm
Hygroton 25/50 mg	Mibe	Chlortalidon	TAB	+	Sondenapplikation möglich
Imipramin-neuraxpharm 10/25/100	Neuraxpharm	Imipramin	FTA	+	Sondenapplikation möglich
Indomet retard-ratiopharm 75	Ratiopharm	Indometacin	REK	–	Sondenapplikation möglich, Kapsel kann geöffnet werden, Pelletgröße 0,5–1,250 mm
Indomet-ratiopharm 25/ 50	Ratiopharm	Indometacin	KPS	–	Sondenapplikation möglich, Sondendurchmesser ≥ 6,5 CH
Inegy 10/10//10/40//10/80 mg	MSD	Ezetimib, Simvastatin	TAB	+	Laut Hersteller gibt es keine grundsätzlichen Einwände gegen Mörsern und Sondenapplikation
InfectoTrimet 50/100 SAF	Infectopharm	Trimethoprim	SAF	–	Keine Angaben des Herstellers

▲ mörserbar: + ja; – nein; 0 keine Daten

Fertigarzneimittel®	Hersteller	Wirkstoff	Arzneiform	▲	Bemerkungen zur Sondengabe
InfectoTrimet 50/100/150/200 mg	Infectopharm	Trimethoprim	TAB	0	Keine Angaben des Herstellers
Invirase 500 mg	Roche	Saquinavir	FTA	-	Keine Sondenapplikation
Iscover 75 mg	Bristol-Myers Squibb	Clopidogrel	FTA	+	Sondenapplikation möglich, Sondendurchmesser ≥ 6,5 CH
Itracol	Hexal	Itraconazol	KPS	-	Keine Sondenapplikation, Kapseln enthalten Pellets, auf deren Oberfläche der Wirkstoff aufgesprüht ist, Mörsern der Pellets nicht empfehlenswert, Pellets haften beim Suspendieren teilweise aneinander und am Stempel sowie an der Oberfläche des Spritzenkolbens, durch Suspendieren in Wasser und Mörsern wird die Freisetzung behindert
Itraconazol Stada 100 mg	Stadapharm	Itraconazol	KPS	-	Sondenapplikation möglich, Sondendurchmesser ≥ 6,5 CH, Inhalt kann in H_2O suspendiert werden
Itraconazol-ratiopharm 100	Ratiopharm	Itraconazol	KPS	-	Sondenapplikation möglich, Sondendurchmesser ≥ 6,5 CH

▲ mörserbar: + ja; - nein; 0 keine Daten

Fertigarzneimittel®	Hersteller	Wirkstoff	Arzneiform	▲	Bemerkungen zur Sondengabe
Keimax 72 mg/g// 144 mg/g	Essex Pharma	Ceftibuten	TSA	–	Sondenapplikation möglich
Keppra 100 mg/ ml	UCB	Levetiracetam	TRO	–	Sondengabe möglich, mit 30 ml Wasser verdünnen
Keppra 250 mg/ 500 mg/ 750 mg/ 1000 mg	UCB	Levetiracetam	FTA	+	Wegen Risiko einer Sondenverstopfung Tropfen bevorzugen
Ketek	Sanofi-Aventis	Telithromycin	FTA	+	Zusammen mit Nahrung verabreichen
Kevatril 2 mg	Roche	Granisetron	FTA	+	Sondenapplikation möglich, Sondendurchmesser ≥ 6,5 CH
Kohle Compretten	Merck	Med. Kohle	TAB	–	Ultracarbon Granulat bevorzugen
Lamisil	Novartis Pharma	Terbinafin	TAB	+	Sondenapplikation möglich
Lanicor	Teofarma	Digoxin	TAB	+	Sondenapplikation möglich
Lanitop mite/Lanitop/-E	Riemser	Metildigoxin	TAB	+	Sondenapplikation möglich, Sondendurchmesser ≥ 6,5 CH
Lariam	Roche	Mefloquin	TAB	+	Sondenapplikation möglich, Sondendurchmesser ≥ 6,5 CH
Lendormin	Boehringer Ingelheim	Brotizolam	TAB	+	Sondenapplikation möglich, Sondendurchmesser ≥ 6,5 CH
Lenoxin	Glaxo Smith Kline	Digoxin	TAB	+	Sondenapplikation möglich

▲ mörserbar: + ja; – nein; 0 keine Daten

Fertigarzneimittel®	Hersteller	Wirkstoff	Arzneiform	▲	Bemerkungen zur Sondengabe
Lenoxin mite	Glaxo Smith Kline	Digoxin	TAB	+	Sondenapplikation möglich
Leukeran	Glaxo Smith Kline	Chlorambucil	TAB	-	Keine Sondenapplikation, Zytostatikum, lichtempflindlich
Limptar N	Cassella-med	Chinin	TAB	+	Sondenapplikation möglich
Lioresal 5/ 10/25	Novartis Pharma	Baclofen	TAB	+	Sondenapplikation möglich
Lipon-säure-ratiopharm 600 mg	Ratio-pharm	Lipon-säure	FTA	+	Sondenapplikation möglich, Sondendurchmesser ≥ 6,5 CH
Liskantin	Desitin	Primidon	SAF	-	Sondenapplikation möglich, Saft ist viskos (Sonde ≥ CH 12), vor Applikation mit ca. 50 ml Wasser verdünnen und gut schütteln
Liskantin	Desitin	Primidon	TAB	+	Sondenapplikation möglich (CH ≥ 12), auf ausgiebiges Nachspülen achten, Liskantin Saft bevorzugen, Änderung der Dosierungsintervalle beachten
Locol 20/40	Novartis Pharma	Fluvastatin	KPS	-	Sondenapplikation ohne Mörsern möglich
Locol 80 mg	Novartis Pharma	Fluvastatin	RET	-	Keine Sondenapplikation, Retardeffekt wird beim Mörsern zerstört, Locol Kapseln bevorzugen

▲ mörserbar: + ja; - nein; 0 keine Daten

Fertigarzneimittel®	Hersteller	Wirkstoff	Arzneiform	▲	Bemerkungen zur Sondengabe
Lorazepam-ratiopharm 1/2,5 mg	Ratiopharm	Lorazepam	TAB	+	Sondenapplikation möglich, Sondendurchmesser ≥ 6,5 CH
Lormetazepam-ratiopharm 0,5/1,0/2,0	Ratiopharm	Lormetazepam	TAB	+	Sondenapplikation möglich, Sondendurchmesser ≥ 6,5 CH
Lorzaar 100/25 mg	MSD Chibropharm	Losartan, Hydrochlorothiazid	FTA	–	Laut Hersteller gibt es keine grundsätzlichen Einwände gegen Mörsern und Sondenapplikation
Lorzaar 12,5 mg Start	MSD Chibropharm	Losartan	FTA	+	Laut Hersteller gibt es keine grundsätzlichen Einwände gegen Mörsern und Sondenapplikation
Lorzaar Plus 50/12,5 mg	MSD Chibropharm	Losartan, Hydrochlorothiazid	FTA	+	Laut Hersteller gibt es keine grundsätzlichen Einwände gegen Mörsern und Sondenapplikation
Lorzaar Protect 50/100 mg	MSD Chibropharm	Losartan	FTA	+	Laut Hersteller gibt es keine grundsätzlichen Einwände gegen Mörsern und Sondenapplikation
L-Tryptophan-ratiopharm	Ratiopharm	L-Tryptophan	FTA	+	Sondenapplikation möglich, Sondendurchmesser ≥ 6,5 CH
Luminal	Desitin	Phenobarbital	TAB	+	Sondenapplikation möglich, auf ausreichend großen Sondendurchmesser und ausgiebiges Nachspülen achten

▲ mörserbar: + ja; – nein; 0 keine Daten

Fertigarzneimittel®	Hersteller	Wirkstoff	Arzneiform	▲	Bemerkungen zur Sondengabe
Luminaletten	Desitin	Phenobarbital	TAB	+	Sondenapplikation möglich, Sondendurchmesser ≥ 6,5 CH
Magaldrat-ratiopharm 800	Ratiopharm	Magaldrat	TAB	+	Sondenapplikation möglich, Sondendurchmesser ≥ 6,5 CH
Marcumar	Meda Pharma	Phenprocoumon	TAB	+	Sondenapplikation möglich, Sondendurchmesser ≥ 6,5 CH, Wirkstoff setzt sich schnell ab
Maxalt 5 mg/ 10 mg	MSD	Rizatriptanbenzoat	TAB	+	Laut Hersteller gibt es keine grundsätzlichen Einwände gegen Mörsern und Sondenapplikation
Medikinet	Medice	Methylphenidat	TAB	+	Keine Angaben des Herstellers
Medivitan N Neuro	Medice	Thiamin-HCl, Pyridoxin-HCl	FTA	+	Sondenapplikation möglich, Sondendurchmesser ≥ 6,5 CH
Medyn	Medice	Pyridoxin, Folsäure, Cyanocobalamin	FTA	+	Sondenapplikation möglich, Sondendurchmesser ≥ 6,5 CH, lichtempfindlich
Mericomb 1/2 mg	Novartis Pharma	Estradiol, Norethisteron	FTA	+	Sondenapplikation möglich, Schutzmaßnahmen – insbesondere bei Schwangeren – beachten
Merigest	Novartis Pharma	Estradiol, Norethisteron	FTA	+	Sondenapplikation möglich, Schutzmaßnahmen – insbesondere bei Schwangeren – beachten

▲ mörserbar: + ja; – nein; 0 keine Daten

Fertigarzneimittel®	Hersteller	Wirkstoff	Arzneiform	▲	Bemerkungen zur Sondengabe
Merimono 1/2 mg	Novartis Pharma	Estradiol	FTA	+	Sondenapplikation möglich Schutzmaßnahmen – insbesondere bei Schwangeren – beachten
Metalcaptase	Heyl	Penicillamin	FTA	(+)	Sondenapplikation theoretisch möglich, Wirkstoff ist säurestabil, deshalb sind eine Zerreibung und die Gabe als Suspension theoretisch möglich. Magensaftresistenz dient der Erhöhung der gastrointestinalen Verträglichkeit, gleichzeitige Einnahme von eisenhaltigen Präparaten, Sucralfat oder magnesium-/aluminiumhaltigen Antazida sollte in ausreichendem Abstand (mindestens 2 Stunden) vor/nach zur Penicillamineinnahme durchgeführt werden, da die Penicillaminresorption (bis zu 70 %) erniedrigt wird
Methionin Hexal 500 mg	Hexal	L-Methionin	FTA	+	Sondenapplikation möglich, Sondendurchmesser ≥ 8 CH, Tablette mörsern und in 15 ml Wasser suspendieren, Rückstände in der Spritze oder Verstopfen der Sonde möglich, gründlich mit Wasser nachspülen, Gabe über Sonde nur eingeschränkt empfehlenswert, lichtempfindlich

▲ mörserbar: + ja; – nein; 0 keine Daten

Fertigarzneimittel®	Hersteller	Wirkstoff	Arzneiform	▲	Bemerkungen zur Sondengabe
Methyldopa Stada 250 mg	Stadapharm	Methyldopa	FTA	+	Ohne Zerkleinerung in Wasser suspendierbar
Methylphenidat Hexal 10 mg	Hexal	Methylphenidat	TAB	0	Keine Angaben des Herstellers
Minocyclin Hexal 50 mg	Hexal	Minocyclin	FTA	+	Sondenapplikation möglich, Sondendurchmesser ≥ 8, in Wasser zerfallen lassen
Minocyclin-ratiopharm 50/ 100	Ratiopharm	Minocyclin	KPS	-	Sondenapplikation möglich, Sondendurchmesser ≥ 6,5 CH
Mobloc	Astra Zeneca	Felodipin, Metoprolol	TAB	-	Keine Sondenapplikation wegen Retardierung
Mobloc	Astra Zeneca	Felodipin, Metoprolol	RET	-	Keine Sondenapplikation wegen Retardierung
Modip 2,5/5/10mg	Astra Zeneca	Felodipin	RET	-	Keine Sondenapplikation wegen Retardierung
Mönchspfeffer-ratiopharm	Ratiopharm	Mönchspfeffer	FTA	+	Sondenapplikation möglich, Sondendurchmesser ≥ 6,5 CH
Moradorm S	Bouhon	Baldrian, Passionsblume, Hopfenzapfen	FTA	+	Keine Angaben des Herstellers

▲ mörserbar: + ja; - nein; 0 keine Daten

Fertigarzneimittel®	Hersteller	Wirkstoff	Arzneiform	▲	Bemerkungen zur Sondengabe
Movicol Pulver zur Herstellung einer Trinklösung	Norgine	Macrogol, Natriumchlorid, Natriumhydrogencarbonat, Kaliumchlorid	PUL	-	Sondenapplikation möglich, Sondendurchmesser ≥ 6,5 CH
M-Predni Hexal 4/8/16 mg	Hexal	Methylprednisolon	TAB	0	Keine Angaben des Herstellers
MTX Hexal 2,5/7,5/10	Hexal	Methotrexat	TAB	-	Sondenapplikation nicht zu empfehlen, Zytostatikum
Munobal 2,5/5/10	Sanofi-Aventis	Felodipin	RET	-	Keine Sondenapplikation wegen Retardierung
Myfortic 160/360 mg	Novartis Pharma	Mycophenolat	RUT	-	Keine Sondenapplikation, magensaftresistenter Überzug wird beim Mörsern zerstört, andere Mycophenolat-Präparate z. B. Cellcept Tabletten bevorzugen (Rücksprache mit Arzt), Änderung der Dosierungsintervalle beachten
Myleran	Glaxo	Busulfan	TAB	-	Keine Sondengabe, Zytostatikum
Naftilong 100/200 mg	Hexal	Naftidrofuryl	REK	-	Sondenapplikation möglich, Sondendurchmesser ≥ 12 CH Retardpellets in 10 ml Wasser suspendieren

▲ mörserbar: + ja; – nein; 0 keine Daten

Fertigarzneimittel®	Hersteller	Wirkstoff	Arzneiform	▲	Bemerkungen zur Sondengabe
Nafti-ratiopharm retard 100/200	Ratiopharm	Naftidrofuryl	REK	–	Sondenapplikation möglich Pelletgröße: 0,85–1,18 mm
Natrilix 2,5 mg	Servier Deutschland	Indapamid	FTA	+	Sondenapplikation möglich, Sondendurchmesser ≥ 6,5 CH, suspendierbar in H_2O und viskosen Flüssigkeiten
Natrilix SR	Servier Deutschland	Indapamid	RET	–	Keine Sondenapplikation, Verlust der Retardwirkung
Navoban 2 mg/ml	Novartis Pharma	Tropisetron	AMP	–	Sondenapplikation möglich
Navoban 5 mg	Novartis Pharma	Tropisetron	KPS	+	Sondenapplikation möglich, Alternative: Navoban Ampullen
Neurium 600	Hexal	Alpha-Liponsäure	FTA	+	Sondenapplikation möglich, Sondendurchmesser ≥ 6,5 CH, Resorption vermindert durch Nahrung, lichtempfindlich
Neuro B forte biomo neu	Biomo	Thiaminchlorid, (Vitamin B_1), Pyridoxin (Vitamin B_6)	DRA	–	Keine Angaben des Herstellers
Neuro Stada	Stadapharm	Thiaminchlorid (Vit. B_1)/ Pyridoxin (Vit. B_6)	FTA	+	Sondenapplikation möglich, ohne Zerkleinerung in Wasser suspendierbar

▲ mörserbar: + ja; – nein; 0 keine Daten

Fertigarzneimittel®	Hersteller	Wirkstoff	Arzneiform	▲	Bemerkungen zur Sondengabe
Neurobion N forte	Merck	Thiamindisulfid, Pyridoxin-HCl	DRA	+	Keine Angaben des Herstellers, lichtempfindlich
Nexium Mups 20/40 mg	Astra Zeneca	Esomeprazol	MRT	-	Sondengabe möglich, Tabletten in Wasser oder Apfelsaft suspendieren, nicht mörsern
Nicergolin-neuraxpharm 10/30	Neuraxpharm	Nicergolin	FTA	+	Keine Angaben des Herstellers, lichtempfindlich
Nicerium 15	Hexal	Nicergolin	KPS	-	Sondenapplikation möglich, Sondendurchmesser ≥ 9 CH, Pellets in ein Becherglas geben, portionsweise (3–4 Portionen) über einen Trichter o.Ä. in die Sonde geben, mit ausreichend Wasser nach jeder Teilmenge spülen, lichtempfindlich
Nicerium 30 uno	Hexal	Nicergolin	KPS	-	Keine Angaben des Herstellers, lichtempfindlich
Nipolept 25/50/100 mg	Sanofi-Aventis	Zotepin	DRA	+	Sondenapplikation möglich, Sondendurchmesser ≥ 6,5 CH, lokalanästhetische Wirkung
Nitrazepam-neuraxpharm 5/10	Neuraxpharm	Nitrazepam	TAB	+	Keine Angaben des Herstellers

▲ mörserbar: + ja; - nein; 0 keine Daten

Fertigarzneimittel®	Hersteller	Wirkstoff	Arzneiform	▲	Bemerkungen zur Sondengabe
Nitrofurantoin retard-ratiopharm	Ratiopharm	Nitrofurantoin	KPS	-	Sondenapplikation möglich, Sondendurchmesser ≥ 6,5 CH, Pelletgröße: 0,3–0,55 mm
Noveril 80 mg	Novartis Pharma	Dibenzepin	DRA	+	Sondenapplikation möglich
Nystatin Stada	Stadapharm	Nystatin 500.000	DRA	+	Sondenapplikation möglich, zerkleinerte Zubereitung ist in Wasser aufschwemmbar
Optipect Kodein forte	UCB	Codein	TRO	-	Sondenapplikation möglich
Oralpädon 240	Stada	Natriumchlorid 0,47 g, Kaliumchlorid 0,3 g, Glucose 1 H_2O 3,56 g, Dinatriumhydrogencitrat 1,5 H_2O 0,53 g	PUL	-	Sondenapplikation möglich
Ospolot 50/200 mg	Desitin	Sultiam	FTA	+	Sondenapplikation möglich (CH ≥ 14), auf ausreichend großen Sondendurchmesser und ausgiebiges Nachspülen achten, Filmummantelung zur Maskierung des unangenehmen Eigengeschmacks

▲ mörserbar: + ja; - nein; 0 keine Daten

Fertigarzneimittel®	Hersteller	Wirkstoff	Arzneiform	▲	Bemerkungen zur Sondengabe
Osteotriol 0,25/ 0,5 µg	Gry	Calcitriol	KPS	–	Keine Sondenapplikation möglich, lichtempfindlich
Oxygesic 10/20/40/ 80 mg	Mundipharma	Oxycodon	RET	–	Keine Sondenapplikation, Verlust der Retardwirkung
Palladon 4/8/16/ 24 mg	Mundipharma	Hydromorphon	REK	–	Nur für Sonde mit ≥ 15 CH geeignet, Suspendieren der Pellets in einer Mischung aus Wasser und Lactulose 1:1
Pankreatin 20.000 I. E.	Laves	Pankreaspulver	RUT	–	Keine Sondenapplikation
Pankreatin Mikro-ratiopharm 20 000 I. E.	Ratiopharm	Pankreaspulver (Schwein)	KMR	–	Sondenapplikation möglich, Sondendurchmesser ≥ 6,5 CH, Größe der Minitabletten 2,0–2,4 mm
Parkinsan	Lundbeck	Budipin	MRT	+	Sondenapplikation möglich, Sondendurchmesser ≥ 6,5 CH
Pentohexal 600 mg	Hexal	Pentoxifyllin	RET	–	Keine Sondenapplikation, Retardierungsprinzip (Hydrokolloidmatrix) wird durch Mörsern der Tablette zerstört
Pentoxifyllin Stada 600 mg	Stadapharm	Pentoxifyllin	RET	–	Keine Sondenapplikation, Retardierung wird zerstört
Pentoxifyllin-ratiopharm 400/600	Ratiopharm	Pentoxifyllin	RET	–	Keine Sondenapplikation, Retardierung wird zerstört

▲ mörserbar: + ja; – nein; 0 keine Daten

Fertigarzneimittel®	Hersteller	Wirkstoff	Arzneiform	▲	Bemerkungen zur Sondengabe
Perazin-neurax-pharm 25/100/200	Neurax-pharm	Perazin	FTA	+	Keine Angaben des Herstellers, Sondenapplikation möglich, lichtempfindlich
Petnidan	Desitin	Ethosuximid	KPS	-	Keine Sondenapplikation, Kapsel enthält Flüssigkeit, Entleeren der Kapseln führt zu Dosierungsfehlern, Petnidan Saft bevorzugen
Petnidan	Desitin	Ethosuximid	SAF	-	Sondenapplikation möglich, mit ca. 30 ml Wasser verdünnen
Phenhydan	Desitin	Phenytoin	TAB	+	Sondenapplikation möglich, mind. 1 Stunde vor und nach Phenytoingabe Sondenernährung unterbrechen, sinnvoll ist die Gabe von Phenytoin genau in der Mitte des Intervalls zwischen zwei Sondennahrungsgaben
Phenpro-ratiopharm	Ratiopharm	Phenprocoumon	TAB	+	Sondenapplikation möglich, Sondendurchmesser ≥ 6,5 CH
Piretanid Hexal 3/6 mg	Hexal	Piretanid	TAB	+	Sondenapplikation möglich, Sondendurchmesser ≥ 6,5 CH
Plavix	Sanofi-Aventis	Clopidrogel	FTA	+	Sondenapplikation möglich, Sondendurchmesser ≥ 6,5 CH, licht- und feuchtigkeitsempfindlich, unmittelbar vor Applikation mörsern

▲ mörserbar: + ja; - nein; 0 keine Daten

Fertigarzneimittel®	Hersteller	Wirkstoff	Arzneiform	▲	Bemerkungen zur Sondengabe
Pravastatin Hexal 10/20/30/40 mg	Hexal	Pravastatin	TAB	-	Sondenapplikation möglich, Sondendurchmesser ≥ 6,5 CH Tablette in Wasser zerfallen lassen
Pravastatin-ratiopharm 10 mg/20 mg/40 mg	Ratiopharm	Pravastatin	TAB	+	Sondenapplikation möglich, Sondendurchmesser ≥ 6,5 CH
Prazosin-ratiopharm 1/2/5	Ratiopharm	Prazosin	TAB	+	Sondenapplikation möglich, Sondendurchmesser ≥ 6,5 CH
Predni Hexal 5/10/20/50 mg	Hexal	Prednisolon	TAB	+	Sondenapplikation möglich, Sondendurchmesser ≥ 6,5 CH, gleichzeitige Nahrungsaufnahme vermindert die Resorption
Prednisolon-ratiopharm 5/50	Ratiopharm	Prednisolon	TAB	+	Sondenapplikation möglich, Sondendurchmesser ≥ 6,5 CH
Prednison Hexal 5/20/50 mg	Hexal	Prednison	TAB	0	Keine Angaben des Herstellers
Prednison-ratiopharm	Ratiopharm	Prednison	TAB	+	Sondenapplikation möglich, Sondendurchmesser ≥ 6,5 CH
Prelis comp	Mibe	Chlortalidon, Metoprolol	RET	-	Keine Sondenapplikation

▲ mörserbar: + ja; - nein; 0 keine Daten

Fertigarzneimittel®	Hersteller	Wirkstoff	Arzneiform	▲	Bemerkungen zur Sondengabe
Progastrit Beutel	Hexal	Aluminiumhydroxid, Magnesiumhydroxid	SUS	-	Sondenapplikation möglich, Sondendurchmesser mind. 6,5 CH, Dosis mit 10 ml Wasser mischen und in eine Spritze aufziehen
Progastrit Kautabletten	Hexal	Aluminiumhydroxid, Magnesiumhydroxid	KTA	-	Keine Sondenapplikation, Pulverpartikel schwimmen auf der Flüssigkeitsoberfläche auf, Progastrit Suspension bevorzugen
Prograf Kapseln 0,5/1/5	Astellas Pharma	Tacrolimus	KPS	-	Sondenapplikation möglich, Kapseln sind feuchtigkeitsempfindlich und sollen nach der Entnahme aus dem Aluminiumbeutel vor Feuchtigkeit geschützt aufbewahrt werden, Kapselinhalt kann in 10 ml Tee oder Wasser suspendiert werden, nach der Applikation mit 50 ml Wasser nachspülen und die Sonde für ca. 1 Std. abklemmen
Proscar	MSD	Finasterid	FTA	+	Laut Hersteller gibt es keine grundsätzlichen Einwände gegen Mörsern und Sondenapplikation

▲ mörserbar: + ja; - nein; 0 keine Daten

Fertigarzneimittel®	Hersteller	Wirkstoff	Arzneiform	▲	Bemerkungen zur Sondengabe
Protelos 2,0 g	Servier Deutschland	Strontiumranelat	GRA	–	Sondenapplikation möglich, auf einen zweistündigen Abstand zu calciumhaltigen Nahrungsmitteln oder Flüssigkeiten achten, um eine optimale Resorption zu gewährleisten
Quensyl	Sanofi-Aventis	Hydrochloroquin	TAB	+	Sondenapplikation möglich, Sondendurchmesser ≥ 6,5 CH
Quinaplus Stada 10/12,5//20/25//20/12,5 mg	Stada	Quinapril/Hydrochlorothiazid	FTA	+	Ohne Zerkleinerung in Wasser suspendierbar
Quinapril Hexal 5/10/20 mg	Hexal	Quinapril	FTA	+	Sondenapplikation möglich
Quinapril Hexal comp 10/12,5//20/12,5//20/25 mg	Hexal	Quinapril/Hydrochlorothiazid	TAB	+	Keine Angaben des Herstellers
Quinapril Stada 5/10/20 mg	Stada	Quinapril	FTA	+	Sondenapplikation möglich, ohne Zerkleinerung in Wasser suspendierbar
Remifemin	Schaper & Brümmer	Cimicifuga	TAB	+	Keine Angaben des Herstellers
Resochin	Bayer Vital	Chloroquin	TAB	+	Sondenapplikation möglich, Sondendurchmesser ≥ 6,5 CH, lichtempfindlich

▲ mörserbar: + ja; – nein; 0 keine Daten

Fertigarzneimittel®	Hersteller	Wirkstoff	Arzneiform	▲	Bemerkungen zur Sondengabe
Riamet	Novartis Pharma	Artemether, Lumefantrin	TAB	+	Sondenapplikation möglich, kein Grapefruitsaft während der Therapie
Ritalin	Novartis Pharma	Methylphenidat	TAB	+	Sondenapplikation möglich
Rivoltan Filmtabletten	Krewel Meuselbach	Teufelskralle	FTA	+	Sondenapplikation möglich, Sondendurchmesser ≥ 6,5 CH, lichtempfindlich
Rivotril	Roche	Clonazepam	TRO	-	Sondenapplikation möglich
Rivotril 0,5/2 mg	Roche	Clonazepam	TAB	+	Rivotril Tropfen bevorzugen
Rocaltrol 0,25µg/ 0,5µg	Roche	Calcitriol	KPS	-	Keine Sondengabe, Kapseln nicht öffnen, halbfester Inhalt lässt sich nicht vollständig entnehmen
SAB simplex	Parke-Davis/ Pfizer Pharma	Dimeticon	KTA	-	Keine Sondengabe, alternativ Suspension verwenden
SAB simplex	Parke-Davis/ Pfizer Pharma	Dimeticon	SUS	-	Sondenapplikation möglich, mit 15–30 ml Wasser verdünnen
Salagen	Novartis Pharma	Pilocarpin	FTA	+	Sondenapplikation möglich

▲ mörserbar: + ja; - nein; 0 keine Daten

Fertigarzneimittel®	Hersteller	Wirkstoff	Arzneiform	▲	Bemerkungen zur Sondengabe
Sedotussin Hustenstiller	UCB	Pentoxyverin	TRO	-	Keine Angaben des Herstellers, Alternative: Sedotussin Suppositorien 8 mg für Kleinkinder und 20 mg für Kinder
Sedotussin Hustenstiller	UCB	Pentoxyverin	SAF	-	Keine Angaben des Herstellers, Alternative: Sedotussin Suppositorien 8 mg für Kleinkinder und 20 mg für Kinder
Selectol	Pfizer Pharma	Celiprolol	FTA	+	Sondenapplikation möglich, Sondendurchmesser ≥ 6,5 CH
Sertralin Hexal 50/100 mg	Hexal	Sertralin	FTA	+	Sondenapplikation möglich, Sondendurchmesser ≥ 6,5 CH
Sertralin Stada 50/100 mg	Stadapharm	Sertralin	FTA	+	Sondenapplikation möglich, ohne Zerkleinerung in Wasser suspendierbar
Sertralin-neuraxpharm 50/100 mg Filmtabletten	Neuraxpharm	Sertralin	FTA	+	Keine Angaben des Herstellers
Sertralin-ratiopharm 50/100 mg	Ratiopharm	Sertralin	FTA	+	Sondenapplikation möglich, Sondendurchmesser ≥ 6,5 CH
Simethicon-ratiopharm Kautabletten	Ratiopharm	Simeticon	KTA	+	Sondenapplikation möglich, Sondendurchmesser ≥ 6,5 CH

▲ mörserbar: + ja; – nein; 0 keine Daten

Fertigarzneimittel®	Hersteller	Wirkstoff	Arzneiform	▲	Bemerkungen zur Sondengabe
Singulair 10 mg	Dieckmann	Montelukast	FTA	+	Laut Hersteller gibt es keine grundsätzlichen Einwände gegen Mörsern und Sondenapplikation
Singulair junior 5 mg	Dieckmann	Montelukast	KTA	+	Laut Hersteller gibt es keine grundsätzlichen Einwände gegen Mörsern und Sondenapplikation
Singulair mini 4 mg/	Dieckmann	Montelukast	KTA	+	Laut Hersteller gibt es keine grundsätzlichen Einwände gegen Mörsern und Sondenapplikation
Sirdalud 2/4/6 mg	Novartis Pharma	Tizanidin	TAB	+	Sondenapplikation möglich, Bruchkerbe vorhanden
Skelid	Sanofi-Aventis	Tiludronsäure	TAB	+	Sondenapplikation möglich, Sondendurchmesser ≥ 6,5 CH
Staphylex 250/500 mg	Actavis	Flucloxacillin	KPS	-	Sondenapplikation möglich, Sondendurchmesser ≥ 6,5 CH
Starlix 60/120 mg	Novartis Pharma	Nateglinid	FTA	+	Sondenapplikation möglich, mit ca. 30 ml Wasser verdünnen; sofort applizieren
Staurodorm neu	Dolorgiet	Flurazepam	TAB	+	Sondenapplikation möglich
Sulfadiazin-Heyl	Heyl	Sulfadiazin	TAB	+	Sondenapplikation möglich
Sulfasalazin Hexal 500 mg	Hexal	Sulfasalazin	RUT	0	Keine Angaben des Herstellers

▲ mörserbar: + ja; – nein; 0 keine Daten

Fertigarzneimittel®	Hersteller	Wirkstoff	Arzneiform	▲	Bemerkungen zur Sondengabe
Sulfasalazin-Heyl	Heyl	Sulfasalazin	FTA	-	Keine Sondenapplikation, magensaftresistente Tabletten nicht teilen oder mörsern
Sumatriptan Stada 50/100 mg	Stada	Sumatriptan	FTA	+	Sondenapplikation möglich, ohne Zerkleinerung in Wasser suspendierbar
Sumatriptan-Hexal 50/100 mg	Hexal	Sumatriptan	FTA	+	Sondenapplikation möglich, Sondendurchmesser ≥ 6,5 CH
Sumatriptan-Hexal T 50/100 mg	Hexal	Sumatriptan	FTA	-	Sondenapplikation möglich, Sondendurchmesser ≥ 6,5 CH, Tabletten in Wasser zerfallen lassen
Surfont	Ardeypharm	Mebendazol	TAB	+	Keine Angaben des Herstellers
Tamiflu	Roche	Oseltamivir	PUL	-	Sondenapplikation möglich, Sondendurchmesser ≥ 6,5 CH
Tamiflu 75 mg	Roche	Oseltamivir	KPS	-	Sondenapplikation möglich, Sondendurchmesser ≥ 6,5 CH, Suspension bevorzugen
Tamox-Gry 10/20/30/40 mg	Gry	Tamoxifen	FTA	0	Keine Angaben des Herstellers
Tamoxifen Hexal 10/20/30/40	Hexal	Tamoxifen	FTA	0	Keine Angaben des Herstellers
Tamoxifen-ratiopharm 10/20/30/40	Ratiopharm	Tamoxifen	TAB	+	Keine Angaben des Herstellers

▲ mörserbar: + ja; – nein; 0 keine Daten

Fertigarzneimittel®	Hersteller	Wirkstoff	Arzneiform	▲	Bemerkungen zur Sondengabe
Tamoxistad 20/30 mg	Stadapharma	Tamoxifen	TAB	+	Sondenapplikation möglich, ohne Zerkleinerung in Wasser suspendierbar
Tarceva 25/ 100/150	Roche	Erlotinib	FTA	-	Keine Sondengabe, Wirkstoff mit CMR-Eigenschaften
Tavanic 250/ 500	Sanofi-Aventis	Levofloxacin	FTA	+	Sondenapplikation möglich, Sondendurchmesser ≥ 6,5 CH, zu eisen- und aluminiumhaltigen Arzneimitteln mindestens 2 Stunden Abstand
Tensoflux	Hennig	Bendroflumethiazid, Amilorid	TAB	+	Sondenapplikation möglich
Terbinafin Hexal 125/ 250 mg	Hexal	Terbinafin	TAB	+	Sondenapplikation möglich, Sondendurchmesser ≥ 5 CH
Terbinafin Stada 125/250 mg	Stadapharma	Terbinafin	TAB	+	Sondenapplikation möglich, ohne Zerkleinerung in Wasser suspendierbar
Terbinafin-ratiopharm 250 mg	Ratiopharm	Terbinafin	TAB	+	Keine Angaben des Herstellers
Terbutalin retard-ratiopharm	Ratiopharm	Terbutalin	REK	-	Sondenapplikation möglich, Pelletgröße max. 1,4 mm
Thombran	Boehringer Ingelheim	Trazodon	KPS	-	Sondenapplikation möglich, Sondendurchmesser ≥ 6,5 CH, Kapsel kann geöffnet werden

▲ mörserbar: + ja; - nein; 0 keine Daten

Fertigarzneimittel®	Hersteller	Wirkstoff	Arzneiform	▲	Bemerkungen zur Sondengabe
Thybon 20/100 µg	Sanofi-Aventis	Liothyronin	TAB	+	Sondenapplikation möglich, Tagesdosis möglichst auf 3 Portionen aufteilen
Tiaprid Hexal 100 mg	Hexal	Tiaprid	TAB	+	Sondenapplikation möglich, Sondendurchmesser ≥ 6,5 CH
Tiaprid Stada 100 mg	Stada	Tiaprid	TAB	+	Sondenapplikation möglich, ohne Zerkleinerung in Wasser suspendierbar
Tiapridex	Sanofi-Aventis	Tiaprid	TAB	+	Keine Angaben des Herstellers
Tiaprid-neuraxpharm 100/200	Neuraxpharm	Tiaprid	FTA	+	Keine Angaben des Herstellers
Timox 150/300/600 mg	Desitin	Oxcarbazepin	FTA	+	Sondenapplikation möglich, auf ausreichend großen Sondendurchmesser und ausgiebiges Nachspülen achten, Filmüberzug dient zur Geschmacksmaskierung, Suspendierung nimmt einige Minuten in Anspruch, Mörsern beschleunigt Vorgang, Suspension bevorzugen

▲ mörserbar: + ja; – nein; 0 keine Daten

Fertigarzneimittel®	Hersteller	Wirkstoff	Arzneiform	▲	Bemerkungen zur Sondengabe
Timox 60 mg/ml	Desitin	Oxcarbazepin	SUS	-	Sondenapplikation möglich, vor der Entnahme Flasche gut schütteln, Suspension kann direkt aus der Applikationsspritze eingenommen oder vor der Einnahme in einem Glas mit etwas Wasser gemischt werden
Tofranil mite/ 25 mg	Dolorgiet	Imipramin	FTA	+	Sondenapplikation möglich
Tolid 1,0/ 2,5 mg	Dolorgiet	Lorazepam	TAB	+	Sondenapplikation möglich
Tranxilium 50 mg	Sanofi-Aventis	Dikaliumchlorazepat	FTA	+	Sondenapplikation möglich, Sondendurchmesser ≥ 6,5 CH, Wirkstoff zersetzt sich leicht, daher sofort applizieren
Tranxilium 5/10/20 mg	Sanofi-Aventis	Dikaliumchlorazepat	KPS	-	Sondenapplikation möglich, Sondendurchmesser ≥ 6,5 CH, Wirkstoff zersetzt sich leicht, daher sofort applizieren
Trasicor 40/80	Novartis Pharma	Oxprenolol	FTA	+	Sondenapplikation möglich, bitterer Geschmack

▲ mörserbar: + ja; - nein; 0 keine Daten

Fertigarzneimittel®	Hersteller	Wirkstoff	Arzneiform	▲	Bemerkungen zur Sondengabe
Trasicor retard	Novartis Pharma	Oxprenolol	RET	–	Keine Sondenapplikation. Retardwirkung geht bei Zerkleinerung verloren (Gefahr der Überdosierung), Retardierungsprinzip beruht auf mit retardierendem Überzug versehenem Granulat, Retardtabletten zerfallen nicht in Wasser, Trasicor Filmtabletten bevorzugen
Trazodon Hexal	Hexal	Trazodon	TAB	+	Sondenapplikation möglich, Sondendurchmesser ≥ 6,5 CH
Trazodon-neuraxpharm 100 mg	Neuraxpharm	Trazodon	TAB	+	Keine Angaben des Herstellers
Trental 400/600 mg	Sanofi-Aventis	Pentoxifyllin	RET	–	Keine Sondenapplikation, Matrixtablette, Retardierung wird zerstört
Trileptal 150/300/600 mg	Novartis Pharma	Oxcarbazepin	FTA	+	Sondenapplikation möglich, Trileptal Suspension bevorzugen
Trileptal Suspension	Novartis Pharma	Oxcarbazepin	SUS	–	Sondenapplikation möglich
Ulcogant	Merck	Sucralfat	GRA	–	Ulcogant Suspension bevorzugen
Ulcogant	Merck	Sucralfat	TAB	+	Ulcogant Suspension bevorzugen
Ulcogant Suspension	Merck	Sucralfat	SUS	–	Sondenapplikation möglich

▲ mörserbar: + ja; – nein; 0 keine Daten

Fertigarzneimittel®	Hersteller	Wirkstoff	Arzneiform	▲	Bemerkungen zur Sondengabe
Ultracarbon Granulat	Merck	Med. Kohle	GRA	-	Sondenapplikation möglich, Sondendurchmesser ≥ 6,5 CH
Unimax 2,5/2,5// 5/5 mg	Astra Zeneca	Felodipin, Ramipril	RET	-	Keine Sondenapplikation wegen Retardierung
Urbason 4/8/16/ 40 mg	Sanofi-Aventis	Methylprednisolon	TAB	+	Keine Angaben des Herstellers
Urbason solubile 16/ 32 mg	Sanofi-Aventis	Methylprednisolon	AMP	-	Sondenapplikation möglich
Urol flux	Apogepha	Goldrutenkraut	BTA	+	Sondenapplikation möglich, vor Applikation Kohlensäure entweichen lassen
Uromitexan 400/ 600 mg	Baxter Oncology	Mesna	TAB	+	Sondengabe eingeschränkt möglich, keine sauren Lösungen verwenden, Adsorption am Sondenmaterial möglich
Venalot Depot	Schaper & Brümmer	Cumarin, Troxerutin	RED	-	Keine Sondenapplikation
Venoruton 300	Novartis Pharma	O-(β-Hydroxyethyl)-rutoside	KPS	-	Kapsel kann geöffnet werden, Flüssige Darreichungsform (Tropfen) steht zur Verfügung
Venoruton Active	Novartis Pharma	O-(β-Hydroxyethyl)-rutoside	BTA	-	Flüssige Darreichungsform (Tropfen) steht zur Verfügung

▲ mörserbar: + ja; - nein; 0 keine Daten

Fertigarzneimittel®	Hersteller	Wirkstoff	Arzneiform	▲	Bemerkungen zur Sondengabe
Venoruton Intens	Novartis Pharma	O-(β-Hydroxyethyl)-rutoside	FTA	-	flüssige Darreichungsform (Tropfen) steht zur Verfügung
Venoruton Tropfen	Novartis Pharma	O-(β-Hydroxyethyl)-rutoside	TRO	-	Sondenapplikation möglich, Sondendurchmesser ≥ 6,5 CH
Venostasin retard	Astellas Pharma	Rosskastanie	REK	-	Sondenapplikation möglich, Sondendurchmesser ≥ 6,5 CH, Pellets suspendieren
Venostasin S	Astellas Pharma	Rosskastanie	REK	-	Sondenapplikation möglich, Sondendurchmesser ≥ 6,5 CH, Pellets suspendieren
Vesanoid	Roche	Tretinoin	KPS	-	Keine Sondenapplikation, Kapsel kann geöffnet werden, Kapselinhalt ist ölig-halbfest
Vesikur	Astellas Pharma	Solifenacin	FTA	(+)	Vom Mörsern rät der Hersteller ab, Inhaltsstoff kann die Augen schwerwiegend schädigen, falls er versehentlich in die Augen gerät, Verabreichung über eine Sonde ist im Einzelfall möglich, Wirkstoff ist in Wasser löslich
Viskaldix	Novartis Pharma	Clopamid, Pindolol	TAB	+	Sondenapplikation möglich

▲ mörserbar: + ja; - nein; 0 keine Daten

Fertigarzneimittel®	Hersteller	Wirkstoff	Arzneiform	▲	Bemerkungen zur Sondengabe
Visken 5 mg	Novartis Pharma	Pindolol	TAB	+	Sondenapplikation möglich, nach dem Mörsern Tablette in Wasser dispergieren Visken Tropflösung bevorzugen
Visken mite	Novartis Pharma	Pindolol	TAB	+	Sondenapplikation möglich, nach dem Mörsern Tablette in Wasser dispergieren, Visken Tropflösung bevorzugen
Visken retard	Novartis Pharma	Pindolol	RET	-	Keine Sondenapplikation, Visken Tropflösung bevorzugen
Visken Tropflösung	Novartis Pharma	Pindolol	TRO	-	Sondenapplikation möglich
Xeloda 150 mg/ 500 mg	Roche	Capecitabin	FTA	+	Sondenapplikation möglich, Sondendurchmesser ≥ 6,5 CH, beim Mörsern Schutzvorkehrungen treffen, Zytostatikum, besser Tablette in H_2O zerfallen lassen und innerhalb von 30 Min. applizieren
Xusal	UCB	Levocetirizin	FTA	+	Keine Angaben des Herstellers
Zink Hexal	Hexal	Zink	BTA	-	Sondenapplikation möglich, Brausetablette auflösen, Kohlensäure entweichen lassen
Zinkotase	Biosyn	Zink	TAB	+	Beeinträchtigung der Resorption von Tetracyclinen und Chinolonen

▲ mörserbar: + ja; – nein; 0 keine Daten

Fertigarzneimittel®	Hersteller	Wirkstoff	Arzneiform	▲	Bemerkungen zur Sondengabe
Zymafluor 0,25 mg	Novartis Pharma	Natriumfluorid	TAB	(+)	Tablette ist mörserbar, zur Applikation per Sonde die Tablette in etwas Flüssigkeit vollständig zerfallen lassen
Zymafluor D 500 c.C.	Novartis Pharma	Natriumfluorid, Colecalciferol (Vit. D_3)	TAB	+	Durch die Verwendung von Cellulose anstelle von Lactose als Quellmittel lösen sich die Tabletten nur langsam auf, auf vollständige Lösung in einer ausreichenden Flüssigkeitsmenge achten, da ansonsten die Sonde verstopfen kann, Vitamin D liegt in ummantelten (coated) Einheiten vor, die beim Mörsern beschädigt werden können

▲ mörserbar: + ja; – nein; 0 keine Daten

Abkürzungen der Arzneiformen: AMP: Ampulle; BTA: Brausetabletten; DRA: Dragees; FTA: Filmtabletten; GRA: Granulat; KMR: Kapseln, magensaftresistent; KPS: Kapseln; KTA: Kautabletten; LTA: Lutschtabletten; MRT: magensaftresistente Tabletten; PUL: Pulver; RED: Retarddragees; REK: Retardkapseln; RET: Retardtabletten; RUT: Tabletten retardüberzogen; SAF: Saft; SIR: Sirup; SUS: Suspension; TAB: Tabletten; TRO: Tropfen; TSA: Trockensaft

Literatur

Literatur und Internetadressen

www.abda.de: Informationen zu den Rezepturstandards und zur Erstellung der Gefährdungsbeurteilungen

www.aerztlichepraxis.de/artikel?number=1063358338: Einloggen mit DocCheck notwendig. Allgemeine Informationen zur Teilbarkeit von Arzneiformen.

www.bibb.de/redaktion/altenpflege_saarland/literatur/hygiene: Informationen und Leitlinie zur Händedesinfektion

www.hygnet.de: Informationen und Leitlinie zur Händedesinfektion

www.obk.de/imperia/md/content/cms200/vordrucke/amt53/infektionspraevention.pdf (S. 1071–1072): Sondenpflege perkutaner PEG- und PEJ-Sonden

www.passail.eu/krankenpflege/ (früher: www.members.aon.at/alois.krenn)

www.pharmatrix.de: Zugang nur über DocCheck möglich, außerdem wird eine Einverständniserklärung gewünscht, da Glaxo-Smith-Kline die Daten der Besucher der Homepage gerne nutzen möchte. Sehr gute Zusammenstellung von Informationen rund um Sonde, Aufbrauchfristen, CMR-Substanzen und Dosis-Anpassung von Antiinfektiva.

www.rki.de: Informationen und Leitlinie zur Händedesinfektion

www.schuelke-mayr.com: Informationsmaterial zur Händedesinfektion

www.uni-duesseldorf.de/AWMF: Informationen und Leitlinie zur Händedesinfektion

o. A.: Enterale Ernährung mithilfe der PEG; Pflegedienst 1/2006, 6–7 (zu beziehen über Paul Hartmann AG, 89504 Heidenheim)

Literatur und Internetadressen (Hilfsstoffe)

Hunnius C, Ammon H (Hrsg.). Pharmazeutisches Wörterbuch, 9. Aufl., Walter de Gruyter, Berlin 2004

Sucker H, Fuchs P, Speiser P: Pharmazeutische Technologie. 2. Aufl., Thieme, Stuttgart 1991

www.roehm.de

www.basf.de

Literatur (Sondenmaterial)

Gottlieb K, Mobarhan S (1994): Review: Microbiology of the Gastrostomy Tube. Journal of the American College of Nutrition 4 (13), 311–313

Iber FL, Livak A, Patel M (1996): Importance of Fungus Colonisation in Failure of Silicone Rubber Percutaneous Gastrostomy Tubes (PEGs). Digestives Diseases and Sciences 1 (41), 226–231

Knowles J (2000): An unusual case of ‚gastro-oesophageal reflux'. Correspondence Anaesthesia 55 (11), 1135–1136

Loff S, Kabs F, Subotic U, Schaible T, Reinecke F, Langbein M (2002): Kinetics of diethylhexyl-phthalate extraction From polyvinylchloride-infusion lines. Journal of Parenter and enteral Nutrition, 26 (5), 305–9

Loff S, Subotic U, Reinicke F, Wischmann H, Brade J (2004): Extraction of DEHP-phthalate from perfusion lines of various material, length and brand by lipid emulsions. Journal of Pediatric Gastroenterology and Nutrition, 39, 341–345

Marcuard SP, Finley JL, MacDonald KG (1993): Large-Bore Feeding Tube Occlusion by Yeast Colonies. Journal of Parenteral and enteral Nutrition 2 (17), 187–190

Sachregister

A

B

C

D

E

M

O

Anhang

P

Q

R

T

U

V

Die Autoren

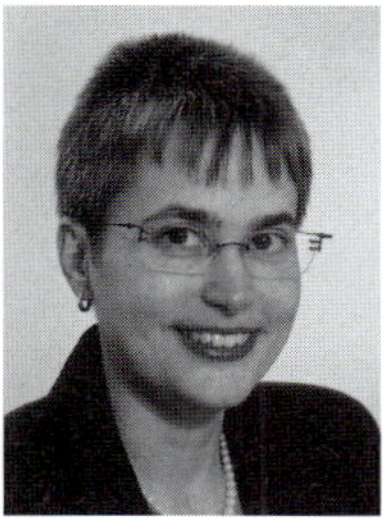

Dr. Constanze Schäfer

Studium der Pharmazie an der Johannes-Gutenberg-Universität in Mainz, danach Volontariat beim Govi-Verlag in Eschborn. Nach Tätigkeiten als Redakteurin und Apothekerin in einer Offizinapotheke seit 1999 Abteilungsleiterin für den Bereich Aus- und Fortbildung der Apothekerkammer Nordrhein. Referentin zu zahlreichen pharmazeutischen Themen und Dozentin im Pharmaziepraktikantenunterricht. Außerdem freiberufliche Autorin zahlreicher Zeitschriftenartikel. Im Deutschen Apotheker Verlag sind von ihr die Kitteltaschenbücher „Hilfsmittel und Medizinprodukte" und „Gifte und Vergiftungen" sowie CheckAp „Vortragen und Präsentieren" sowie „Ausbilden – aber richtig" erschienen.

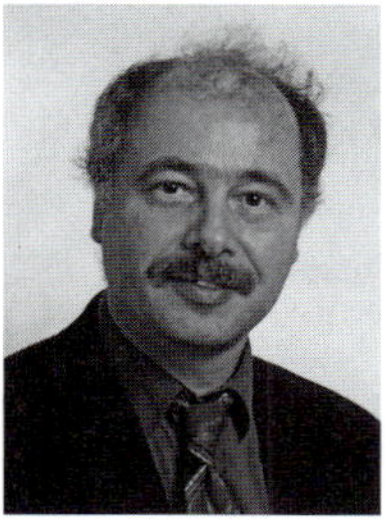

Veit Eck

Jahrgang: 1952. Studium der Chemie in Münster und Marburg, Studium der Pharmazie in Marburg. 1979 Diplom in Chemie, 1984 Approbation als Apotheker, Fachapotheker für klinische Pharmazie. Krankenhausapotheker seit 1986, Leiter der Apotheke der Berufsgenossenschaftlichen Unfallklinik seit 1990. Mehrere Zeitschriftenveröffentlichungen.

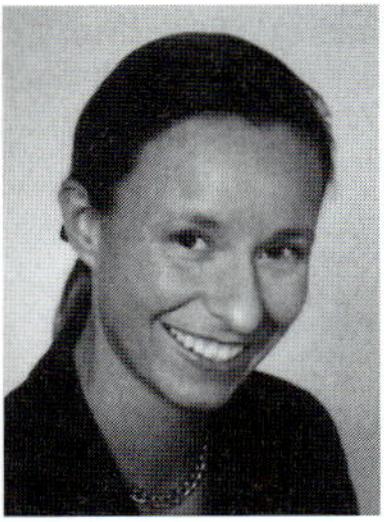

Dr. Maria-Franziska Flock

Studium der Pharmazie an der Johannes-Gutenberg-Universität in Mainz. Fachapothekerin für klinische Pharmazie, Ernährungsberatung, Promotion auf der Intensivstation des Institutes für Anästhesiologie und Operative Intensivmedizin, Universitätsklinikum Mannheim gGmbH. Bis 2005 Stationsapothekerin im Klinikum Mannheim. Seit 2005 stellvertretende Geschäftsführerin der Fortuna Apotheke in Mannheim. Referentin zahlreicher Vorträge und Seminare im Rahmen der Fortbildung von Apothekenpersonal und Ärzten sowie Unterrichtstätigkeit im Bereich Altenpflege. Veröffentlichungen in Fachzeitschriften, Autorin und Mitautorin von Broschüren und Büchern.

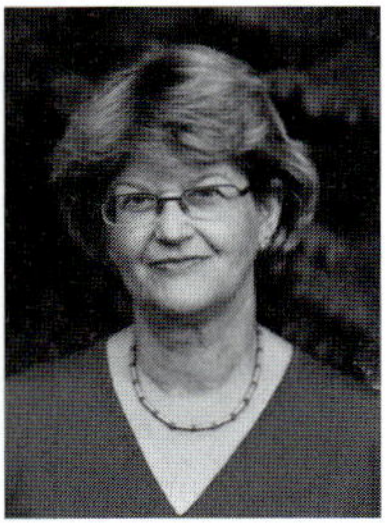

Monika Zerres

Studium der Pharmazie an der Rheinischen Friedrich-Wilhelms-Universität in Bonn. Seit 1977 als Krankenhausapothekerin tätig. Weiterbildung als Apothekerin für Klinische Pharmazie (1984) und theoretische und praktische Ausbildung (1992). Langjähriger Unterricht in Krankenpflegeschule und im Bereich der Altenpflege. Referentin von Fortbildungsveranstaltungen der Apothekerkammer Nordrhein.